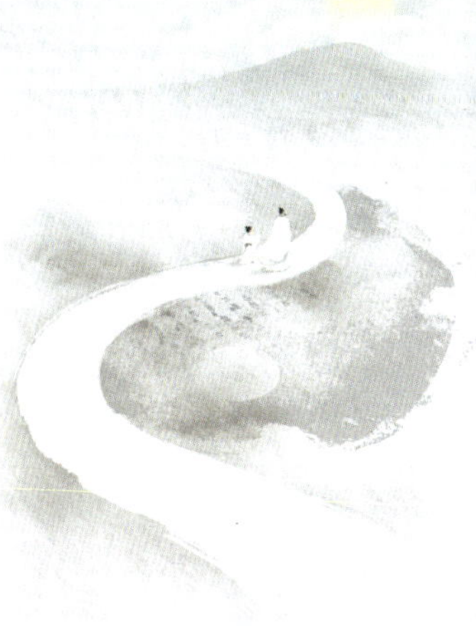

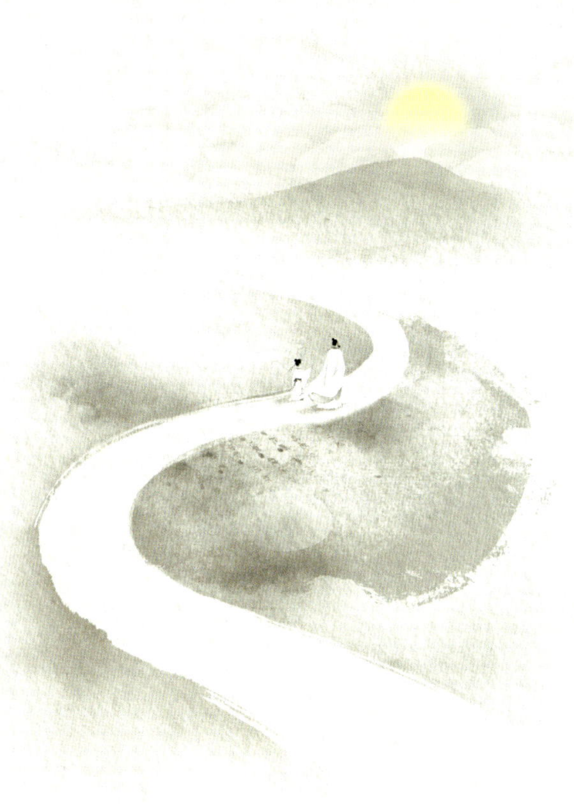

针经知行录（第2版）

——寻觅针道真谛

陈晓辉 著
黄龙祥 导读

人民卫生出版社
·北京·

图书在版编目（CIP）数据

针经知行录 ：寻觅针道真谛 / 陈晓辉著． -- 2版．
北京 ：人民卫生出版社，2025. 6. -- ISBN 978-7-117
-38132-1

Ⅰ. R245-53

中国国家版本馆CIP数据核字第2025P6605B号

人卫智网	www.ipmph.com	医学教育、学术、考试、健康，购书智慧智能综合服务平台
人卫官网	www.pmph.com	人卫官方资讯发布平台

针经知行录——寻觅针道真谛

Zhenjing Zhixing Lu——Xunmi Zhendao Zhendi

第2版

著　　者：陈晓辉
出版发行：人民卫生出版社（中继线 010-59780011）
地　　址：北京市朝阳区潘家园南里19号
邮　　编：100021
E - mail：pmph @ pmph.com
购书热线：010-59787592　010-59787584　010-65264830
印　　刷：北京顶佳世纪印刷有限公司
经　　销：新华书店
开　　本：710×1000　1/16　　印张：27
字　　数：402千字
版　　次：2020年6月第1版　　2025年6月第2版
印　　次：2025年7月第1次印刷
标准书号：ISBN 978-7-117-38132-1
定　　价：128.00元
打击盗版举报电话：010-59787491　E-mail：WQ @ pmph.com
质量问题联系电话：010-59787234　E-mail：zhiliang @ pmph.com
数字融合服务电话：4001118166　E-mail：zengzhi @ pmph.com

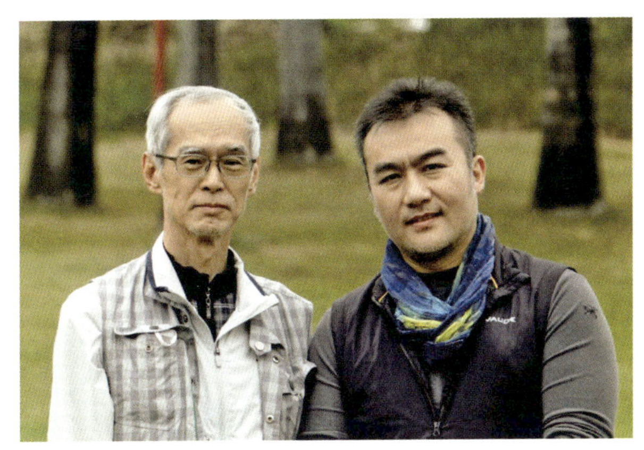

师徒合影

这些年师徒二人不约而先后从相向的方向上路——一个从理论走向临床，一个从临床走向理论，当两人在山峰会合时，彼此都走进了对方，理论也流进了临床。

——黄龙祥（2020年）

理解《针经》不只是用大脑，更需要用生命体验去发现去诠释。在我看来，晓辉实际上在不经意间幸运地走进了两千年前古人出入的世界，重走了一回古人走过的路，走出了山重水复，领略了柳暗花明。

——黄龙祥（2025年）

在探索《针经》的道路上，解惑传道的恩师黄龙祥先生，于我而言，犹如眼睛一般珍贵无比，一直为我指明方向，让我学会独立独行，参悟古人的智慧，渐入古典针灸的兰台密室！

——陈晓辉（2020年）

《针经知行录》初版时，恩师于百忙之中为此书写出长篇导读。如今再版，更是不辞辛劳重写导读。此中恩情，我无以言表。但愿赤子之心，不负师恩。

——陈晓辉（2025年）

前言

《针经》犹如苍穹之上的皓月，照亮着无数针家前行的道路。而我有幸能够深入探究这部经典，著成《针经知行录》，首先由衷地感激我的恩师黄龙祥先生多年来的悉心教导。恩师渊博的学识如同点点繁星，布满了我求知的天空。在我迷茫困惑之时，恩师总能以简洁而精准的话语为我拨开云雾；在我对某些针法操作犹豫不决时，先生的言传身教让我有了实践的勇气和方向：是恩师的教导与支持，才让我有了撰写这本书的勇气和能力。

《针经》是古人诊疗智慧的集大成之作，针灸不仅是医家治疗疾病的手段，更是医家修证身心的捷径。研习《针经》时，需要静下心来，沉浸在自己的世界，深入思考，反复揣摩，这注定是孤独的，但又是无比充实的。每一个感悟，每一次运用《针经》的诊疗经验解决患者的病痛，都让我感受到源自内心的欢喜与充实。这种孤独与充实交织的感觉，如同酿酒一般，随着时间的推移，愈发醇厚，让我不断成长。

于我而言，研习《针经》是一场修行，我幼年时有语言沟通障碍症，这一特殊情况在一定程度上给我的学习、研究及与人交流带来诸多不便。然而《针经》如同一位虚怀若谷的老者，接纳了我这个不善言辞的蒙童，他不会因为我的语言障碍而对我有所偏见。我也不需用流畅的言语去表达，不需争辩或阐释。他将所有的“针理”都涵盖在一针一穴、一字一句之中，等待着后人来发现、来领悟。在这个过程中，没有捷径可走，唯有静下心来，反复研读经典，在字里行间感受古人闪现的那“一点灵光”。

在临床实践中不断探索，从每一个成功或失败的病例中寻找文字背后的“针理”。每一次对《针经》《难经》《脉经》的重新研习，都宛如一场跨越时空的对话，那些古朴的文字仿佛在诉说着千年前医家们的临证心得。

我始终坚信，“一门深入，持之以恒”是针道启航的舟楫。在这个“碎片化知识”如潮水般的年代，各种理论、流派、技术令我眼花缭乱，纷繁复杂的所谓“独创”令我迷惑，所以更需要安住于内心的宁静，在经典中寻找根源。从先秦医籍开始，逐字逐句地研读，思考其中描述的经络气血理论与现代临床现象之间的联系。在钻研的过程中，我也遇到过无数的难题。例如，某些病症在传统理论框架下的解释似乎并不完全契合临床，或者一些脉诊与针法的操作细节在不同的经论中存在差异，某些死症在现代医学介入之下未必属实。面对这些无解的问题，我没有轻易地接受或否定既有结论，而是通过自己的临床实践、病例分析，加以反复验证。

独立思考与验证的过程注定是孤独的，然而这种孤独并非被遗弃的落寞，而是一种与古人对话、与天地相参的静谧。在孤独之中，能够排除外界的喧嚣与干扰，专注于《针经》所指之“月”，唯寂静之内心能与古人之智慧相印。

我深知不善言辞，希望通过文字将自己对《针经》的理解以一种最纯粹的方式呈现出来。在写《针经知行录》初稿时，我曾在心中暗暗对自己许下承诺——“若心中有名利之想，不写此书！若存有傲慢之心，不写此书！若扰内心宁静者，不写此书！”这是我的初心，但愿“初心不改，方得始终”。

《针经知行录》初版时，恩师于百忙之中为此书写出长篇导读。如今再版，更是不辞辛劳重写导读。此中恩情，我无以言表。但愿赤子之心，不负师恩。

因由再版的契机，将初版未录入的《卫气失常》《本脏》《胀论》《藏医募刺法》《分刺补泻》《刺积》等十余篇文章，以化整为零的方式，衔接在初版拟定的六十篇中。同时依据读者要求录入完整的诊疗医案，并对《针经知行录》初版读者提出的疑问，一一答复，以“针言”之名于相应章节加以补注。读者的疑问和鞭策，激励着我在探索的路上砥砺前行，我也希望这本书能够抛砖引玉，能看到更多痴心于《针经》的同道实践体悟出的宝贵经验，“大道不孤，众行致远”。

因能力所限，本书对《针经》之见解，必然存在不足之处，但我真诚地希望读者们能够感受到古人的智慧及无私传承的大爱，并对其升起敬畏之心——“唯恭敬至诚者，能得其全”。

愿每一位翻开《针经知行录》的读者，都能在《针经》中体悟到属于自己的“一点灵光”，在“以古人之心为心”的引导下精进前行。

陈晓辉

2025年5月

初版序言

在写完《中国古典针灸学大纲》后不久读到弟子晓辉的针经实验笔记，起初读到的只是通过微信发来的十几页一半模糊一半清楚的笔记图片，连读带猜大致明白图片的意思之后真是又惊又喜：笔记中关于《黄帝内经》针法的实验和体验竟然与我书中所述如出一辙。随即，我在给弟子的微信中写下这样一句话："如果早知你做了这么大量的针法实验，我大可不必投入那么多时间和精力在技术环节上，这本《古典大纲》早就出生了。"不过很快我就意识到，两个人分别独立完成了相同的实验，得到了相同的结果，这样的结局更好。

如果让晓辉用手书的方式将其关于古典针法的实验、体验及相关验案附注于我这本书稿的空白处，理论与临床无缝对接，师徒二人共同完成一件"援术入道"的作品，岂不更妙！第一时间将这一想法告诉责编陈东枢先生，得到明确答复——目前的排版技术完全能实现。

还沉浸在兴奋中，故事又发展了：晓辉将笔记全文扫描后发过来了，300 多页还不包括完整的验案。他对《内》《难》针法实验的量比我多很多，而且除了自身的实验，还有大量病人的治验。可以这样说，他这本笔记的临床价值应当比我这本书稿高——至少不低于。于是我打消了前面的想法，鼓励晓辉独立出书。

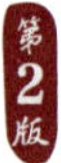

这些年师徒二人不约而先后从相向的方向上路——一个从理论走向临床，一个从临床走向理论，当两人在山峰会合时，彼此都走进了对方，理论也流进了临床。但愿印在两本小书中师徒针道求真的脚印，能够成为你寻觅古典针灸的路标。

黄龙祥

2020年1月2日

目录

导读：带你走进不一样的《黄帝针经》世界

黄龙祥

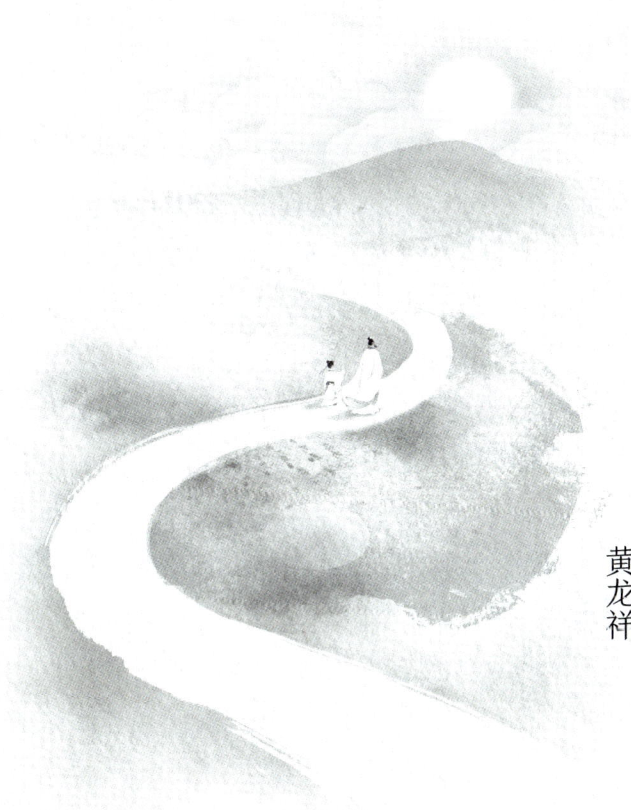

传世本《黄帝内经》包括《黄帝针经》《黄帝素问》两部，在唐代被法定为“针生”（针科学生）必读、必考之经典，也是我学术研究的主攻目标。而当我完成了这部经典的重编之作《针灸甲乙经》理论体系的发掘及现代表达之后，很长时间内却一直没有找到发掘并呈现《黄帝内经》理论框架的正确路径。

一天，无意间读到中国传统学科现代研究最成功案例《九章算术》的研究之路时，眼前一亮，当我将其与中医学的开山经典《黄帝针经》放在一起比读时，惊奇地发现这两部大经有太多的相似之处：其一，成书年代皆在汉代；其二，书名一曰“九章算术”，一曰“九卷”针经；卷数，《九章算术》全书为九卷，《黄帝针经》也为九卷；其三，魏晋时刘徽《九章算术注》是《九章算术》最早的全面注解和算法证明，同样魏晋时皇甫谧《针灸甲乙经》也是《黄帝内经》的最早重编、注解。然而在今天，《九章算术》在当代数学领域的国际影响力明显大于《黄帝针经》在现代医学中的国际影响力。

从那一刻起我便在心中立下两个目标：其一，循一千七百多年前刘徽开辟的数学经典《九章算术》的发掘、证明、创新之路，去发掘、证明医学经典《黄帝内经》的理论框架；循四十多年前以吴文俊院士为代表的中国杰出数学家开辟的中国传统数学“古为今用”的成功之路，探寻中国针灸的守正创新的方向和突破口。

虽然自知以当时自己所在的位置，距离这两个目标还很远，但没有片刻的犹豫便毅然上路，因为对于有过多年、多种探险经历的我而言，探路前担心的不是路远，而是缺乏明确的目标和路标。《九章算术》所引领的中国数学的复兴之路成了我前行的目标和路标。2019 年当我完成了《黄帝内经》理论框架的发掘和证明[①]之后，又立刻坚定地向第

① 黄龙祥．中国古典针灸学大纲 [M]. 北京：人民卫生出版社，2019.

二个目标进发。

下面的这篇“导读”正是自己这些年走过的第一段路和正在走的第二段路的“路书”。

在写法上，尝试借鉴明代楼英《医学纲目》摘编各篇之要点以为“目录”之例，整篇导读提炼全文四十一节之精要以为各节之标题，全部四十一个标题加起来就相当于全文的大摘要，读者通过浏览标题即可把握全文要点。这样的写法可能比较符合当下人们（特别是年轻人）的阅读习惯。

壹 《针经》是怎样炼成的?

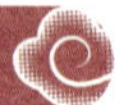

这是导读中最长的一章,包括《黄帝针经》(以下简称《针经》)传本源流、编撰思想、理论框架的讨论,以及代表性篇章的解读示例。

一至十一节,论《黄帝针经》的书名、卷数、成书年代、作者、性质,与《素问》以及《汉书·艺文志》著录《黄帝内经》的关系,传世本来历及文本保真度,全书的设计与编撰,以为《针经》之概说。

十二至二十节,为《针经》理论框架总览,包括基本概念的定义,框架的支点与底座。

二十一至二十六节,为《针经》特征性文本提取及唐以前医籍引经考。

二十七至三十二节,为《针经》代表性篇章解说。

○一、《针经》与《素问》为完整一部书的两部分,完成了中医针灸学的理论体系构建,与《汉书·艺文志》所载医经七家之“黄帝内经十八卷”非同一书

《针经》《素问》是出自相同作者整体设计的一部书的两个部分,前者重在理论体系的构建,后者重在体系的解释、临床应用及诸家别说的选录。自魏晋时皇甫谧编撰《针灸甲乙经》(简称《甲乙经》)时,始将此二部医经合称为“黄帝内经”,实非同一部书。即便从逻辑上考量,二者也不对等,因为《汉书·艺文志》(简称《汉志》)所载“黄帝内经十八卷”与“外经三十七卷”皆为子目名称,二者合而成一部完整的“黄帝医经”;而《针灸甲乙经》自序所言之“内经”包括了《针经》《素

问》两子目，为总集书名，与《汉志》“黄帝内经十八卷”不能混为一谈，故《甲乙经》自序之说不足据。

细察《针经》《素问》篇目设置，发现有如下规律：

（1）针灸学理论体系（经络学说、经筋学说、营卫学说、气街学说、四海学说、三焦学说等）皆在《针经》；而有关针道的解释、修炼、应用，以及非主流的诸说别论多在《素问》。

（2）主流的学说、诊法、输穴、刺法、治法在《针经》，而非主流的，乃至废用的学说、诊法、刺法、治法在《素问》。

（3）刺法标准、治疗大法集中在《针经》；具体的临床应用多在《素问》。

（4）作者新立的学说，如营卫循环说，阴阳相贯、周而复始、如环无端之经脉循环，三焦学说等内容在《针经》论述。

作者在总体设计上以《针经》为“体”为“经”，《素问》为“用”为“传”的意图十分明显。如以汉代总集之下子集分“内”“外”的传统来分析，则《针经》可视作内篇，为理论体系构建之作；《素问》可视作外篇，为临床应用和参考资料性质，二者相合为一部完整的医经。如此定位，即《针经》作者在第一篇《九针十二原》所言“异其篇章，别其表里”之义，二部医经表里相合，有主有次，有详有略，既突出了理论体系之简明，又兼顾了临床应用的实用性和资料性。

〇二、传世本《黄帝内经灵枢》系由高丽国回归的宋刊《黄帝针经》改名、重分卷而成，即今传世之《灵枢经》乃《黄帝针经》传本

名不正则言不顺，为与《黄帝针经》顺畅对话，应先探明“针经”之名的来历，以及与传世本《灵枢》的关系。

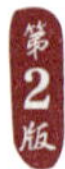

《针经》《素问》是一部完整书目的两个子目，其中一个子集名曰“素问”，而另一子集书名不详，问世后在很长时间内一直以“九卷”这一暂用名被称引，直到公元六世纪中叶的《魏书·崔彧传》仍用“九卷”这一暂用名。以往人们注意到《脉经》《甲乙经》序中皆以“针经”称引此书，据笔者考察皆为后人所改，原书作“九卷”，故不能据此判定最晚在魏晋时此书已经有了专用的书名“针经”。

确定《灵枢》正式专名曰“黄帝针经”者，见于以下三份唐代早期文献：唐永徽政府法令《医疾令》（651年）、《备急千金要方·序例》（650—658年）、《隋书·经籍志》（656年）。这部作者不明，书名不详，以“九卷”为名流传于世五六百年的医经，终于在初唐有了钦定的标准书名“黄帝针经”。后来又出现“九灵”、“九虚”（又作“九墟”）、“针经”、“灵枢”之名。在这些后出的书名中，由于唐代王冰的推扬，“灵枢”一名在宋代的出镜率明显胜出，且《灵枢》传本流传也更广，常与《针经》同时或交替被引用。

北宋校正医书局校正医书时，《灵枢》传本已不全，《针经》则更是濒于亡佚。北宋元祐七年《针经》传本从邻邦高丽国得以回归，日本真柳诚教授在其新著《黄帝医籍研究》中[1]提出以下两个明确结论：第一，从高丽国回归的《黄帝针经》不仅于元祐八年刊行，而且是以原书名原卷数形式刊行。自北宋末期至南宋初期，以及金元时期医书所引用“（黄帝）针经”，即引自此“元祐本”。第二，史崧校刊的家藏本实出自“元祐本”《黄帝针经》九卷。绍兴二十五年（1155年），国子监合刻《素问》《灵枢》合刊时，史崧校刊本被拆成二十四卷，并以“黄帝内经灵枢”之名刊行。

不论从历史还是从逻辑考量，唐代确定的“黄帝针经”“黄帝素

① 真柳诚．黄帝医籍研究[M]．郭秀梅，译．北京：人民卫生出版社，2020.

问”的标准命名方案，都明显优于宋代出现的“黄帝内经灵枢”“黄帝内经素问”的名称。故以下采用标准书名的简称《针经》《素问》称引这两部医经。

○三、《针经》早期传本名曰“九卷”，知其为九卷本，然篇目及篇次或与传世本不尽同

辗转流传下来的汉以前文献在基本构成、篇目的数量及编次上多存在不同程度的变动，传世本《针经》同样不可能完全保存原书的旧貌，原书篇目下没有编写序号，这在古籍以简帛为主要载体传抄流传的过程中难免出现编次的错乱及章节间的文本错简，而且由于《针经》早期传本与《素问》合抄，还可能出现二部之间的篇目错位。

笔者发现最典型的实例即《针经》原书结语篇在传世本中排在第73篇，而非最后一篇；又如结语篇《官能》在总括全书要目要点时，先后两次引用了《调经论》特有的经文，足证此篇原是早期传本《针经》一篇非常重要的篇目（原篇名现难以考定）。第3篇《小针解》按作者对《针经》《素问》的不同功能定位，当归属于《素问》，且经笔者细察，此篇也非解《九针十二原》之作，不应当归属于《针经》。此外，传世本《针经》篇章内部的条文也有错乱之处，如第一篇《九针十二原》和最后一篇《痈疽》都出现了明显的错简，前者表现为篇内条文次序的错乱，后者则有两段经文错置于《寒热病》《九针论》。

传世本这些现象的存在提示了两种可能性：其一，早期传本《针经》缺失书名，又与《素问》合抄流传，日久简帛断裂散乱，重新编排连缀因无明确的标识可据，难免出现篇次的错乱及篇目归属的错误。其二，传世本《针经》《素问》成书后又有第二次重编，篇次和篇目的归属有局部调整。

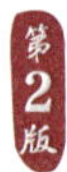

至于传世本《素问》篇目、篇名、篇次及体例的变动远比《针经》更大[①]，因与本文关系不大，不详述。

〇四、《针经》初编本在西汉末至东汉中期撰成

《针经》成书年代以全书的绪论篇《九针十二原》和结语篇《官能》的完成时间为标志。

关于传世本《针经》《素问》的成书年代，学术界分歧很多很大，但有一点似渐成共识："非一时之文、非一人之书"。

为跳出这一成见的禁锢，我特以唐以前各家文献为素材编辑的《备急千金要方》为例设计了一个思想实验：假设此书在传抄过程中封面和自序都脱失了，不知道书名也不知道作者和成书年代，按照以往考察《针经》《素问》成书的思路来考察这部"三无"古医籍的年代，则可得出如下种种不同的判断：成书于先秦；成书于汉代；成书于魏晋南北朝；成书于隋代；成书于唐代；成书于宋代（传世本可见大量宋人重编和增补的文字）。于是最后得出一个调和诸说的"定论"——"此非成于一时出于一人之书"。可是如果丢掉这个成见，将此书设为成于一时的独立中医临床诊疗全书，则很容易得出正确答案——成书于唐代，并可通过细密的考证进一步给出一个相对精确的成书年代区间。

通过这个思想实验，我们即可明白：今天考察《针经》《素问》的成书是指其初编本的编辑年代，而绝不是书中所采用的原始文献的年代。基于新的思路和方法，通过层层细密的论证形成一条由五组内证和两项旁证组成的内外相合的证据链，得出了以下判断：《针经》《素问》皆

---

① 黄龙祥．重审宋代《素问》新校正的新视角与新发现[J]．中华医史杂志，2022，52（5）：292-302；黄龙祥．重审《素问》王冰次注的新视角及新发现[J]．中华医史杂志，2021，51（5）：259-268.

由相同作者总成于汉代——西汉晚期至东汉中期之间，且《针经》先撰成，《素问》后结集[①]。

有人认为《素问》文本表现出更古朴的特点，得出《素问》早出《针经》后成的判断。而据笔者考察得知，《素问·八正神明论》明确大段引用了《针经》结语篇的经文，显然不可能成于《针经》之前，且当《素问·离合真邪论》以黄帝之口说“余闻《九针》九篇，夫子乃因而九之，九九八十一篇”时，也说明《针经》已然编成。

人们之所以会有《素问》年代更早的印象，主要是不明作者对《针经》《素问》的不同定位而采用的不同编撰方式：相对于《针经》的理论创新，《素问》带有更多的古籍整理的性质，因而更多保存了所辑录的早期文献的旧貌。

○五、《针经》初编本由统一编撰思想和总体设计框架的作者撰成

关于《针经》的作者，笔者虽没能查明确切的姓名，却提取出了此人的“指纹”和“脚印”——该作者具备以下素质和条件：①有在国家藏书机构长期任职的经历，能坐拥刘向、李柱国整理的全部或大部医籍及相关非医文献，其主要的撰写活动当在其卸任或被罢免之后的若干年内完成；②有极高的理论构建能力，广博的天地人知识及非凡的文字表达能力。

关于《针经》原本出自相同的作者，以下证据足以说明：该书绪论篇《九针十二原》与结语篇《官能》表现出环环相扣、天衣无缝的通盘设计（见第二十七、三十一节），而这种通盘设计贯穿于全书（见第九

① 黄龙祥.《针经》《素问》编撰与流传解谜[J].中华医史杂志，2020，50(2)：67-74.

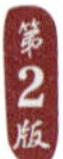

节），特别是在经络学说的重构上反映得淋漓尽致（见第二十九节），不可能出自不同作者之笔。

或许有人会从传世本《针经》找出若干前后思想或观点不一的文本，因而认为此书可能出自不同作者之笔。对这个问题，我们只要考察汉代由同一人编撰或主编的史学名著《史记》《汉书》及代表性子书《淮南子》等，这些同一书不同部分的错互出入，以及比《针经》更晚的唐代孙思邈的姊妹篇《备急千金要方》《千金翼方》大量相同内容的文字差异，就不难理解古籍，特别是流传很广的早期医经文本差异的现象。即使像宋代的经穴国家标准《铜人腧穴针灸图经》这样的官修医书，有更严谨的统一设计和编写计划，但犹可见不同卷之间由于采用素材的不同及取舍标准的不同而出现前后不一的现象[①]。

至于我们今天所见东汉张仲景《伤寒论》之所以显得条理更清晰，那是因为经过了不同朝代许多有名或无名医家重编修正的结果。因此，在这个问题上，切不可以今律古，苛求古人。

〇六、《针经》传本的来龙去脉

《针经》最初的传本应当是与《素问》合抄本，如果不是抄录一起的同一部书，很难直接以“九卷”命名《素问》之外的部分。不久，二部书开始分别流传，这与张仲景医书的流传情况很相似。仲景书也分为二部，一部论伤寒，一部论杂病，二部合抄为一整体的传本曰“金匮玉函经”，且此传本一直辗转流传至今；同时最晚在六朝时就出现二部单行的传本，如陈延之《小品方》自序曰：“《张仲景辨伤寒并方》有九卷，而世上有不啻九卷，未测定几卷，今且以目录为正。《张仲景杂方》有

---

① 黄龙祥．针灸典籍考［M］．北京：北京科学技术出版社，2017.

八卷……"

关于传世本《灵枢》的祖本追踪，日本学者真柳诚教授有系统调查和论证，其研究结果表明，传世本《灵枢》皆源自古朝鲜回归之《黄帝针经》，南宋合刊出版《黄帝针经》《黄帝内经素问》时，由于受政治斗争的影响，而将书名改作"黄帝内经灵枢"，同时将原书九卷改作二十四卷，以与《素问》相合。

现存《灵枢》各本中以明无名氏刊本保存旧貌更多，该本的传承轨迹为：明无名氏本—未详元版—绍兴本—元祐本—高丽、新罗本—唐政府本[①]。也就是说，我们今天看到的《针经》仅仅是经过唐代校正过的《黄帝针经》这一个传本。

笔者研究还发现，除了上述这一传本外，还有另一传本，其大致的流传轨迹为：宋臣校勘引用本"九卷"本—《备急千金要方》引用本—《针灸甲乙经》"九卷"本。

《备急千金要方》引录多篇《针经》经文，特别是完整引用了《淫邪发梦》《水胀》《五味论》三篇全文，且三篇全文皆有未经宋人校改的《备急千金要方》版本传世，可在更大程度上得见唐以前本的旧貌。又知《备急千金要方》一书文字多取材于唐以前医籍，当引自更早期的《九卷》传本。通过比对发现，《备急千金要方》的引文与《针灸甲乙经》所据《九卷》传本特征相合，二者当有共同的祖本。而且经过比对还发现，宋臣校正《针灸甲乙经》所引之"九卷"文本，与《备急千金要方》引文多相合，提示：未经校改的《九卷》在宋代还有流传——至少存有残本。总体来看，这一传本的文字质量不如前述唐官修本《黄帝针经》，可能没有经过系统的校勘，至少没有经过官方的系统校勘，或许正因此该传本得以保存不少原书旧貌，有不可替代的版本价值。

---

① 真柳诚．黄帝医籍研究[M]．郭秀梅，译．北京：人民卫生出版社，2020：207-208.

《针灸甲乙经》所据“九卷”底本不论在文字，还是文序上，与传世本《针经》皆有不同特点。可惜《针灸甲乙经》，一方面没有直接、完整抄录《九卷》原文，另一方面现存本经过宋臣的校改，特别是宋以后又据传世本《灵枢》《素问》进行了大量校改，在很大程度上失去了原书旧貌，难以直接为据。而与《甲乙经》所用底本同系统中的宋代、唐代传本现存佚文又太少，也难以与传世本《针经》做更大范围的比对。

又，《黄帝内经太素》（以下简称《太素》）所据底本虽曰“九卷”，但其文本结构及内容与《针灸甲乙经》所据之“九卷”不同，而与明无名氏刊本《灵枢》的文本特征十分相近，二者当出自同一传本系统。

〇七、传世本《针经》在很大程度上保存了唐代官修本的旧貌

传世本《针经》文字及文序与传世卷子本《太素》吻合度很高，在很大程度上保存了唐代官修本的旧貌，这在传世的两千年前古医籍中是很罕见的。日本真柳诚教授指出：“可以推断，该书极大程度上保存着唐代或唐以前旧貌，实属罕见之书，亦当称之为《灵枢》贵重特征。”[①] 此并非夸大之词。以下通过两个很有说服力的典型实例来具体感受传世本《针经》的高保真度。

例一：全元起版《素问·宣明五气》被王冰拆分为两篇，一曰《宣明五气》，一曰《血气形志》，传世本这两篇文字均可见较大的错乱和误文，而以此为素材的《针经·九针论》却保留了《素问》所据录文本的旧貌；又传世本《素问·刺疟》后人增补大段文字，取材此篇的《针经·岁露论》无误。

例二：《针经》内部互引经文时提到以下篇名：《终始》《脉度》《本

① 真柳诚．黄帝医籍研究 [M]．郭秀梅，译．北京：人民卫生出版社，2020：208.

脏》《胀论》《外揣》《禁服》《逆顺五体》，除最后一篇外，传世本篇名均与之一一吻合。《逆顺五体》，传世本篇名作“逆顺肥瘦”，据笔者考察，不能排除传世本此篇名更近原书旧貌的可能性。唐代《太素》杨上善注文有三处引用《九卷》篇名曰“《九卷·终始》篇曰”“《九卷·终始》篇云”“《九卷·本输》”，传世本也与之完全吻合。相比之下，传世本《素问》的篇名经唐代王冰的改编已大失原书旧貌。

当然《针经》并不是成书之后就被埋藏于地下，不可能完全保存原书的旧貌。常见的错误如历经传抄，后人的注文易混作正文；又《针经》原书篇目没有编写序号，这在以简帛纸张为载体传抄流传的过程中特别容易出现错简，例见第三节。

现存《灵枢》各版本中，以明无名氏刊本《黄帝内经灵枢》为佳，《太素》与传世本《针经》出自同一传本，故当用作校勘《针经》的主要依据；《针灸甲乙经》所据之《九卷》出自另一传本，且作者引用时有改编，故可作为判断经文正误和解读经文的参考依据，而不宜直接用作校改的依据。

○八、《针经》编撰素材的主要来源有三，取舍原则有四

综合考察《针经》《素问》的编撰素材来源，有如下三方面：其一，《汉志》三家七部医经；其二，《汉志》医家之外的诸家相关文献（例如《孟氏京房》《淮南子》等）；其三，《针经》结集时新产生的文献（如人体解剖学提供的实验数据），或作者新发现的文献。作者在经络学说重构和三焦学说创建时都采用了这些最新材料。

关于《针经》对最新资料的采用，《大惑论》篇首记载了一则非常详细的医案，对病症及诊疗的细节描述形象入微，且黄帝是以第一人称描述，极有可能是汉代某位帝王或名人的真实病案。医案中详细描述

的不见于汉以前古籍（包括出土汉前文献）的脑神经结构与功能的知识，最有可能取自新莽时的人体解剖实验。根据这一明确的线索，可以进一步推知《海论》《经脉》《寒热病》《卫气》《动输》等篇有关论述脑神经及功能的论述皆取材于相同的素材。此外，《肠胃》《平人绝谷》关于胃肠的解剖数值亦当取材于最新的解剖资料。

可见，作者编撰《针经》面对的学术背景：积累了大量的经验和知识，而且出现了众多学派的不同学说，诸说并存，新旧文献既提供了丰富的创作素材，又增添了取舍的难度。

经笔者研究发现，《针经》用作创作素材的医学文献有一部分被完整保存在《素问》，例如《病本》《病传》《淫邪发梦》所用之原始素材文献被完整保存于《素问》，另有《九针论》后半部经文、《岁露论》前半部经文，以及其他多篇经文的零散素材部分也存于《素问》，这对考察作者素材取舍及文本改编方式提供了极有价值的资料；此外，对扁鹊医籍佚文的考辨和辑复[①]，也使得在一定程度上考察《针经》作者对扁鹊医籍取舍成为可能。

在系统辑复和考辨的基础上，笔者发现不仅有大量扁鹊医籍的内容没有被《针经》作者采用，而且一些明显属于黄帝医籍的内容也没有被采纳。那么，作者是根据什么原则舍弃各家之说？通过分析全书中作者对创作素材处理实例，得到《针经》作者素材取舍的几个基本原则：

其一，总原则，先立理论框架，再选素材，不能纳入框架之中的素材不取。

其二，取材上广收博采而不拘于黄帝一家。对于各家文献皆以作者确立的编撰设计选取并化裁。

① 黄龙祥．扁鹊医籍辨佚与拼接[J]．中华医史杂志，2015，45(1)：33-43.

其三，鬼神之说、房中之术、禁咒之法不取，即便是出自黄帝书者也不取。

其四，优先原则，优先采用新发现的最新医学资料；诸法并存时，优先采用新方法、新技术；诸说并见时，优先采用“黄帝说”；素材新、旧版本并存时，优先采用新版本。

〇九、《针经》实由繁、简两版合成，并与《素问》表里互补成姊妹篇，以求寿世

通过层层发掘，得知作者的整个编纂计划由3部分构成:《针经》,《针经》简约版，另一部不同体例的书（名曰“素问”），三部相合为一部完整的书。

“三部”之间的关系:“博大众多”的完整版《针经》完成统一的理论体系的构建；简约版《针经》则“推而论之，以为一纪”，提炼针道之精要，实现作者“令可传于后世，必明为之法。令终而不灭，久而不绝，易用难忘，为之经纪”的编撰目标。简约版撰成后，作为完整版《针经》的一部分合编为一部书;《素问》的重点则是对《针经》理论体系的解释、临床应用示例、各家别说的选辑，二部虽各有其形，又表里相合。

关于“简约版”篇数，从作者在绪论篇所说“推而次之，令有纲纪，始于一，终于九焉”来看，应当共有9篇。从形制上看，传世本《针经》篇名下标注“法天”“法地”“法人”“法时”“法音”“法律”“法星”“法风”“法野”字样的前9篇可能性最大，但仅据此还不能认定此9篇就是初编本的“简约版”，因为不能排除此9篇篇名下的标注为后人添加的可能性。首先，可以排除第3篇《小针解》，主要理由：其一，按作者通例，经文解说的篇章置于《素问》，而非《针经》；其二，笔者的研究表明，此篇非《针经》第一篇“九针十二原”的解说，更不应当置

于“简约版”篇目之中。

需要特别指出的是，简约版不是简单地撮全版篇目之要而成，而是一个再创造、再完善的过程，更多体现了作者最新的研究成果，最为突出的是《终始》篇，此篇文字也几乎皆为作者新撰，集中体现了作者的最新学术观点（详见第二十八节）。

繁、简两版相合构成一部完整的《针经》，作者如此精心设计的目的在于大幅拓展受众的范围，以确保作者设立的“令可传于后世”“令终而不灭，久而不绝，易用难忘，为之经纪”的编撰目标。

“三部”的编撰次序：先编撰完整版《针经》，继而简约版《针经》，最后是《素问》。《针经》有开篇有结语篇，标志着全书的完成，已是完整的作品。《素问》不仅没有序篇和结语篇，而且可见篇目的前后重出现象，而“去其重复”是编撰一部书的基本要求。可能由于某种突发事件的影响，作者未能完成全书编撰工作，留下诸多“未完稿”的痕迹。这也许是此书被后人一再重编的一个重要因素。

作者关于《针经》的编撰动机、目标、编撰方法的阐述，详见第二十七和三十一节解析。

一〇、《针经》篇名字数以二字者最多，且以摘取篇中首句或首节二字为最常见的命名方式

据笔者考察，《针经》篇名较少被后人改动，在很大程度上保存了原书旧貌，因而可以比较放心据此讨论《针经》命名体例和特点。

《针经》各篇命名方式有两类：其一，概括全篇之要点以为篇名，例如《九针十二原第一》《本输第二》等。其二，摘取篇中首句或首节二字以为篇名，选取的二字或与篇中主题密切相关，例如《官针第七》即取篇中首句“凡刺之要，官针最妙”二字为篇名，而全篇论九针之宜

及相关定式刺法，故篇名准确、完整反映了全篇的内容。但选定为篇名的二字也完全可能与篇中讨论的主题不完全对应，甚至不相关。例如《周痹》讨论的是周痹、众痹的诊断和针刺治疗，特取首句“周痹”二字以为篇名，反映全篇一半的主题；又如《上膈》也只是取篇中首句“黄帝曰气为上膈者，食饮入而还出，余已知之矣”中二字以为篇名，而篇中讨论的内容实为“下膈”病的诊断和治疗，篇名与内容完全没有关联。这是汉以前古籍拟定篇名的常用方式，切不可以今律古，非议古人。

另需指出的是，《针经》原书篇名下未编序号，传世本篇名序号乃后人添加。也正因为原篇目无编号，在传抄过程中出现篇目的错乱，或者后人有续补篇章，皆难以被发现。原书的结语篇在传世本被排在第七十三篇而非最后一篇，即由此所致也。

二、《针经》引文有两类——引自他书的“他引”和内部篇章互引的“自引”

《针经》引文的标注方式有两种：一种标明出处者谓之“明引”；另一种不标明出处者曰“暗引”。

他引文字标出书名，或笼统曰“经言”“论曰”；自引文字标注篇名，今核查自引标注的篇名有《终始》《脉度》《本脏》《胀论》《外揣》《禁服》《逆顺五体》，除最后一篇外，传世本篇名均与之一一吻合。《逆顺五体》，传世本篇名作“逆顺肥瘦”，不能排除传世本此篇名更近原书旧貌的可能性。也正因为动笔之前有总体设计，《针经》才每见各篇之间的互引之例。

还有一种互引之例不标注篇名，而标明人名：例如《通天》首节黄帝、少师问答被《阴阳二十五人》篇首引用，只是在传世本中“少师”被误写作“伯高”，而《针灸甲乙经》仍作“少师”，无误。

暗引最常用的方式为“所谓……者，……也”，其次是“故曰……”，例如《卫气行》曰“故曰刺实者，刺其来也；刺虚者，刺其去也”，原文出自《寒热病》篇。但须仔细校对方可确认，因为正常行文也用“故曰”句式叙述。

一二、“血气”“营卫”“脉”“肓”是《针经》理论框架的核心概念

血气，在《黄帝内经》有两种用法：其一，指行于脉中的血和气，脉中之血气是一体的。其二，“血气”=“血”+“气”。指荣养周身之血和正气，包括荣血、卫气、原气、宗气、营气等。

“营”“卫”概念出自兵家，其本义为兵营，营，环周也；卫，围护也。故“营卫”有环绕、循环之义，所谓“营卫之行也，上下相贯，如环之无端”，故当“营卫”概念提出时，血气循环的理论构建便是一个必然的选择，由此揭开了经脉学说这牵一发而动全身的理论重构的序幕。

“营卫”概念的提出将“脉”的传统定义“夫脉者，血[气]之府也”改作“壅遏营气，令无所避，是谓脉”，这时的“脉”便具有了新的功用——循环，经脉流行向“周而复始，如环无端”的循行模式的转变成为必然的结局，而推动这一循环的动力来源上焦肺也增添了新的功能——“行荣卫阴阳”。

脉，为血气之府，脉之盛衰者，所以候血气之虚实有余不足。故在《黄帝内经》也用“血气”指代“脉”。脉之总汇乃伏行于脊内的冲脉，为血气之海，在内通过“大络”连通五脏六腑，在外通过十二经脉输注于躯体。

肓，早期文献也写作“荒”。肓者，膜也，双音节词为“肓膜”。“膜”，

在传世本《黄帝内经》又写作“幕”“募”。肓膜，泛指体内的膜结构，特别是系膜、隔膜，如要表达特定部位的肓膜则冠以具体部位或内脏名，如“膈肓”“胞肓”。如单言“肓”，常常特指体内最大的肓膜——小肠肓膜，如“肓之原”。

体内最大的隔膜为胸腹间的横膈，与肠间肓膜构成内脏肓膜中两个最大的膜。躯体部的膜结构也曰“肓”，为与体内肓膜区别，命曰“**肉肓**”。

脉行于分肉之间（肉肓）、肓膜之内、经隧之中，故膜为脉之府。

一三、“经脉”“经隧”“络”“孙络”“输”“溪谷”

脉之大而直行者为**经脉**（也简曰脉、曰经），经脉离合出入之分支为**络**，络之出入之支为**孙络**（又曰孙脉）；脉、络出入之会处为**输**；脉为血气之府，脉外之膜曰**经隧**，是为经脉之府。犹如以“脉”指代“血气”，《黄帝内经》中“经隧”也用作指代“经脉”；经隧在分肉之间、凹陷之处，是谓**溪谷**，为脉输之府。肉之大会为谷，肉之小会为溪，肉分之间，溪谷之会，以行荣卫，以会大气。故王冰曰“大经所会，谓之大谷也；小络所会，谓之小溪也”（《素问·五脏生成篇》）。

鉴于对“脉”“输”概念的误解而引发了诸多无休止的无谓争论，以下特就此两个概念进一步说明：

《针经》以“脉之出入之会”为输，大脉之分支为“出”，小脉会于大脉为“入”，名曰“络”，故经文曰“血气之输，输于诸络”（《千金翼方》卷二十五引作“气血之输，在于诸经络脉”）。经文也以“脉”“络”代指脉之输，例如“人九窍三百六十五络应野……九野一，节俞应之”“节之交三百六十五会者，络脉之渗灌诸节者也”（《针经·小针解》），这里所说的“络脉”特指《针经·本输》所说“络脉之所别处”，即经脉分支别出处或络脉入脉之会入处，为脉输之所在。医籍之外的古籍也有类似的表述，如汉代《太平经》“灸刺者，所以调安三百六十脉，通阴阳之气而除害者也”，该书明确将“脉会处”作为俞穴的代名词。这里的三百六十脉，即《论衡·顺鼓》所说针刺和艾灸的特定部位“血脉之溪”，也即脉、络出入之会的脉输所在。

在《黄帝内经》理论框架中，“经隧”之内的所有结构皆属于“脉”“经脉”，因而在不同的语境下诸“脉”具体所指不同：可以指运行血液的经脉、络脉、孙脉，也指调控感觉和运动的“筋脉”“筋络”（即“筋之脉”“筋之络”），又指运行水液的“细脉”（病理状态曰“赤脉”）。

如果将《黄帝内经》“脉”的概念与现代医学的相关术语对照，则“经隧”对应于现代医学术语“血管神经束”（neurovascular bundle）、“血管鞘”（neurovascular sheath）；而经隧之内的结构，《黄帝内经》总名曰“脉”（在需要特指其中不同结构时则用不同的“脉”名如“筋脉”“细脉”等区别之），在现代医学框架中被析为“动脉”“静脉”“淋巴管”“神经”。也就是说，中医理论中的“脉”是一个“集合观”的概念，而现代医学则基于还原论分为四种独立结构：从血管视角观看者，以经脉为行血通道；从神经视角看者，以经脉为行气通道；以组织液视角看者，则以经脉为水通道。当代经脉实质实验研究者的争论多源于此。

【附：中医经典论诸“脉”】

胃不实则诸脉虚，诸脉虚则**筋脉**懈惰，**筋脉**懈惰则行阴用力，气不能复，故为辟。（《针经·口问》）

筋脉不通，病生于不仁。（《针经·九针论》）

病**筋脉**相引而急，病名曰瘛。（《素问·玉机真脏论》）

凡此八虚者，皆机关之室，真气之所过，血络之所游，邪气恶血，固不得住留，住留则伤**筋络**，骨节机关不得屈伸，故痀挛也。（《针经·邪客》）

其人**筋脉**挟寒，则挛急㖞僻。

（《诸病源侯论》卷四十三）

据现代医学，以上病症皆为神经系统病变，故在这些语境下经文所说“筋脉”“筋络”相当于神经。明清以下日本及中国医书将西医术语nerve译作“筋络”“细筋”“细细脉络”“脑气筋”，或本于此。

其大小肠之系，则自膈之下，与脊膂连心、肾、膀胱相系，脂膜筋络，散布包裹。然各分纹理，罗络大、小肠与膀胱，其**细脉**之中，**气血、津液灼见流走之道**。（杨介《存真环中图》）

这里明确指出在“大小肠之系”中可见分行血液和津液的两种“细脉”。两百年前，王清任又通过动物实验的方法再次发现此行水之细脉，并命名为“出水道”。比王清任《医林改错》稍早一二十年的日本三谷朴《解体发蒙》（1813年，日本中西医解剖学汇通的代表作）卷之三“水道”条下，对“水道”的考察更细，描述也更详：“水道，通调水津的膜管，附属下焦的细道，从小肠及下膈（肠系膜）初起，渐渐数条相合，汇聚于下焦府囊（乳糜池）。其形纤细如丝缕，其质薄弱嫩脆易破裂，亦透明如假水晶。”根据王清任及三谷朴的描述，可知《存真环中图》所言行血、行水之“细脉”为肠系膜细回血之“细脉”和输注乳糜的“细脉”——乳糜管。可见，同曰“细脉”，所指不同也。

其状，赤脉起，如编绳，急痛壮热。其发于脚者，患从鼠鼷起，至踝；赤如编绳，故谓膈病也。发于臂者，喜腋下起，至手也。

（《诸病源侯论》卷三十三）

根据经文描述的典型临床症状，可知所述如编绳之“赤脉”为急性淋巴管炎时浅层淋巴管的形态变化。

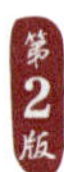

一四、“血脉”“血络”“结络”“盛络”“盛血”“甚血”“络血”“孙络血”

血脉之义有二：其一，指行血之脉，是生理意义上的概念；其二，指“盛血之脉”或“甚血之脉”，是病理意义上的概念。作为病理性概念，“血脉”为统称，其中小而横出者又曰“**血络**”，细小之盛血之脉又曰“**孙络血**”。

有一个简单的辨识相同术语不同概念的方法：诊法、刺法、治则中出现的“血脉”“血络”几乎都是病理性的概念。此外，**“盛络”“盛血”“甚血”“络血”“孙络血”**也都是病理性概念，其义与病理性“血脉”“血络”同。

瘀血或郁滞之“血络”进一步发展聚而成结则曰“**结络**”。结络有大小，小者如黍米，大者如箸。凡“结络”“结脉”一定是病理性“血脉”，故“血脉”可统括“结络”“结脉”。

【附：论针刺“先去其血脉”命题】

> 实则泻之，虚则补之。必先去其血脉而后调之，无问其病，以平为期。（《素问·三部九候论》）
>
> 凡治病必先去其血［脉］，乃去其所苦，伺之所欲，然后泻有余，补不足。（《素问·血气形志》）

《黄帝针经》对理论简化应用的第一次探索的成果名曰《决死生》，后被归入《素问》，在传世本被改名为“三部九候论”，此篇提出的治疗百病的总则，在《素问·血气形志》有抽象度更高的表述，成为一条优先级最高的针刺治疗总则。之所以《黄帝内经》反复强调针灸补虚泻实之前，一定要“先去其血脉”，是因为毫针补泻一般采用远端取穴，而经脉无瘀阻是其取效的前提。故依据这《三部九候论》《血气形志》所述命题，能进一步给出如下推论：

推论 1　取本输以致远必须脉通无阻方可有效实施。

推论 2　灸法若远端取穴而欲其火气不能远达者，也须先去其“血脉”，脉通血和则“火气远达”也。

推论 3　凡有筋急者，先去筋急。

脉以通为用，筋以柔为用，有结络则脉不通，须先去结络，然后调血气可也；同样有结筋者则筋失柔也会影响血气的流通，故临床见有结筋者必先去之，“骨正筋柔，气血以流”，然后再取脉输补虚泻实调血气令平。切记：不论何病，凡见“血脉”者，必先去之，然后再补虚泻实令血气和。对于《黄帝内经》大量刺血脉、血络的经文，如不明其理，根本无法理解，更不能在临床上正确应用。例如《针经・厥病》载针治头痛方曰：“头痛不可取于输者，有所击堕，恶血在于内；若肉（内）伤，痛未已，可则（即）刺，不可远取也。”这里的“输”是指本输（又曰下输），远取本输气至病所的前提是脉通无阻。因击堕恶血在内而脉不通，故不可远取本输也。输之远达依乎脉，如脉不通则输不达。只有理解了“先去血脉”的命题及推论，才能读懂《黄帝内经》相关的针方。

久痹不去身者，视其血络，尽出其血。　　（《针经・寿夭刚柔》）

久病者，邪气入深。刺此病者，深内而久留之，间日而复刺之，必先调其左右，去其血脉，刺道毕矣。　　（《针经・终始》）

以上两条治则，并上述《血气形志》，从“久痹”这一特定病症推至“久病”，最后延伸为一切病的治疗原则，展示了理论一步步从特殊到一般的推导步骤。

上实下虚，切而从之，索其结络脉，刺出其血，以见通之。

（《素问・三部九候论》）

调其虚实，虚实乃止，泻其血络，血尽不殆矣。（《针经·禁服》）

其结络者，脉结血不和，决之乃行。（《针经·阴阳二十五人》）

故诸刺络脉者，必刺其结上，甚血者虽无结，急取之，以泻其邪而出其血，留之发为痹也……凡刺寒热者皆多血络，必间日而一取之，血尽而止，乃调其虚实。（《针经·经脉》）

持针之道，坚者为宝，正指直刺，无针左右，神在秋毫，属意病者，审视血脉，刺之无殆。（《针经·九针十二原》）

诸疟而脉不见，刺十指间出血，血去必已，先视身之赤如小豆者尽取之。（《素问·刺疟》）

凡刺之数……因视其皮部有血络者尽取之，此缪刺之数也。（《素问·缪刺论》）

心疝暴痛，取足太阴、厥阴，尽刺去其血络。（《针经·热病》）

温疟汗不出，为五十九痏。风水、肤胀，为五十七痏，取皮肤之血者，尽取之。（《针经·四时气》）

肤胀、鼓胀可刺邪？岐伯曰：先泻其胀之血络，后调其经，刺去其血络也。（《针经·水胀》）

孙络三百六十五穴会，亦以应一岁，以溢奇邪，以通荣卫，荣卫稽留，卫散荣溢，气竭血着，外为发热，内为少气，疾泻无怠，以通荣卫，见而泻之，无问所会。……孙络之脉别经者，其血盛而当泻者，亦三百六十五脉。（《素问·气穴论》）

一五、“三焦”“焦理”“五脏之系”“水道”“冲脉”

三焦学说之“**三焦**”，是指胸腹内以膈、肓为界，由膜、脉及脏腑之系与相关内脏共同构成的上、中、下三个功能区，膜－器一体共同完成气血水液的生化、输注、内外循环等正常生命功能。

三焦的膜结构命曰“三**焦理**”，或简称“**焦理**”，又以躯体部的膜结构为三焦之外应，同名曰“焦理”。

脏腑之系膜，连通脏腑之管道皆曰“**系**”，如与肺相连的系管曰“肺系”（又曰“气系”），与胃相连的系管曰“胃系”（又曰“胃管”“食系”）。《针经》《素问》载内脏之系有心系、肺系、肝系。宋代人体解剖专著《存真环中图》在此基础上又补充有肾、脾、胃、大肠、小肠、膀胱之“系”，所描述的脏腑之系由膜、脉及连通脏腑的管道所构成。

三焦学说之“**水道**”，是指小肠肓膜中行水的管道。《针经》已发现：能通透水液者，孙脉与膜也，而孙脉又在膜中，故脉道、水道俱在膜中。

冲脉，为脉之总汇，乃十二经脉之海，故外而十二经脉、内而脏腑之大络皆出于冲脉。其脉起于肾间动气，出于胃之气街，统原气、宗气、卫气三气于一身，并为营卫之气循行之动力源。

“焦理”“五脏之系”“水道”“冲脉”皆系三焦构成要素，故三焦为水道、气道、脉道，通行营卫诸气。这里需要特别指出的是，历代《针经》注家多将《论勇》篇所说胸腹内肓膜的“三焦理”“焦理”误解为体表分内之间的“腠理”，引发了后世，特别是当代关于三焦“有形”“无形”的无休止的名实之争[①]。

一六、“分理”、“分腠”、“肤腠”、“肌腠”、“肉腠”、“分肉”（分肉之间）、“分间”

分理，体表视而可见之肌肉轮廓曰分理，简曰“分”。

“腠”，本作“凑”，《说文解字》曰：“水上人所会也。从水奏声。”引

① 黄龙祥．探三焦之名实索三焦学说之骊珠 [J]. 现代中医临床，2025，32（1）：1-14.

申为凡所会之处。张家山出土汉简《引书》作“奏”，宋以后古籍改作“腠”，与“俞”“输”改作“腧”字思路一样。

在人则皮纹间、皮与肌、肌与肉、肉与肉之间，骨节之交处皆曰“腠”或“凑”，由浅至深而有毫毛腠理（又曰毛腠）、皮腠、腠理、分腠、肌腠、肉腠、节腠，皆为气之所凑、津之所凑、邪之所凑之虚空处。

“分肉”之义有二：其一，体表可见之两肉之分或之会；其二，皮、肉之分处，又曰“分肉之间”。

分腠则是皮与皮下之分的间隙。“分腠”又作“分腠之间”，指皮与肌之间的虚空，为卫气之道，其外达皮肤、内至分肉之间。

分肉之间、分腠之间、筋肉之间、骨肉之间、筋骨之间、两骨之间、两肉之间、两筋之间等等，皆可简曰**“分间”**“诸分”，指人体结构的两层之分、两节之分。

这些术语用以表述人体不同深浅和部位的膜及膜间隙，比现代人体解剖学的分类更细，这也从一个侧面体现出中医针灸人体形态学对于膜及膜间隙的关注度远比现代人体解剖学高。

【附：论肉之分理经文】

古人关注肉之“分理”的意义在于：其一，衡量肌肉坚脆、人之寿夭的标志；其二，用作取穴定位的常用体表标志。

形充而大，肉䐃坚而**有分**者肉坚，肉坚则寿矣；形充而大，肉**无分**理不坚者肉脆，肉脆则夭矣。

（《针经·寿夭刚柔》）

黄帝曰：何以候肉之不坚也？少俞答曰：䐃肉不坚，而无分理，理者粗理，粗理而皮不致者，腠理疏。此言其浑然者。

（《针经·五变》）

下廉，在辅骨下，去上廉一寸，怒辅齐兑肉，其**分**外邪。

（《黄帝明堂经》）

上廉，在三里下一寸，其**分**抵阳明之会外邪。

（《黄帝明堂经》）

人有小有大，尺寸不同，度数同等，常以窗穴**分理**乃应也。

（《太平经》）

这里明言，取穴虽有分寸，但常以体表可见肉之分理为标志。

一七、“肌”“肉”“肌肉”

肌，指皮下、肉上的部分，俗语称作“白肉”，明宁一玉《析骨分经》曰：“肌肉，白为肌，赤为**肉**，营血之分也，属脾。”

在传世本《黄帝内经》中仍可见“肌”字这一用法的实例：如《官针》所载“以应五脏”五刺法中之“脾之应”的定式刺法曰“合谷刺者，左右鸡足，针于分肉之间，以取肌痹”，以“脾主肌”故也。同篇又曰“浮刺者，傍入而浮之，以治肌急而寒者也”，也是用的“肌”之本义。

“肌肤”与“肉”之分界曰“分肉之间”，简曰“分肉”，乃表里、营卫之分界——肉之上至皮曰表曰卫，肉以下曰里曰营也。肌、肉之间的肓膜又曰“肉肓”，系卫气常规循行路径的主干道，也是经脉之所在。

汉以后，“肌”字也用于表达“肉”之义，并且出现了“肌肉”一词。在“肌”与“肉”分立的年代，“**肌肉**”一词应理解为“肌”和“肉”，传世本《针经》《素问》仍可见这样的用例，例如《针经·天年》“肌肉解利”即是，杨上善也明确注曰“谓外肌内肉各有分利”（《太素·寿限》卷二）。然而更多的“肌肉”实例主要有两种用法：其一，指“肌”；其二，指“肉”。随着脾在藏象学说中完全替代胃的位置，也可见“脾主肉”“脾主肌肉”的说法。甚至不同的篇章，一作“脾主肌”，一作“脾主肉”。大量的“肌”“肉”混用之例，使得后人忘却了二者的本义，以至于常常误解了传世本《针经》《素问》保留的“肌”“肉”本义的用法。

一八、“血气”是《黄帝内经》理论框架的支点

基于“血气”的理论框架可称作“血气理论框架”。

理论的逻辑起点是整个理论框架的支撑点。传世本《黄帝内经》关于理论起点最明确的表述为“人之所有者，血与气耳”（《素问·调经论》）；“人之所以成生者血脉也”（《针经·九针论》）。

对于理论框架的构建而言，最重要也是最难的一步是确认理论的逻辑起点，《黄帝内经》作者也深知其要，在确认以“血气”为整个理论框架的逻辑起点后，唯恐后人不识，故书中一遍遍或明言或暗示其理论框架的底层支点之所在，详见本节附文。

脉为血气之府，膜为脉之府，又为五脏六腑之府。既以血气为支点，则《黄帝内经》的理论框架以脉与膜为主体结构。而其理论构建从“人之所有者血与气耳”“人之所以成生者血脉也”出发，论血气的生成、运行、变化、度量与调控，延伸出血气生成及内外循环输注两条主干——经络学说和藏象学说，其他学说都从这两主干延伸，或为两大主干的整合与铺垫。例如论血气之源的四海学说为藏象学说之补充，论血气循环的营卫学说、四街学说是为经脉循环模式构建提供的理论铺垫；血气调控的输穴理论是经脉学说和藏象学说落实于临床应用的落脚点；论血气水液生成、运化、内行路径及外行动力之源的三焦学说，不仅为经络学说重构提供了必要的理论支撑，而且将经络学说、经筋学说、营卫学说、四海学说、藏象学说连成一个有机整体，从而使得诸理论分支形成自洽的体系。

从该理论框架的临床应用来看，同样也是紧紧围绕“血气”层层展开：血气之性“喜温而恶寒”，故以风寒为主病因；以“血气不和”为总病机；以刺脉、刺络、刺输、刺经隧“守经隧”之法调血气令和为总治则，而优先级最高的治则为“实则泻之，虚则补之。必先去其血脉而后调之，无问其病，以平为期”“凡治病必先去其血脉，乃去其所苦，伺之所欲，然后泻有余，补不足”；论“血气之诊”的色脉诊度量经脉、脏腑血气之有余不足，以为针灸补虚泻实之规范，皆从“血气”这一起点层层延伸，形成环环相扣的诊疗框架。

在这个理论框架中，哪些要素能够进入，取决于它与血气是否相关；各构成要素在这个框架中的位置，也皆取决于它与血气关联度的高低。例如在躯体、五脏之间所以更重五脏者，以五脏为血气之源；脏腑之中所以重心和胃者，以心主血脉，胃为水谷之海，与血气的相关度更高。五官之中独重目者，以“诸脉者皆属于目”也；五体之中独重脉者，以脉为血气之府、神之舍也；十二脉之中重阳明脉者，以其脉大血多气盛也；八脉之中重冲脉者，以其为生气之原，为十二经脉之海也，内而五脏六腑，外而十二经脉皆禀焉；膜以行气，故以体内最大膜“膈”“肓”为气海、气府，是与五脏同等，甚至更重要的脏器。

【附：论“血气”命题】

人之所以成生者血脉也。（《针经·九针论》）

帝曰：人之所有者，血与气耳。（《素问·调经论》）

黄帝问于岐伯曰：余闻刺法于夫子，夫子之所言，不离于**营卫血气**。（《针经·海论》）

帝曰：余闻其要于夫子矣，夫子言不离**色脉**。（《素问·移精变气论》）

以上四条文字虽不尽同，但表达的意思相同。前两条说血气（脉，为血气之府，在《黄帝内经》中常用作同义词）为人之本，后两条说血气为针灸学之本（色脉，也用作“血气”的替代词）。这四条已足以表明《黄帝内经》作者将“血气”确定为人体最基本的结构功能单位，是其构建理论体系的逻辑起点。

血气已和，荣卫已通，五脏已成，神气舍心，魂魄毕具，乃成为人。（《针经·天年》）

人之所受气者，谷也。谷之所注者，胃也。胃者，水谷气血之海也。海之所行云气者，天下也。胃之所出气血者，经隧也。经隧者，五脏六腑之大络也。（《针经·玉版》）

首面与身形也，属骨连筋，同血合于气耳。

（《针经·邪气脏腑病形》）

血气已调，形气乃持。（《针经·痈疽》）

血，以奉生身，莫贵于此，故独得行于经隧，命曰营气。黄帝曰：夫血之与气，异名同类，何谓也？岐伯答曰：营卫者精气也，血者神气也，故血之与气，异名同类焉。（《针经·营卫生会》）

人之血气精神者，所以奉生而周于性命者也。（《针经·本脏》）

血气者，人之神，不可不谨养。（《素问·八正神明论》）

天地之至数，合于人形血气，通决死生。

（《素问·三部九候论》）

脉之盛衰者，所以候血气之虚实有余不足。（《针经·逆顺》）

五脏之道，皆出于经隧，以行血气，血气不和，百病乃变化而生，是故守经隧焉。（《素问·调经论》）

凭借“血气”这个逻辑起点，在两千多年后的今天，仍可以一步步地再现古典针灸学理论框架构建的过程，甚至可以知道那些被创建者当年省略或忽略的步骤，并在必要时增补进来，以使得理论体系更加完善。

一九、《黄帝内经》理论框架为针灸量身定制

确认理论体系的逻辑起点一般来说非常难，而理论的朝向一般是显而易见的。但具体到《黄帝内经》，情况却正相反，寻找并确认《黄帝内经》理论起点遇到的困难并不大，而显而易见的中医学第一个理论体系的针灸学朝向却很少被以往的研究者捕捉到。

《黄帝内经》构建的理论体系集中见于《针经》，在这个框架中，诊脉、论脉、刺脉调血气令和以治百病正是针灸学的鲜明特征，《九针十二原》开篇即给出了针灸定义，明确以"血气"为理论原点构建针灸学理论体系名曰"针经"，在唐代确定的标准名曰"黄帝针经"；《素问》则是关于《针经》理论体系的补充说明、解释及临床应用，足见传世本《黄帝内经》的理论体系是朝向针灸学的。而且作为这一理论体系的重构，《针灸甲乙经》依然是针对针灸学。直到唐代，国家法令仍明确规定《素问》《黄帝针经》为针生必读、必考之经典，足见在唐代人眼中，传世本《黄帝内经》仍被视为针灸专业的经典，而非医科专业的经典。

通览传世本《黄帝内经》，书中只载有 13 个方药，而且大多数还是辅助针灸的，可见这时理论体系的临床应用也是针对针灸而非方药。这本来是显而易见的，奇怪的是，国内学术界很少有人发现并提出这一点，以至于针灸学在今天反而沦落为中医学的二级学科。

确认第一个理论体系针灸学的朝向，其意义在于：这个理论系统中关乎临床应用的疾病的诊法、治疗，特别是总病机、总治则等，如果不放在针灸的场景中，就不能正确理解其本义，也就不能正确理解《黄帝内经》[1]。

---

① 黄龙祥．针灸治疗原则的形成及其内涵的演变 [J]. 针灸临床杂志，1994(1)：1-3.

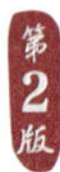

二〇、与血气理论框架“榫卯”连接的底座——针灸人形论

人体解剖学是医学的“基石”，但《黄帝内经》的“血气理论框架”显然无法与现代医学的这块基石契合。相对于现代医学朝向外科学的人体解剖学，古典中医学的人体形态结构的探索朝向针灸学，是一种指尖和针尖下的人体形态学，简称“**针灸人形论**”。

针灸人形论以“人生有形不离阴阳”命题为出发点，其所支撑的理论框架“血气”支点决定了针灸人形论面对人体“实”“虚”两种不同结构，其视角更多聚集于虚空结构，对人体各类膜、膜间隙及行于其间的“脉”，特别是躯体最大的膜间隙“分肉之间”和内脏最大的膜——膈、肓，给予了极高的关注和极为细密的观察，并将体内这两个最大的膜视为重要的脏器，以膜与其包裹的器官共同构成密切相关的结构功能整体——上、中、下“三焦”[①]。

在针灸人形论框架中，研究躯体皮、肉、脉、筋、骨“五体”及内脏等实质性器官，更注重五体之膜、五脏之系及其空间结构。比如包于经隧之中的所有结构都被视为一个结构功能整体曰“脉”，同样肌肉与肌筋膜，内脏器官与其包膜、系膜等，都被视为不同大小和层次的结构功能体。

针灸人形论的这一独特视角，与血气理论框架的重要命题“气血行于虚空”构成一种天然联系的“榫卯”结构。也就是说，不仅中医学的第一个理论体系是为针灸学量身定制的，而且中医学最早的人体形态学也是朝向针灸学的。在这二者形成的无缝连接的理论框架中，较之实质结构更注重躯体和体内各类膜构成的间隙结构，与注重实质结构的现代人体解剖学不同而又呈最大互补。

---

① 黄龙祥．目标、路径与策略——中医学未来之路的思考[J]．中医药文化，2024，19(5)：399-413.

古典针灸学独特的身体观、疾病观、诊疗观，说到底还是取决于其“底座”——针灸人形论独特的看人体方式，这一独特的视角决定了“血气理论框架”以脉与膜为主体结构构建，这也正是古典针灸学今天乃至未来能够卓然独立的最大价值。如果丢失了，针灸学也就失去了独立存在的意义。

【附：论理人形框架】

人生有形，不离阴阳。（《素问·宝命全形论》）

阴阳匀平，以充其形，九候若一，命曰平人。（《素问·调经论》）

黄帝曰：余闻上古圣人，论理人形，列别脏腑，端络经脉；会通六合，各从其经；气穴所发，各有处名；溪谷属骨，皆有所起；分部逆从，各有条理；四时阴阳，尽有经纪；外内之应，皆有表里。其信然乎？（《素问·阴阳应象大论》）

“论理人形”即人体形态论，首论“列别脏腑，端络经脉；会通六合，各从其经”，是因脏腑为气血之源，通过“五脏六腑大络”与经脉之海“冲脉”关联；血气通过十二经脉输注于躯体，十二经脉分阴阳形成“六合”关系；自“气穴所发，各有处名；溪谷属骨，皆有所起”皆论气穴的结构与分布规律，在腧穴专篇《气穴论》有详论，且前后相呼应；“分部逆从，各有条理；四时阴阳，尽有经纪；外内之应，皆有表里”分别在《针经》的《四时气》《本脏》及《素问·四时刺逆从论》等篇展开，并提出了“合人形于阴阳四时”“四时之气，各有所在，灸刺之道，得气穴为定”“四变之动，脉与之上下，以春应中规，夏应中矩，秋应中衡，冬应中权”的命题。

不难看出，这个面向针灸学的人体形态学框架由虚实（阴阳）两种结构构成，但更突出了与针灸学密切相关的膜及膜间隙等空间结构，以及行于膜间的脉和脉之输；其理论为四时阴阳、表里相关。其形态结构通过理论引导落脚于调节气血的开关脉输，针灸学调节气血令和的总目标依赖于输穴落实到临床应用。

二一、辨识《针经》特征性文本的重要意义在于准确判定早期医籍以“经云”“论曰”等方式对《针经》经文的引用

《针经》《素问》采用了大量前人的文献作为编撰素材，如何判定唐以前古籍引用的未标明出处的经文是引自《针经》《素问》，而不是引自其他更早期的原始文献呢？

再者，汉之后，《针经》《素问》经文又见于《针灸甲乙经》《太素》，如果一段文字同时见于以上各书，又如何判定相关经文是出自《针经》《素问》，还是出自《针灸甲乙经》或《太素》？

破解这一难题的思路：先通过《针经》绪论篇、结语篇考察作者的编撰思想，再通过作者第一次和第二次探索的成果《决死生》《调经论》《禁服》《终始》及简约版《针经》诸篇，考察作者的学术思想和最新观点，再提取作者提出的新概念（如“营卫”“五十营”“二十八脉”“二十七气”“上焦”“中焦”“下焦”，以及经脉循行的“周而复始”“如环无端”模式等），再通过这些确定无疑的特征文本和特有概念，辨识出九卷本《针经》最集中反映作者最新学术思想和观点的篇章：

第一卷九篇除第3篇外的8篇：《九针十二原》《本输》《邪气脏腑病形》《根结》《寿夭刚柔》《官针》《本神》《终始》；

第二卷全部9篇：《经脉》《经别》《经水》《经筋》《骨度》《五十营》《营气》《脉度》《营卫生会》；

第42《病传》、48《禁服》、62《动输》、66《百病始生》、73《官能》篇，以及后被归入传世本《素问》的第62篇《调经论》。

以上第一卷、第二卷并第73篇结语篇《官能》最集中体现了作者编撰思想及篇目设计的整体观。

此外，还可以找出《针经》的外部特征——特有的君臣问答编撰体例：篇首以“黄帝问于××曰……××（答）曰”开篇[有少量以“黄帝问曰……××（答）曰”启首者]，后续则以“黄帝曰……”“××曰”串接。如篇中变换主题或变换问答者名氏者，则按篇首问答例重启。如果后世古籍引用本书而未标明出处者，或出土文献无书名、篇名，而文字同见于《针经》《脉经》《针灸甲乙经》者，可以凭借君臣问答体例的不同对文献出处做出快速、准确的鉴定。

又，唐代王冰注《素问》时，又对君臣问答体例进行了改编，是辨认王冰注本《素问》的简便而很有效的标识。如果唐以后古籍引用文字出现了王冰特有的君臣问答体例，则可判定引自《素问》，而不是《难经》《甲乙经》《太素》等书。

二二、《难经》是传世医籍中最早大量引用《针经》经文的医经

考察《针经》被引的意义有二：其一，为评价《针经》对中医学发展的影响力提供一个有说服力的指标；其二，为考定《针经》成书年代的下限提供时间坐标。

重点考察《针经》在唐以前的被引情况，因为随着唐代政府法令“医疾令”确定《黄帝针经》为医学教育的法定教材，唐以后医籍对该书的引用举不胜举。

据笔者考察，最早的大量引用《针经》者为汉代《难经》《黄帝明堂经》，最早直接引用且标明出处者为魏晋王叔和《脉经》。

前面已通过可靠的证据辨识出了《针经》的“特征文本”，为考察《难经》引文出处的判定确立了可靠的参照系。然而，要对《难经》采用医经的来源给出令人信服的判定，还需要另一个前提：确认《难经》的性质。学术界对于此有两种代表性观点：其一，承古人之说认为《难经》是扁鹊学派的代表作；其二，认为《难经》是传世本《黄帝内经》的解经之作。而笔者新发现的有力证据表明，《难经》是以《黄帝针经》为主的汉以前诸家文献为素材完成的一部理论创新之作，是继《黄帝内经》之后的又一次理论重构。

之所以人们认定《难经》为解经之作，很可能是被该书“问答体”所干扰。该书以“难曰”发问，答以“然”字开头，采用的是东汉论述文的“问难体”，是当时学人阐述自己学术观点的一种流行文体①。此处的“难”与“问”之义同，“难曰”也即“问曰”；答句以“然”字开头者也见于东汉的文献。今人或以“难”为疑难之义，又见书中引“经言”之文有与《针经》相合，遂以《难经》为解《黄帝内经》经文之疑难者。

据笔者考察，《难经》引“经言”者37处，引“经云”者1处，其中有16条引“经言”文字见于传世本《针经》，1条见于《素问》。通过前面确认的《针经》“特征文本”，可以证明以“经言”所引16条经文皆源出于《针经》，试以《难经·三十七难》所引“经言”为例说明如下：

三十七难曰：五脏之气，于何发起，通于何许，可晓以不？

然：五脏者，常内阅于上七窍也。故肺气通于鼻，鼻和则知香臭矣；肝气通于目，目和则知黑白矣；脾气通于口，口和则知谷味矣；心气通于舌，舌和则知五味矣；肾气通于耳，耳和则知五音矣。五脏不和，则七窍不通；六腑不和，则留结为痈。

邪在六腑，则阳脉不和，阳脉不和，则气留之；气留之，则阳脉盛

① 尚学锋．中国散文通史：两汉卷[M]．合肥：安徽教育出版社，2012：48.

矣。邪在五脏，则阴脉不和，阴脉不和，则血留之；血留之，则阴脉盛矣。阴气太盛，则阳气不得相营也，故曰格。阳气太盛，则阴气不得相营也，故曰关。阴阳俱盛，不得相营也，故曰**关格**。关格者，不得尽其命而死矣。

经言气独行于五脏，不营于六腑者，何也？

然：夫气之所行也，如水之流，不得息也。故阴脉营于五脏，阳脉营于六腑，如环无端，莫知其纪，终而复始，其不覆溢，人气内温于脏腑，外濡于腠理。

以上大段文字中只一处明言“经言”，所引之文见《针经》特征性文本第17篇《脉度》。经笔者对照，“经言”之前的文字也见于《脉度》，非但如此，《二十三难》第一问近200字的文字也悉见于《脉度》。文本比对的结果表明：以上《难经》两难以“明引”“暗引”方式所引用的文字包括了《脉度》除两小节注解之文的全部文字，而且二者对照契合程度非常高，这只能是引自《针经》，不可能从其他医经引用。

基于同样的方法可证明：在《难经》以“经言”明引方式引用的其余见于《针经》的经文也引自《针经》，而非其他医经。

需要特别指出的是，以往考察《难经》引经条文，只考察该书标明“经言”的文字，而笔者还发现书中有大量未明言“经言”“经云”的文字而见于传世本《针经》或其他医经者，此实为“暗引”经文之例。通检《难经》所有八十一难通过“明引”“暗引”两种方式的引经文字，发现共有27难引用《针经》经文，1难引《素问》经文，如果考虑到《难经》整合、改编经文的情形，则实际引《针经》《素问》条文当更多。足证：《难经》是以《针经》为基本素材，并兼取当时尚存的其他诸家医经，编撰而成的一部独立的医经，而不是一部解经之作，诸家经文在《难经》作者手中只是创作的素材，而不是解读的对象。文体也采用了带有东汉时代特征的“问难体”，只是较《针经》少了韵文和赋体特征；

篇章也是八十一章，甚至八十一难的主题，也与《针经》极为相近。不难看出二者的契合度极高——如果用二书的汉代传本比对，很可能编次的契合度也很高。

虽然《难经》作者的医学和文学素养都不及《针经》作者，清代徐灵胎《难经经释》举出书中大量误读误引《针经》经文的实例，但作为最早引用《针经》的传世医书，对于考察《针经》早期传本的旧貌自有其不可替代的价值。

二三、《黄帝明堂经》引用《针经》《素问》最多的是针灸腧穴

早在30多年前笔者即论证《黄帝明堂经》辑录了包括《针经》《素问》在内的汉以前医学文献，并将所引经文一一检出，编成"《黄帝明堂经》与《内经》对照表"①。

经系统考察表明，《针经》中特有的概念、术语、学说已明确见于《黄帝明堂经》，例如"经脉十二，络脉十五，凡二十七气以上下"是《针经》第一篇确立的概念，为合于"二十七气"这一特别之数，十五络脉中有明显的"新撰"之络②，而全部十五络内容皆见《黄帝明堂经》十五络穴中。

以下再举一典型实例说明之：

络却，一名强阳，一名脑盖，一名反行。在通天后一寸五分，足太阳脉气所发。（《黄帝明堂经》）

《经脉》篇足太阳经脉循行"其直者，从巅入络脑，还出别下项"是根据最新的解剖资料新添加的文字，为《针经》的"特征文字"，《黄

① 黄龙祥．黄帝明堂经辑校[M]．北京：中国医药科技出版社，1987：272-286.

② 黄龙祥．经脉理论还原与重构大纲[M]．北京：人民卫生出版社，2016：126-130.

帝明堂经》载本穴处正是入络脑还出之处，因名“络却”，又名“反行”（即返行，与“络却”义相同）；而“一名脑盖”，则又与《海论》经文相合：“脑为髓之海，其输上在于其盖，下在风府。”这里的上输即“络却”穴，正与其别名“一名脑盖”相呼应；其下输“风府”又与经文“出于项中”相吻合，皆与新添补的足太阳脉循行相互印证。这也是《黄帝明堂经》采用和借鉴《针经》经文的有力证据。

二四、《脉经》是最早明确以“九卷”之名大量引用《针经》原文的医籍

《脉经》引用《针经》《素问》经文集中在该书卷三，“肝胆部第一”“心小肠部第二”“脾胃部第三”“肺大肠部第四”“肾膀胱部第五”诸篇，篇末皆明确标注引文出处曰“右《素问》、《针经》、张仲景”。传世本所注“针经”书名，原本作“九卷”。

遗憾的是所引经文中未见完整直录《针经》某篇全文者，更令人遗憾的是，《脉经》经宋校正医书局大尺度改编，已失原书旧貌。

二五、《针灸甲乙经》采用的《九卷》底本与传世本《针经》非同一传本

作为最早系统整理《九卷》《素问》的传世古籍，《甲乙经》所据《九卷》底本与传世本《针经》非出自同一传本，有很高的版本价值，只可惜，传世本《甲乙经》经后人，特别是宋以后人据传世本《灵枢》《素问》作了大量的改动，破坏了原书的旧貌，今借助于唐代《备急千金要方》所引唐以前《九卷》本三篇全文，犹可考知此传本的若干特征。

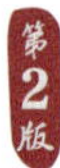

二六、《备急千金要方》引用唐以前《九卷》传本与《甲乙经》所据底本特征多相合

孙思邈在《备急千金要方》卷一“序例”列举中医经典书目有《黄帝针经》一书，此为唐政府确立的标准书名。然而《备急千金要方》主要是辑录唐以前诸家医籍类编而成，书中所引《针经》经文也多是间接出自唐以前医籍，而非孙思邈本人直接引用。经对照发现，书中所用传本还是唐代标准书名之前的“九卷”传本，文字特征与《针灸甲乙经》所用之《九卷》更接近，保存了《针经》早期传本的旧貌。特别是书中引有《九卷》之《淫邪发梦》《水胀》《五味论》三篇全文，且所引全文皆有未经宋人校改的《新雕孙真人千金方》可供对照，可排除后人校改所造成的文本失真，对于考察《针经》原书的结构、体例和文字具有重要参考价值。

需要特别指出的是，宋代校正医书局在校勘《备急千金要方》时，作了大尺度改编和补文，且未标明校改和增补的依据。因此，考察《备急千金要方》引用《九卷》《素问》文字，应据未经校改的《新雕孙真人千金方》，此本缺失的卷篇，可参照《千金翼方》相关文本，并旁搜《医心方》《外台秘要》等书引用《备急千金要方》文字以作他校。

二七、《针经》首篇《九针十二原》简介全书编撰动机、目标、编撰方法，并总论针道之要，为全书绪论篇

本篇共讨论十一个主题：针灸要义；九针的形制及功用；针道输穴的概念；针灸治疗原则；补泻刺法；脉刺法；五色脉诊；针效的判定标准；针害及其救误；十二经脉十五络脉所行之本输；五脏十二原。其中前九个主题论针灸之要；后两个论经脉脏腑本输，而以五脏十二原为

重点。

全篇的设计可分为两大部分，第一部分开篇借黄帝之口阐明编撰《针经》的动机、目的和方式，并给出了一言而终之针灸要义“以微针通其经脉，调其血气，营其逆顺出入之会”，指出针刺的工具为“微针”，针刺的部位为“其（经脉）逆顺出入之会”，针刺的目标为“通其经脉，调其血气”，一句话将针灸之要一一点出。

接着，岐伯先从总体上阐述“小针之要”在于知血气应针之机，知血气之虚实，知调血气虚实之法，知此则“针道毕矣”，紧扣黄帝提出的针灸要义。再具体展开论述，如何知虚实，知补泻，知九针之宜，知刺之深浅，知针害及救针法，知气至，如此则“刺之道毕矣”，前后一略一详论述“一言而终”的针刺要道，并先后用“针道毕矣”“刺之道毕矣”加以概括。最后为了突出针灸要道之要，强调知“血气出入之会”的重要，又借黄帝之问引出“十二原”主题。言针灸，知血气之输所在为其本，而血气之输中十二经脉十五络脉“二十七气所行”之五输又为之本，而本输之中则以五脏之原为要，故最后详述五脏十二原以突出重点。

在岐伯层层展开的陈述中反复用到“小针之要”“大要曰”“虚实之要”“刺之要”“知其要者”“不知其要”这样的字眼突出针灸之“要”，并以“针道毕矣”“九针毕矣”“针害毕矣”“刺之道毕矣”这样的结束句加强语气。而在具体诊疗规律的阐述中，又每每用“凡”字启首，如“凡用针者”“凡将用针”“凡二十七气以上下”“凡此十二原者”，说明作者在写全书第一篇时对于针灸诊疗规律已了然在胸，满满的自信从笔下流淌。通过环环相扣的陈述，使得开篇提出编撰一部“易用难忘，为之经纪”之《针经》框架清晰呈现，也使读者坚信作者提出的“令可传于后世……久而不绝”的目标能够实现。

应当说，作者的这一开篇设计非常精彩，而且为全书的结语篇《官能》做足了铺垫，通过这样巧妙的设计最终形成了一部前呼后应、首尾相贯的九针之经——《针经》。在很大程度上可以说，读懂了本篇，再参照结语篇《官能》，则基本读懂了作者的匠心，也就抓住了统摄全书的纲。

第一篇《九针十二原》其正文虽采用了秦代乃至先秦的文献素材，但第一段君臣问答文字一一介绍全书的编撰目的、目标及编撰方法，类似文字又概要再见于结语篇《官能》，且前后呼应，显然系出自传世本《针经》作者之笔。

黄帝问于岐伯曰：余子万民，养百姓，而收其租税。余哀其不给，而属有疾病。余欲勿使被毒药，无用砭石，欲以微针通其经脉，调其血气，营其逆顺出入之会，令可传于后世，必明为之法。令终而不灭，久而不绝，易用难忘，为之经纪；异其[篇]章，别其表里，为之终始；令各有形，先立针经。愿闻其情。岐伯答曰：臣请推而次之，令有纲纪，始于一，终于九焉。请言其道。（《针经·九针十二原》）

从上文可知，作者提出了3个目标：第一，编撰一部整合百家为一统的《针经》；第二，在此基础上完成《针经》简约版编撰，以为经纪，传于后世，久而不绝；第三，于《针经》之外，再以不同的体例另编一书，二书表里相合为一体，所谓“异其篇章，别其表里，为之终始”是也。

为什么编撰“众多博大”《针经》之后，还要再编一部简约版？绪论篇和结语篇皆给出了答案。然而在一部完整书中再附同书的简约版，前人无此先例，《针经》作者担心不被理解，故又在《逆顺肥瘦》《外揣》《禁服》《九针论》及结语篇《官能》用大量篇幅从不同角度反复论述这一做法的重要性和必要性。从这些篇章的论述中不难读出作者的担心：以雷公学习之勤奋，读《针经》六十篇犹不能尽解其义，“恐其散于后世，绝于子孙”，如是则作者“令其传于后世，久而不绝”的目标很难实现，故“敢问约之奈何”，作者意识到欲使《针经》久传于世，必论要道，为之纲纪，易用难忘，乃可传焉。

读《九针十二原》需要特别指出的还有以下三点：

其一，以往人们见《针经》许多篇章皆可见与第一篇《九针十二原》相同或相类的经文，便认定这些篇章都是阐述、发挥《九针十二原》，故此篇的年代最早，事实正相反，《九针十二原》是最晚写成的“简约版”诸篇之一，尽管它采用的部分素材的年代很早。此篇是对完整版《针经》多篇经文精华的提炼、升华和再创造。

其二，《针经》第三篇《小针解》以往多认为是对第一篇《九针十二原》的注解，而经笔者核查，《九针十二原》作者新撰文字及最新的学术观点皆不见于《小针解》引述，故不能排除其所解之经文出自《针经》之前单篇古文献的可能性，而且也不能排除《小针解》不属于《针经》初编本的可能性，因为据作者的总体设计，解经之篇皆归于《素问》，今独此一篇解经之文出现在《针经》，则破坏了作者既定的编撰体例。

其三，绪论篇《九针十二原》须与结语篇《官能》通读才能完整、正确地理解《针经》作者对全书的精妙设计。

二八、《终始》是作者探索简约版《针经》方案的终极版

本篇开篇曰：“凡刺之道，毕于终始……传之后世，以血为盟，敬之者昌，慢之者亡，无道行私，必得天殃”，为什么开篇如此神秘？

《终始》承担着实现《针经》作者在绪论篇提出的编纂目标之重任——“令可传于后世，必明为之法。令终而不灭，久而不绝，易用难忘，为之经纪；异其篇章，别其表里，为之终始”，其实作者的这一想法在第四十五篇《外揣》的开篇已有表明，并在第四十八篇《禁服》实现了他所追求的大道至简的编撰目标，即临证百病皆以“人迎寸口脉法”确定病在何经，再通过补泻表里经本输治疗百病。《终始》即以此篇为素

材完善人迎寸口脉法，成为全篇针道之要的主线，本篇开篇的神秘色彩承《禁服》而来。

再往前追溯，则惊讶地发现《针经》第一篇绪论篇《九针十二原》和第九篇《终始》的开篇语句都可在早期传本《素问·决死生》前二节中找到惊人相似的表达，该篇通过“三部九候”诊法探索的针灸要道，已经达到了《针经》绪论篇提出的针道传承目标，但显然《针经》作者后来并不满意，故有了《禁服》篇的再次探索，以及《终始》篇的第三次探索。

《终始》篇中呈现的人迎寸口脉法是《针经》全书论述最成熟也最完整的形式，本篇吸纳了《禁服》诊人迎寸口参以标本诊法的经验，在确定“平人”标准时，加上了标本诊的内容，提高了此诊法临床应用的可操作性和可靠度。

较之《禁服》篇最大的不同在于，本篇增加了人迎寸口“俱少”“俱盛”为逆症死症的内容。之所以独与别篇所述不同，是因为作者此时已经彻悟十二消息卦是阐释天道“阴阳终始”律的最理想的模型，而自觉以此为依据，择诸说之长创立新说，故本篇以人迎寸口阴阳脉“俱盛”三倍以上曰“阴阳俱溢”，为逆症；俱盛四倍以上者曰“关格”，为死症。通过这样的改良，使得针道终始与天道阴阳终始律更为契合，很好地阐释了篇首提出的命题：“谨奉天道，请言终始。终始者，经脉为纪，持其脉口人迎，以知阴阳有余不足，平与不平，天道毕矣。”

人迎寸口俱盛四倍为“关格”说已见于《脉度》，又见于《素问·六节藏象论》，而明言“俱盛三倍以上，命曰阴阳俱溢”“脉口人迎俱少”者只有本篇。可见本篇取诸篇之长的基础上又有创新，而使人迎寸口脉法更加完善，与四时阴阳终始律也更加契合。

第二个不同是用“盛”字替换了《禁服》的“倍”字，例如“寸口大于人迎一倍，病在足厥阴，一倍而躁，在手心主”，句中“倍”皆换成了

"盛"字。虽只一字之差，却藏有深意，曰"倍"者，说的是脉之大小浮沉度的差异，只能理解为人迎与寸口之间的比较，故不得言"俱盛"几倍；而言几"盛"者，则可理解为人迎、寸口各与其正常值的比较，故可言"俱盛"几倍而喻四时阴阳消长反常之态，且更合乎临床实际，毕竟寸口脉的长度、力度大于人迎几倍者少见。

《针经》作者之所以置已有的阴阳脉法不用，一定要构建出"人迎寸口"新诊法，考虑的不仅仅是《终始》这一篇的需求，更从全书的总体设计着眼：人迎寸口脉法在非常重要的《经脉》篇中扮演了一个不可或缺的角色，为构建阴阳相贯、终而复始、如环无端的十二经脉连环——血气运行之终始，解决了最大的技术难题，从而完美实现人之血气应四时阴阳"令合天道"。如果说采用已有的扁鹊阴阳脉法实现《终始》篇针道终始也未尝不可的话，那么解决十二经脉阴阳相贯的终始模式的难题，"人迎寸口脉法"无疑是最简洁、最完美的方案。

本篇虽然素材多取自已有的篇章，但却是依照新的设计，加以化裁和再创造，以人迎寸口脉法为主线，通过两个"凡刺之道"，以及"凡刺之属""凡刺之法""凡刺之禁"的层层推进，将针灸要道串联成以下九节：

第一节，为人迎寸口诊十二经脉有余不足法及决死生法；

第二节，对应于第一章所诊十二经脉有余不足，提出具体的虚实补泻法；

第三节，针刺治疗总则——补虚泻实，气调而止，反此者血气不行，与开篇提出的"和气之方，必通阴阳"的命题，以及第二章反复强调的"气和乃止"形成紧密的呼应；

第四节，详解针刺有效的指标"气至"意义，特别强调了其"谷气至"的内涵及操作要点，对第三章"气调而止"之"气调"给出了明确的判定标准；

第五节，论针刺深浅在补泻刺法中的意义及其应用原则，对第二章、第三章的补泻刺法给出重要的补充；

第六节，论深浅补泻与“四时刺”、患者体型的关联，以及临床应用法则，进一步阐发第五章的深浅补泻；

第七节，对第二章提出的针刺治疗量给出明确的解释和示例；

第八节，从正反两方面论述治神在针刺补泻“得气”上的重要应用，补充了第四章的不足；

第九节，论经脉之终，阐述“终始”之“终”的另一层内涵。

经过“人迎寸口脉法”这条主线的串联，那些曾在《针经》前八篇讨论过的主题便有了新的或更高的意境。作者在第一篇提出的大道至简、易用易传的目标在这一篇得以完美实现。在表达方式上，本篇采用专论的形式，先提出总的论点，然后层层展开，形成九个主题环环相扣的论述，一气呵成，真可谓针道之终始。

厘清了《终始》篇的终始，再回过头来看《针经》《素问》的相关篇章就会有新的领悟：

凡将用针，必先诊脉，视气之剧易，乃可以治也。

（《针经·九针十二原》）

善诊者，察色按脉，先别阴阳。（《素问·阴阳应象大论》）

凡刺之方，必别阴阳。（《素问·标本病传》）

黄帝曰：刺其诸阴阳奈何？岐伯曰：按其寸口人迎，以调阴阳。

（《针经·阴阳二十五人》）

为什么凡将用针，必先诊脉？为什么诊脉、刺病皆须先别阴阳？为什么按其寸口人迎就能调阴阳？针刺又如何调阴阳？这些问题只有真正读懂了《终始》篇才能有深刻的理解，才能得到明确而正确的答案。

本篇须与《九针十二原》《根结》《脉度》《外揣》《禁服》《经脉》，以及旧版《素问·三部九候论》《刺禁》《诊要经终论》合看。

二九、《经脉》作为经络学说重构的结晶，最能体察作者全书总体设计的精审

此篇作者用功用心最多，创作素材多出自早期文献，但作者进行了大量实质性的改编，并根据当时最新的人体解剖实验数据为足太阳脉新增一条“入脑”分支。为了完成这一划时代的改编，作者进行了周密的设计，可以说《针经》早期传本整个第 2 卷（传世本第 10~18 篇）的其他篇章几乎都是为这一篇所做的铺垫，作者对全书的总体控制在这一卷，特别是第 10 篇得到最多最大的体现。因而通过复盘研究这一篇中经络学说重构的背景、方法和逻辑，可以在很大程度上发掘出《针经》作者理论框架设计的总体方案和全书的编纂思想。

本篇第一段作者就借雷公、黄帝问答说出重构的观点、要点及素材来源。

雷公问于黄帝曰：禁脉（服）之言，凡刺之理，经脉为始，**营其所行，制其度量，内次五脏，外别六腑**，愿尽闻其道。黄帝曰：人始生，先成精，精成而脑髓生，骨为干，脉为**营**，筋为刚，肉为墙，皮肤坚而毛发长。谷入于胃，脉道以通，血气乃行。雷公曰：愿卒闻经脉之始生。黄帝曰：经脉者，所以能决死生，处百病，调虚实，不可不通。

本篇经络学说重构的一个关键点在于寻找到与经脉循环模式相适应的脉诊法，这一难题在《禁服》篇已经进行了探索并形成了具体的“人迎寸口”诊脉法，故作者直接引用彼篇的研究成果。而在黄帝答语中鲜明提出了作者的新观点“脉为营”，这一新观点见于《决气》篇“壅遏营气，令无所避，是谓脉”。已知在作者构建的营卫学说中“营卫之行也，上下相贯，如环之无端”，故本篇篇首这一新观点的提出，已经暗示经脉循行将由以往的内外往复运行模式变为逐经循环模式；又知，对脉的新定义赋予了肺新的功能“行荣卫阴阳”，故“脉为营”三字也为

本篇十二经脉循环始于肺埋下了伏笔。

此段经文黄帝的第二个回答文字“经脉者，所以能决死生，处百病，调虚实”，出自传世本《素问·三部九候论》，提示此篇也是作者理论构建极为重要的一篇，但此处黄帝的回答与雷公问“经脉之始生”对不上。实则前句“谷入于胃，脉道以通，血气乃行”，为黄帝对雷公之问的回答，传世本出现错简（或许“血气乃行”后还有脱文）而致答非所问。

关于“经脉之始生”，旧学说（见于传世本《素问·经脉别论》）也始于肺脉，而《经脉》作者需要提供的是理论支撑。此外，要完成整个经络学说的重构，作者还需要解决好以下问题：其一，进行循环的经脉数、循行次序、脉的总长度；其二，经脉循环运行的原动力；其三，血气生化之源及内行通道；其四，与经脉循环模式相适应的脉诊。为此，作者先后构建营卫学说、三焦学说等新学说，以及人迎寸口新诊法，并根据天人相应确定经脉之数、量度经脉的总长度。

对上述关键问题通盘考虑，逐一解决之后，《经脉》篇作者通过以下四个步骤实现“终而复始”的经脉连环：

第一步，分别确定两个循环的经脉数“十二”“十四”，并以手太阴脉为循环的起始脉；

第二步，在《禁服》基础上对人迎寸口脉法略加改编，用以替换早期文本中的标本脉法；

第三步，采用《经水》经脉与脏腑配属方案，建立经脉－内脏关联；

第四步，新添加十一条“人工链环”连接十四脉成两个连环。

经脉运行改为循环之后，原先经脉病候中的标本脉不再适合，作者选择新脉诊的考量：经脉是阴阳脉，相应的脉诊也应当是阴阳脉诊；经脉改成起于胃始于肺的循经流行，如环无端，相应的脉诊也要表现出同样的特点。能符合这两点的，只有人迎寸口脉诊，如果当时没有的话，就一定会构建出这样一种脉诊。

基于天人相应的观念，确定的进入循环的二十八脉为：三阴三阳十二脉，加上任脉、督脉、阴跷、阳跷，脉的总数为三十，超出“二十八”，不合经数，而当时的学术背景下无法解决这一难题，故勉强按男女各选取一跷脉入于循环之“经脉”，严格来说，二十八脉循行最终没能建立。最后完成的“经脉连环”实际上包含了十二脉连环和十四脉连环两个连环，而十二脉连环又整合了十二络及六阳脉经别，构成了极端复杂的环中套环的“经脉连环”，从而使得其理论解释的功能大为增强。此篇一出，原有论气血循环旧论则被编入《素问》名曰“经脉别论”。

最终，《经脉》作者在之前经脉学说文本的基础上，整合了络脉、经别的相关部分，确立经脉十二、络脉十五，基于最新的解剖发现确立膀胱脉与脑、目的分支，引入新的诊脉法“人迎寸口脉法”，完成了对经脉学说革命性的重构。

三〇、《禁服》反映的是作者“简约版”方案的第二次探索成果

雷公问于黄帝曰：细子得受业，通于《九针》六十篇，旦暮勤服之，近者编绝，久者简垢，然尚讽诵弗置，未尽解于意矣。《外揣》言浑束为一，未知所谓也。夫大则无外，小则无内，大小无极，高下无度，束之奈何？士之才力，或有厚薄，智虑褊浅，不能博大深奥，自强于学若细子，细子恐其散于后世，绝于子孙，敢问约之奈何？黄帝曰：善乎哉问也！此先师之所禁，坐私传之也，割臂歃血之盟也，子若欲得之，何不斋乎？（《针经·禁服》）

今检《针经》《素问》言歃血为盟者凡三篇：《禁服》《终始》及早

期传本《素问·决死生》，其中《终始》是以《禁服》为主要素材创编，三篇共同特点为论“脉”，而色脉为上古僦贷季所治，禁私传，私传要定罪，故须“割臂歃血之盟也”，本篇的篇名也因此题曰“禁服”，即禁私传、私习也。后人或不明此篇名之义，而将《经脉》引本篇之篇名“禁服”直接改作“禁脉”。

本篇提出如何处理好“满与约”的关系，“满”言学欲博，“约”言得其要易其传也。这也是《针经》作者时刻挂怀并不断探索的编撰理念。其实作者的这一想法在第四十五篇《外揣》的开篇已有表明，并在本篇《禁服》实现了他所追求的大道至简的编撰目标，即临证百病皆以人迎寸口脉法确定病在何经，再通过补泻表里经本输治疗百病。

本篇重点解决如何令针道简约，这一问题在《外揣》给出一个解题原则“远者司外揣内，近者司内揣外”，提示解决之道在于诊法。本篇开篇曰“此先师之所禁，坐私传之”也暗示从“色脉”诊入手。在此之前，《四时气》篇已经埋下伏笔：“睹其色，察其目，知其散复者，视其目色，以知病之存亡也。一其形，听其动静者，持气口人迎以视其脉，坚且盛且滑者病日进，脉软者病将下，诸经实者病三日已。气口候阴，人迎候阳也。”所说“气口候阴，人迎候阳”也为本篇人迎寸口脉法定了基调。然而，本篇于诸多现成的脉法不顾而费心另立新法，不单是为解决本篇“约”的问题，还为《经脉》构建十二经脉阴阳相贯、周而复始的循环解决关键难题。

以下重点说明本篇人迎寸口脉法与三部九候脉法的关系。人迎寸口脉法虽说是《针经》作者为新的理论体系构建而改编、新立的一种脉法，但不是从天而降，不仅从《针经》论此法诸篇可以看出其一步步的演变过程，而且在许多方面犹可见受早期传本《素问·决死生》三部九候脉法的启示，一些关键的概念，乃至治则，皆由彼篇化裁而来。为便于比较，列表示于下。

三部九候脉法	人迎寸口脉法	备注
黄帝问曰：**余闻九针于夫子，众多博大**，不可胜数。余**愿闻要道，以属子孙，传之后世**，著之骨髓，藏之肝肺，歃血而受，不敢妄泄，令合天道，必有终始，上应天光星辰历纪，下副四时五行，贵贱更立，冬阴夏阳，以人应之奈何？愿闻其方。岐伯对曰：妙乎哉问也！此天地之至数。	雷公问于黄帝曰：细子得受业，**通于《九针》六十篇**，旦暮勤服之，近者编绝，久者简垢，然尚讽诵弗置，未尽解于意矣……士之才力，或有厚薄，智虑褊浅，**不能博大深奥**，自强于学若细子，细子恐其**散于后世，绝于子孙**，敢问约之奈何？黄帝曰：善乎哉问也！此先师之所禁，坐私传之也，割臂歃血之盟也，子若欲得之，何不斋乎？	两篇开篇文字如出一辙，甚至不少用词都相同。 编撰目的相同。
冬阴夏阳，以人应之奈何？九候之相应也，上下若一，不得相失。	寸口主中，人迎主外，两者相应，俱往俱来，若引绳大小齐等。春夏人迎微大，秋冬寸口微大，如是者名曰平人。	“平人”标准皆为两条：其一，应四时；其二，上下若一。
上下左右相失不可数者死。	人迎与太阴脉口俱盛四倍以上，命曰关格。关格者，与之短期。（《终始》）	皆以上下盛极者为死症也。
其脉代而钩者，病在络脉。	代则取血络而后调之。	皆以代脉为病在络。
察其腑脏，以知死生之期。	必审察其本末之寒温，以验其脏腑之病。	
必先度其形之肥瘦，以调其气之虚实，实则泻之，虚则补之。必先去其血脉而后调之，无问其病，以平为期。	大数曰：盛则徒泻之，虚则徒补之，紧则灸刺且饮药，陷下则徒灸之，不盛不虚，以经取之。 调其虚实，虚实乃止，泻其血络，血尽不殆矣。	都强调了去血脉。又知诊脉之“陷下”乃遍诊法的特征之一。

通过对照不难发现，本篇及最新版《终始》所载人迎寸口脉在许多方面借鉴、移植了第一次针道简约方案的探索成果三部九候脉法。三部九候为旧法，人迎寸口为新法，两篇的第一段经文当出自同一人之笔，留下了作者在不同时间内为实现“易用难忘，为之经纪”的针道简约目标而进行的多次探索足迹。

三一、《官能》是初编本的结语篇，同时也为黄帝在《素问》以师者身份出场埋下了伏笔。从此篇的布局已不难看出作者将《针经》《素问》作为一个整体设计的思路和高超驾驭全局的写作技巧

作者在编撰《官能》篇时，“众多博大”全版《针经》和“为之经纪”简版《针经》皆已编成，然而能否实现作者在绪论篇确立的“令可传于后世”“令终而不灭，久而不绝”的针道传承目标，还在于能否“得其人”。

基于这一认识，本篇在设计上分为两部分，第一部分从篇首至“用针之要，无忘其神”，选取《针经》20 篇重要篇章，提炼其要点，纵论“用针之理”“用针之服”“补泻之法”“上工之道”，重点强调了以下要点：“经络”“本输”“九针十二原”“标本诊法”“五色诊”“刺法”“刺禁”“毫针补泻”“治则”“设方”“治神”“针灸定义”等主题，与绪论篇《九针十二原》首尾呼应，以为全书的总结；第二部分，讨论如何各尽所能，因材施教，得其人而传针道。

《官能》本篇篇名取义实与第七篇《官针》相类，二者从篇名到立意皆受《淮南子》启发，甚至连具体的语句也极相近，《原道训》论君主“官人”之道曰“小大修短，各有其具”；《主术训》曰“毋小大修短，各得其宜，则天下一齐，无以相过也”，“官人”，是因人之所能而任其用；《官

针》曰:“凡刺之要,官针最妙。九针之宜,各有所为,长短大小,各有所施也,不得其用,病弗能移。”官针,则因九针之宜而施其用,二者几乎可一一对应。是则君主当知“官人”“官能”,针工当“知官九针”,皆当“毋小大修短,各得其宜”“长短大小,各有所施”。《针经》全书从“官九针”开篇,以“官能”(“官人”)结尾,既回应了作者在绪论篇提出的“令终而不灭,久而不绝”传承针道的总目标,又为《素问》“雷公”“黄帝”问答七篇埋下伏笔,作者掌控全局、总体设计之匠心,于此彰显得淋漓尽致。以下仅就首、尾两篇之中作者新撰文字的相关设计略加分析。

黄帝问于岐伯曰:余子万民,养百姓,而收其租税。余哀其不给,而属有疾病。余欲勿使被毒药,无用砭石,欲以微针通其经脉,调其血气,营其逆顺出入之会,令可传于后世,必明为之法。令终而不灭,久而不绝,易用难忘,为之经纪;异其[篇]章,别其表里,为之终始;令各有形,先立针经。愿闻其情。岐伯答曰:臣请推而次之,令有纲纪,始于一,终于九焉。请言其道。(《针经·九针十二原》)

黄帝问于岐伯曰:余闻九针于夫子,众多矣,不可胜数,余推而论之,以为一纪。余司诵之,子听其理,非则语余,请其正道,令可久传,后世无患,得其人乃传,非其人勿言。岐伯稽首再拜曰:请听圣王之道。(《针经·官能》)

开篇是黄帝问道,岐伯讲道;结尾篇则说黄帝对所学之“众多博大”针道已然融会贯通并精炼其要“以为一纪”,对岐伯讲道,岐伯则“稽首再拜”,恭听“圣王之道”;

开篇给出的针道定义为“以微针通其经脉,调其血气,营其逆顺出入之会”;结尾篇作“理血气而调诸逆顺,察阴阳而兼诸方[论]”,皆聚集于“血气”,落脚于脉输“血气出入之会”;

开篇和结尾所论载道之术完全相同,皆为针对血气之输的毫针虚

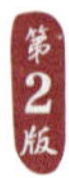

实补泻调经法；

开篇黄帝欲“先立针经”的目的在于“必明为之法。令终而不灭，久而不绝，易用难忘，为之经纪”，尾篇则重申立针道为“令可久传，后世无患”，并说“余推而论之，以为一纪”，点明“为之经纪”的简约版《针经》已然确立，与开篇呼应丝丝入扣。经纪既立，再立传承之规：“得其人乃传，非其人勿言”，并以何以知“得其人”之问引出“官能”之论，给追求针道的读者留下无穷的回味和深深的思索，堪称全书完美绝妙的“点睛”之笔。

在表现手法上，绪论篇《九针十二原》每用“凡”字启首，“毕”字结句，如“凡用针者”“凡将用针”“凡二十七气以上下”“凡此十二原者”；“针道毕矣”“九针毕矣”“针害毕矣”“刺之道毕矣”等。在结语篇《官能》也如法运用，首尾相合如一。面对这样前呼后应、浑然一体的设计，以往学术界关于传世本《黄帝内经》“非一时之作非一人之书”“论文集”之类的成见再难立足。

从文体上看，结语篇《官能》通篇皆是汉赋的写法（《针经》不少篇章也带有典型的汉赋特征），这与该篇的内容及篇名明确参考了汉代《淮南子》这一事实也完全吻合。西汉时期，随着百家争鸣的结束，论说文大都采用正面立论的方式，极少问难。到了东汉，伴随经学论辩的流行，问难体散文又重新兴盛起来，成为汉赋的一种常用文体[①]。

考察结语篇《官能》还获得另一新发现，该篇引经提要文字“审于调气，明于经隧”“不知所苦，两跷之下”不见于传世本《针经》各篇，皆出自《调经论》特有的经文，且该篇文字几乎通篇新撰，而《素问》的篇章，最大限度保存原文献旧貌，很少改编，更不用说新撰全篇；《调经论》针灸临床示例中的针刺工具及补泻手法也与《针经》第一篇所

① 尚学锋. 中国散文通史：两汉卷[M]. 合肥：安徽教育出版社，2012：48.

述完全相合，而与《素问》针具及刺法大不同。此外，简约版篇章之一《本神》篇论五脏虚实的素材独见于《调经论》，所有这些证据皆提示在传世本被编入《素问》的这一篇，原本是《针经》中一篇非常重要的篇章。

如果单从《针经》这绪篇和尾篇的设计来看，堪称完美。而从全书的整体设计而言，较之《淮南子》缺少了一篇点睛之妙的后序。或许，作者当时的处境有什么难言之隐不能言说。假如《官能》篇完全依照《淮南子·要略》之例，逐一摘要全书各篇（并举篇名）之要，并论各篇之间的逻辑关系（全书的总体设计思路）以为尾篇，则相当于将全书的设计总图公之于众，后人只要按图索骥即可一路过关，通达全书之旨，《针经》之密当早已破解，《针经》之门也早已被打开。

三二、《调经论》原为《针经》要目，后被编入《素问》

本篇实为作者第一次探索《针经》简约方案的临床应用示范，作者许多重要的观点都集中体现在此篇，有些重要的命题甚至仅见于此篇，是《黄帝内经》具有穿针引线作用的特殊篇章，对于理解针灸学原理及刺法应用的重要性，无论怎么强调都不过分。其要有八：

其一，明确提出了针灸学理论“血气说”的元命题“人之所有者，血与气耳”；

其二，提出了疾病的总病机命题“血气不和，百病乃变化而生”；

其三，基于总病机，提出“百病之生，皆有虚实”“经脉之病，皆有虚实”命题；

其四，明确提出了血气属性命题“血气者，喜温而恶寒”，确立了寒邪为引起血气不和的主病因；

其五，给出了毫针补泻刺法治疗血气不和乃生五脏虚实之病的临床应用示范；并在“气有余不足”刺法实例中赋予“经隧”一词特殊的意义——指经脉的隧道，示范了经隧刺法：刺脉外，力求最大化接触，缓慢小幅用绵力粘脉摩脉，“得气”后久留针保持那个“劲”，脉和乃止；

其六，提出针灸总治则命题“守经隧”，以及血气已并、虚实已成的治则“刺此者取之经隧，取血于营，取气于卫”；

其七，《素问》《针经》诸篇皆论四时刺法，而具体的临床应用仅在本篇展示：小络应心神夏，经隧应肺气秋，经脉应肝血春，盛阳之络应脾形长夏，荥经应肾志冬。唯一不甚契合的是脉气在冬刺荥经，而不是井荥。明确了守经隧取脉和输以调百病之虚实，须“因四时多少高下”，视病气因四时气之沉浮血气所在而刺，与前面的五脏虚实之补泻一一呼应，并与《本输》对“取以四时”之“输刺”法的诠释相发明；

其八，给出操作性很强的两种刺微邪的调神针法示范。

这一篇论述了病因、病机、虚实、补泻、治则、针方、四时刺，以及“血气说”的元命题，几乎包含了古典针灸学临床应用的全部要素，而且通过毫针补泻调经法将上述针灸学要素串联成一个环环相扣的整体，体现出很强的逻辑性。

读懂了这一篇则可将《针经》《素问》各篇所论针灸之要串起来，构成一个完整的画面；

读懂这一篇才能领悟《针经》《素问》作者为何将针灸理论的原点定位于“血气”；

只有读懂这一篇才能顿悟在其他各篇一遍遍叙述的毫针补泻“输刺”法为何总强调“取以四时”，以及如何随四时脉气病气之沉浮而刺脉输之深浅；

也只有读懂了这一篇，才能明白其他各篇所述的毫针补泻刺法如此谨小慎微的操作究竟是在刺什么，以及为何要如此操作，也才能真正懂得为什么古代针工在这一针法上倾注了最大的热情和最多的智慧。

本篇与《针经·本神》密切相关，其刺五脏神气血形志有余不足及微的调经法实为《本神》“必审五脏之病形，以知其气之虚实，谨而调之也”命题的临床应用示例。须两篇合看。

贰 《针经》复兴之路

中国当代杰出数学家吴文俊基于对中国传统数学特征的认识和对现代数学发展趋势的判断，以独到的洞察力从中国古代数学中发掘出构造性与机械化的特征，它恰好与现代数学发展的脉搏相合，开拓了一条古为今用的数学机械化自主创新道路，促进了中国数学的复兴，向世界证明：数学的一半是中国数学。

中国传统数学的机械化思想，为近代数学的建立和发展做出了不可磨灭的贡献，现如今的人工智能、并联数控技术、模式识别等很多领域取得的重大科研成果，背后都有数学机械化的广泛应用，为世界数学界贡献了中国智慧。

今天我们中医针灸人要探索《针经》的复兴之路，就必须有超越古代医家的站位，自觉跳出医学圈，从中国传统数学传承精华的成功案例中寻找到自身守正创新的准确定位。

三三、复兴之路的第一步始于发掘并证明自身立足之基石与现代主流医学不同而呈最大互补

关于中国传统数学所蕴含的对现代数学发展的独特价值及在世界数学发展中的应有位置，以吴文俊院士为代表的中国数学家向世界说明白讲清楚了两点：其一，数学源头有两支，一支以古希腊欧几里得《几何原本》为代表的数学公理化逻辑演绎体系，另一支是以中国古代《九章算术》为代表的机械化程序算法体系，二者缺一不可；其二，数学的两支源头曾交相辉映，各领风骚，而随着计算机技术的飞速发展，以《九章算术》为代表的中国数学正显示出更多的应用价值和更强的生命力。

早在 20 世纪 50 年代，中国近代杰出的中医教育家、临床家章次

公先生（1903—1959 年）就喊出了“欲求融合，必先求我之卓然自立”的口号，而卓然自立首先需要坚实的立足之基石。关于医学的基石，许多学者喜欢引用希波克拉底的一句名言“解剖学是通往医学圣殿的基石”。基于这样的认知，以《黄帝内经》为代表的中医学要想真正走向世界，在世界医学发展中获取应有的地位，中医针灸人同样也需要向世界证明：从人体解剖学这块基石上延伸出两条不同的医学道路，一条是现代主流医学之路，另一条是中医学道路，二者缺一不可。

回看历史，明清之际西方医学攻破中医学壁垒的正是人体解剖学，今天中医人要实现历史性的转折——由守转攻，由解对方问题到给对方出题，最佳的突破点依然在人体解剖学，需要有力的证据证明解剖学这块基石有两个支点，一个支撑了现代西方医学，另一个支撑起中国传统医学。中医人只有从医学底层证明自己的存在价值，才能从几十年“讲清楚说明白”中医之道的被动中走出来，才能从根本上获得话语权，向现代主流医学提出赢得对方尊重和理解的具有挑战性的问题，才能有底气向世界证明：医学的一半是中国医学。这是一条中国数学从被忽略走向复兴的成功之路，也是今天我们中医针灸人不能绕过、需要一步一个脚印踏实走过的路。

只要找到并证明人体解剖学这块基石有两个互补合一的不同侧面，而中西医恰好各从其一面延伸而来，那么中西医就站在不可或缺、同等重要的位置，源出于《黄帝内经》中医针灸的复兴就会水到渠成、势不可当。

三四、准确、完整发掘出《黄帝针经》构建的理论框架，并复盘这个框架构建的逻辑，是传承精华的前提

要走好《针经》的复兴之路，首先需要阐明《针经》《素问》的理论

框架是什么？它的特征是什么？它是如何构建的？只有首先将这一隐含于《针经》《素问》中的理论框架呈现出来，并**复盘这个框架构建的方法与过程**，我们才有评价它的资格，才能发掘精华，才能找准理论创新的起点和方向。

可能有人以为，不同时代医家如《针灸甲乙经》《太素》《类经》及现代中医针灸学教材的作者已经发掘出了《针经》《素问》的理论框架，而实际上只是整理出了这个框架的主要零件，至多完成了局部组装。也就是说，只是拼凑出了构成理论体系的要素，而没能还原出一个完整的理论框架，就像是梳理了构建四合院的部分房屋，但没有构建成一个四合院整体。而且，以往勾勒的理论框架都是不同年代不同《针经》《素问》注家根据自身理解的描绘，而不是基于原作者的设计方案复原的，完全没有达到像当代数学家、数学史家发掘、整理《九章算术》理论框架的准确度和完整度。

三五、明晰定义、补齐证明，是《针经》复兴不能绕过的路

一部经典能否成为伟大，除了自身固有的学术价值之外，还在于或者说更在于后人能否发现它的伟大，以及证明并清晰呈现出它的伟大，让不同学科不同文化背景的学人都能看清并理解它的伟大。

魏晋时伟大的数学家刘徽《九章算术注》最大的贡献在于以演绎逻辑为主要方法，全面证明了《九章算术》的公式、算法，形成了明确的数学理论体系。

对于《针经》《素问》同样如此，如果只知问题答案（命题），不详定义和证明，就无法理解，无法评价，无法纠错，无法再创造。《针经》理论体系的发现、证明、呈现、超越，是中国医学走向世界的必由之路，也是今天中医针灸人的使命担当。

三六、立于医学发展的前沿找准《针经》古为今用的切入点，才能超越古人，吸引今人，拥有中国中医人自立的靶场和靶标

世界是物质的，物质是运动的，相异物质间的相互作用决定着物质的运动。**“相反互补律”乃宇宙万物——生物和非生物共同遵循的规律。**

最早且完整揭示这一规律的是中国古代的“阴阳学说”的基本点**“万物负阴而抱阳”**，即万物皆相反互补而立。基于这一视角看人体构造，中国古代医学提出了“人生有形不离阴阳”的伟大命题，揭示出人体构造的密码，即在人体生命系统中普遍存在着相异相反而互补的结构，为了一个共同的目的互补合作，和谐统一。

在这一视角下，人体复杂构造可以简分为两类相辅相成的结构，从形态上看，由实质结构与间质结构（膜及膜间隙）构成。人体不论是微观的细胞，还是宏观的组织器官，都由这两种结构构成，二者常常是不可分割、偶联互补的统一体，具有同等重要的作用；从功能上分，人体结构也可分为两大类：构成人体形态的基本结构和调控生命状态的调控结构，后者是更为重要也更难研究的结构。

对于人体这两类互补结构，现代医学重点研究了实质结构及部分调控结构，而古典中医针灸学重点研究了间质结构（各类膜及间隙和行于膜中的“脉”）和调控结构（“脉输”），二者正可互惠互补。我们说中西医具有最大的互补性，根本在于双方所选择的理论基石——两种不同的人体解剖学的互补性。

选取中医针灸最具优势的人体调控结构——输穴的结构与功能研究为突破点，可以最大限度体现《针经》《素问》古为今用的独特价值，在未来医学的发展中做出不可替代的贡献，赢得主流医学的理解和

尊重。

长期以来，中医针灸学的研究，主要是西医提出问题，我们再按对方的逻辑答题，答案的正误也由对方评判。这一情形就好像，我们总是在别人设立的靶场打靶，不论取得多大的成绩，最后的数据都将成为别人构建理论大厦的原材料，而面对新的医学大厦的落成，我们只是一名“看客”，不是建设者。未来中医人一定要有“交换场地”的意识，积极思考如何实现从解题者到提问者的角色转变，提出各种有挑战性的问题给西医做，吸引更多国家、更多学科在我们设立的靶场打靶攻关。

输穴结构与功能的研究最有希望成为这样的靶场和靶标，其研究的重大意义不仅仅是实现以《针经》《素问》为代表的中医针灸的复兴和腾飞，而且将为现代医学以药物和手术治病模式之外，开拓出更自然、更有效、更安全的治疗新模式。

三七、要赋予《针经》新的生命力，研究者的站位要比原作者更高，医学知识更丰富，理论体系的构建能力更强

从历史上看，研究、阐释《九章算术》者多为著名的数学家，特别是魏晋时伟大数学家刘徽，其数学知识和理论构建能力明显超过了原作者；当代《九章算术》及刘徽注的研究者主体也是一流的数学家，特别是杰出数学家吴文俊院士及其团队，更是攀登于现代数学的最前沿，洞悉现代数学的发展规律和趋势，并对中国传统数学有系统的研究。正是由于吴先生深厚的数学功底和数学洞见，使其能发掘出中国传统数学机械化思想的特征及其在现代数学发展中不可替代的价值。

反观《针经》《素问》的研究历程，研究者主体都是文献或史学研究者，当代精通中西医学、具有卓越理论创新能力的医学大家没有实质性参与进来。

中医人从《九章算术》成功复兴得到的最大启示是，只有在医学及相关知识上达到作者的水平，在理论构建能力上超过原作者，才能发掘精华，推陈出新，古为今用，赋予《针经》新的生命力。

《针经》要真正走向世界，被现代主流医学所认识和接受，也需要有精通中西医学的医学大家，或者是具有历史意识的西医大家与具有现代意识的中医大家，特别是一流的针灸学家的完美合作，共担中国医学复兴的重任。之所以这里特别强调针灸学专家，是因为《黄帝内经》的理论框架是为针灸量身定制的，中医学的人体形态学也是朝向针灸学的。

然而基于与其他学科专家合作的亲身经历，笔者深知在中国当下的环境中，让一流的西医学专家和一流的中医针灸学专家在相互理解和信任的基础上完美无间地合作，实在太难，因而大多有志、有能力的研究者最后还是走独立研究之路。这大概也是中医人在国内难以做出具有世界影响力创新成果的一个重要因素。

叁 《针经》入门之道

简而言之，通往《针经》的门有三道：知－行－悟，三者合一才能登门入室得《针经》之秘。其中“知”和“行”实为“悟”的准备。

三八、虚静的禀性和丰富的知识是打开第一重门的入场券

人类认识世界的方式有三种：概念认知、形象认知及身体认知。主体通过身体认识世界以及自身，这种途径获取的知识是一种操作性的难以言说的意会知识。

《针经》涉及的知识面非常广，需要解读者具有广博的知识，包括针灸之外的多学科知识。要理解《针经》，我们的知识边界要达到甚至超过该书的作者才行，这实在不是一件容易的事。因为今天的针灸人至少在以下几方面明显不及古代针工：其一，身体感知的灵敏度。两千多年后的今人在许多方面大大超越了古人，然而随着大脑的不断进化，身体却在不断退化，今人“身”与“心”的距离远远大于古人；其二，接触到的病种，特别是危重患者的机会；其三，不断突破生命禁区的探索精神。

以下试以今人眼中最容易解读的标准篇为例，来实际感受知识在《针经》解读中的重要意义：

两千年前的《针经》就已经建立起了关于针具、刺法、诊疗指南一整套关于针灸的标准体系，称作“节”“约”，而且获得了很广的临床应用。以下从与临床密切相关的诊疗标准类中选取一个最古老和一个最神奇的标准加以解读。

“去爪”法是《针经》标准专篇《刺节》所记载的五个标准中最古老也是流行时间最长的标准，其标准文本如下：

黄帝曰：刺节言去爪，夫子乃言刺关节肢络，愿卒闻之。岐伯曰：腰脊者，身之大关节也。肢胫者，人之管以趋翔也。茎垂者，身中之机，阴精之候，津液之道也。故饮食不节，喜怒不时，津液内溢，乃下留于睾，血道不通，日大不休，俯仰不便，趋翔不能，此病荣然有水，不上不下，铍石所取。形不可匿，常不得蔽，故命曰去爪。

（《针经·刺节真邪》）

此是当时制订的疝诊疗规范。该病的最大特征为“囊肿如瓜”，《备急千金要方》谓之“瓜病”，经文所谓“形不可匿，常（裳）不得蔽”，用铍针泻水肿消如瓜去，“故命曰去瓜”。篆字“瓜”与“爪”字形差异明显，不容易混淆，而在汉代从篆体隶化时，常常会对篆书的结构进行简化，具体到“瓜”的隶化写法，与“爪”字酷似，西汉初的老官山出土医简127简已可见将小篆“瓜”字中间的复杂结构简化成一点，写法与“爪”字相同，三国时的碑刻中还能见这样的写法。故有的字书也将“爪”作为“瓜”的异体字。在传世本《针经》“去瓜”或误写或被后人误识为“去爪”，其命名本义遂隐而不彰，历代注家随文强解。杨上善注曰：“爪，谓人之爪甲，肝之应也。肝足厥阴脉循于阴器，故阴器有病如爪之余须去之也。或水字错为爪字。”（《太素·五节刺》）传世本《甲乙经》作“去衣”，其他后世注家的注解则更不着调。名不正则言不顺，《针经》这一定式刺法“去瓜”两千多年来无人给出正确的解读。

此治疗疝的标准文本对发病部位、病机、病症特点，以及针具皆一一交代，而临床医生最关心的具体操作却略而未言。幸好在它的早期版本中可见具体操作的描述：

颓，先上卵，引下其皮，以砭穿其旁；□□汁及膏□，挠以醇□。有（又）久（灸）其痏，勿令风及，易瘳；而灸其泰阴、泰阳□□。

（马王堆出土帛书《五十二病方》）

关于具体的穿刺部位，在《医学纲目》所引名曰“桑”的针籍中有明确记载,“治偏坠,当外肾缝沿皮针透即消”。

“去瓜”乃常见病针灸诊疗标准《刺节》所载五种疾病的针灸诊疗标准中最古老的一个标准,同时也是执行时间最长的标准,一直到明代仍有应用。楼英《医学纲目》卷十四于此“去瓜”法注曰:“所谓铍石,取睾囊中水液者是也,其法今世人亦多能之。睾丸囊大如斗者,中藏秽液,必有数升,信知此出古法也。”

以“去瓜”法治疝,除了用铍针外,后世又有发明“漏针”者,颇似今之注射针。如金元张子和《儒门事亲》卷二治水疝方下云“有漏针去水者,人多不得其法”。

由于“去瓜”法的穿刺部位在阴囊中缝,此处后被用作专门治疗阴疝的一个专用穴,气针艾灸皆用。例如《备急千金要方》卷二十四治阴囊㿉方曰“当阴头灸缝上七壮,即消已验”;《太平圣惠方》卷一百曰“小儿胎疝卵偏重者,灸囊后缝十字纹当上三壮”。

关于此病的操作规范在明代中期针灸外科专书中也有记载,操作规范比现代医学的阴囊穿刺术还要详细。

“去瓜”泻水的原理及所用针具皆与《针经》所载之刺腹水法相同。当相互参看。

不难看出,古典针灸中最古老和应用时间最长的诊疗标准“去瓜”法的正确解读至少需要三方面的知识:文字学的知识;疾病诊疗的专业知识;学术史的知识。

《刺节》所载五个诊疗标准中最神奇的一个针术标准曰“发蒙”,标准文本如下:

黄帝曰:刺节言发蒙,余不得其意。夫发蒙者,耳无所闻,目无所见。夫子乃言刺府输,去府病,何输使然?愿闻其故。岐伯曰:妙乎哉问也!此刺之大约,针之极也,神明之类也,口说书卷,犹不能及也,请言发蒙耳,尚疾于发蒙也。黄帝曰:善。愿卒闻之。岐伯曰：刺此者，必于日中，刺其听宫，中其眸子，声闻于耳，此其输也。黄帝曰：善。何谓声闻于耳？岐伯曰：刺邪以手坚按其两鼻窍而疾偃，其声必应于针也。黄帝曰：善。此所谓弗见为之，而无目视，见而取之，神明相得者也。（《针经·刺节真邪》）

这个文本解读难度非常大，从原文描述大致可判定此乃治疗耳聋目眩的针术，针刺的部位曰“听宫”。可是，如果此“听宫”是指我们今天所知的手太阳小肠经穴，则针刺时间没有禁忌，何须在“日中”这一特定的时间点完成操作？再者，如果是针刺我们所知的听宫穴，又何须“以手坚按其两鼻窍而疾偃”这样奇特的操作？还有，如果“眸子”是指瞳孔的话，刺手太阳经穴听宫又何以能及之？故对这段经文不论是古代的《针经》注家还是今天的针灸人都完全读不懂，简直是丈二和尚摸不着头脑，不知在说什么。但有一点可以清楚读出：此乃《针经》时代最神奇的针术，所谓“刺之大约，针之极也，神明之类也”。

笔者在前人研究成果的基础上最终完整破译了这个如天书般的神奇针术的操作规范：所谓“听宫”是在内耳，而不是外耳；“眸子”是指内耳鼓膜上的“脐部”——这也是裸眼可以观察到的耳膜上的唯一结构，故须在日中强光照射下才能观察得更清楚——据笔者实际观察发现，观察年轻人更容易；当针尖刺破鼓膜的瞬间，由于内外压力不平衡所致的鼓膜内陷引起的耳鸣耳聋眩晕症状即刻缓解，故曰“中其眸子，声闻于耳”；“以手坚按其两鼻窍而疾偃”完成的是一种咽鼓管吹张术，是一种简单有效的缓解鼓膜内陷引起的耳聋耳鸣辅助法——这也是世界咽鼓管吹张术的最早发现和最早应用，比安东尼奥·瓦尔萨尔瓦（Antonio Valsalva）1704 年发现咽鼓管吹张法至少早了一千七百年，而且这还不是中国针灸人的唯一一次发现，一千年后中国针灸人再次发现了另一种咽鼓管吹张法，并同样用于针灸治疗耳聋的辅助法。

经西医耳鼻喉科观察结果表明，应用“发蒙”法治疗梅尼埃病的耳鸣眩晕有显效；对病程短的中度神经性耳聋及混合性耳聋效果也好[①]。当古老的针术标准被破译后，令人不禁对两千年前的中国针灸人肃然起敬，其裸眼赤手完成的操作，即使今天的耳鼻喉科专业人员在专业设备辅助下操作也并非易事。

在破译了“发蒙”法之后，再回过头来读《针经》的经文，你会看到一个大不同的针灸世界——很像是心理学“格式塔”描述的神奇的视域转换现象：

耳聋无闻，取耳中。（《针经·厥病》）

采用“发蒙”法只要精准刺中“耳中珠子”——鼓膜“脐部”，即刻收“声闻于耳”之效。故此处的“取耳中”是指发蒙法所针对的耳中珠子，而不是我们以往理解的耳外的“听宫”“听会”穴。而且根据《黄帝明堂经》记载的主治，可知此方所治的“耳聋无闻”的特征为“眩仆……耳聋填填如无闻，哝哝嘈嘈若蝉鸣”——此乃“发蒙”法的最佳适应证。

耳痛不可刺者，耳中有脓，若有干耵聍。（《黄帝明堂经》）

此针方只有读出“发蒙”刺耳中珠子——鼓膜“脐部”，才能理解其本义：“耳中有脓，若有干耵聍”正是鼓膜穿刺的禁忌证，其他刺法则不必忌。

两千多年前，古人不仅设计出如此精准的鼓膜穿刺术和简单有效的咽鼓管吹张的辅助疗法，而且对此疗法的最佳适应证及禁忌证认识得如此到位，即使在今天也堪称神奇！

今天回过头来看，可以清楚看到这一古老针术的破译需要具备的知识：2个关键术语——“听宫”“眸子”；2个专业技术——“鼓膜穿

① 樊玉林．听宫初考（临床观察部分）[J]．西安医学院学报，1977（Z1）：44-48；樊玉林．听宫初考（临床应用部分）[J]．西安医学院学报，1977（Z1）：49-51.

刺术”“咽鼓管吹张法”。

听宫，在耳中珠子，大如赤小豆，手足少阳、手太阳之会。刺入一分，灸三壮。主……眩仆……耳聋填填如无闻，聦聦嘈嘈若蝉鸣。

（《黄帝明堂经》）

“耳中珠子，大如赤小豆”，原文如此清楚，后人何以不解？元代《窦太师针经》有明确的注解曰：“谓听宫者，宫苑之名，源在内也；耳轮之内，故名宫也。”

显然，经文所说“珠子”非指“眼中珠子”，而是指“耳中珠子”，也即“发蒙”法所说的“眸子”。中医又称耳底为“水珠”，是对鼓膜脐部非常形象的描述。你只要看过一次鼓膜脐部，就会体会到古人所说“珠子”“水珠”是多么的形象逼真。

《针经》记载的这一神奇刺法的操作规范虽然在《针灸甲乙经》仍有记载并有发挥，但已不能确认当时的针工是否还能正确使用。可以明确判断的是，及至宋代的国家标准《铜人腧穴针灸图经》制订时，此“发蒙”法已经名存实亡了——在这个标准文本中将听宫穴的刺法由原来的“刺入一分”改作“刺入三分”时，实际等于官方宣布了“发蒙”法的消亡。同时宋本《甲乙经》也被改作“刺可入三分”，可能更早的时候就名存实亡了，比最古老的刺法标准“去瓜”法消亡得早很多。尽管稍后不久，人们又再次发现了咽鼓管吹张法，并明确用于耳聋的针刺治疗，但终未改变“发蒙”法的消亡命运。

对于《针经》中标准文本的解读，我们尚且存在着如此大的盲区和误区，那么对于那些更加复杂需要更多知识和体验的文本的理解程度就可想而知了。在笔者看来，对于《针经》《素问》，我们没有理解或误解的远比我们已经正确理解的要多得多。

从知识的层面看，解读两千年前的《针经》，以晓辉的年龄不占优势，但他比同龄人投入多得多的时间和精力在知识海洋徜徉，又有更多的知识来源，以及多重知识的移植与组合的自觉，例如方药、针灸、藏医、针挑、骨伤，以及专业的西医知识的相互渗透和融合。同时，在形象认知及身体认知方面，晓辉更有着得天独厚的先天优势，后天又在明师指点下长期修炼，在不期然间达到了《针经》对于针工的身体知要求——“徐而安静，手巧而心审谛”。

三九、足够的实践和体验是打开第二重门的入场券

行，主要指实践和实验。实验包括自身的实验和身外的实验。

走路，几乎人人都会的技能，但走得自然而美的人却很少。

学习正确走路的要领很简单：挺直脊背（太极拳所说的“虚领顶劲”）、收紧核心、胯腿联动、手脚配合。心里很明白，但要落实到身体上则需要身体明白，要身体明白就要一遍遍行走，一遍遍体会，等到身体理解了，你会突然发现自己的行走似乎进入了“自动模式”，最节能、最自然、最美观。学习者会真切体会到：学习走路真是差一点劲都不行；等你学会了，你会忘记自己是如何学会的，似乎一点也不费劲。

日本已故著名思想家汤浅泰雄先生认为：“仅仅通过理论上的思考是不能获得真谛的，而只有通过‘体行’才能获得，即必须倾注整个心灵与肉身。修行是一种通过运用整个身心而获取真谛的实践。”①

《针经》所论针道大多都是在直觉和本能的层面里讲的，很难单从逻辑意识入手。这些内容对于那些长期用脑而“不走心”的现代人，确实很难理解。因此，要真正走进《针经》世界，准确把握古典针灸的精髓，必须通过自觉的修炼提高自身的“身体知”，拉近“身”与“心”的

① 汤浅泰雄．灵肉探微：神秘的东方身心观［M］．马超，等，编译．北京：中国友谊出版公司，1990：9.

距离，用整个身心去获得针道之真谛。

黄帝问曰：余闻善言天者，必有验于人；善言古者，必有合于今；善言人者，必有厌于己。如此，则道不惑而要数极，所谓明也。

（《素问·举痛论》）

对于《针经》记载的刺法标准“发蒙”法，我们完全读不懂，一方面是因为知识的缺乏和技术的陌生，另一方面也是缺乏古人那种“言天验人”“言人验已”的实验精神——两千年来，只要有一人能在一天中光线最好的时候——日中实际观察几例内耳，就一定能发现“耳中珠子”，也就一定能恍然大悟“发蒙”法的要点。对于文本解读，由于缺乏践行而不解和纷争的实例举不胜举，试举笔者感触较深的两例如下：

《针经》《素问》脉法，特别决死生脉法，对于今天的针灸人而言理解难度很大，所以难解，主要不在于经文文字本身，而在于缺乏体验和实验。张家山出土汉简《脉书》记载了一种决死生的弹脉诊法，在《三部九候论》及敦煌卷子中可见更具体的文字：

察九候独小者病，独大者病，独疾者病，独迟者病，独热者病，独寒者病，独陷下者病。以左手上去[足内][1]踝[上]五寸而[指微]按之，庶[以]右手[指]当踝[上微]而弹之，其[脉中气动]应过五寸以上蠕蠕然者不病，其应疾中手浑浑然者病，中手徐徐然者病，其应上不能至五寸者，弹之不应者死。（张家山出土汉简《脉书》）

对于不同文献所记载的这种诊法，今人的理解出入很大，或说是诊动脉，或说是弹踝诊法，或说是弹击神经。其实只要在人体实际操作几遍就很容易明白古人说的是什么，如果观察的是动脉和神经，那么不应当受体位的影响或影响很小，而事实上当你把下肢平放地上和诊床上，再做同样的操作时应动就变得很微弱，不仔细体会甚至很难察觉；当你

[1] 方括号中文字，据敦煌卷子（编号：P3287）补，下同。

平躺并抬腿 90° 时，应动便完全消失。还有一个重要特征："应动" 总是出现在叩击点的上方，这用动脉和神经都无法解释。

通过这个简单的实验便可断定，古人观察的是静脉血的回流状态。具体诊法如下：患者直立或屈膝 90° 坐位，医者左手 2~4 指平放于患者右踝上五寸处，用右手单指（如食指）或二三指（如食指、中指、无名指）轻叩踝前显露的络脉（大隐静脉），体会左手指下的脉动状态：如果应指的力度和速度和缓为正常；如果应指力大，速度快，或者应指无力速度慢皆为有病；如果应指不及五寸，或完全不应者，则为死征。

可见，这是一种 "决死生" 的特殊诊法，其具体的临床意义有待于进一步的实际观察确认。如果从血管医学的视角来看，这一诊法反映的主要是血管弹性和血液的状态，所谓指下 "应动" 实为血液对血管壁的冲动，与静脉血的回流状态相吻合。

数十年来，人们总是从文字到文字去解读去争论，却从未有人在自身或患者身上去做这个非常简单而又无任何风险的实验，去发现古人两千多年前的发现。

作为针灸人，熟悉针尖所及不同组织结构时受试者的感觉是非常重要的，几十年前有人报道了针刺不同组织时受试者的感受，几十年来不断有人发表类似的报道，结果与最早的文献报道完全相同。我完全不能理解，在自身和患者身上做一下这个实验并不复杂也没有危险，可是为什么几十年来就没有人这样做呢？即使第一个报道者的实验是认真做的，也难免有不到之处，比如或者只是在正常人体，或者只是在患者，或者只做了一两例等，因而发现的规律可能不真实不完整。

我还注意到这样一个现象：不论什么研究，只要有人报道，哪怕是简单的、安全的实验，也很少有人再在自身或患者身上进行实验检验，而是直接引用，最糟的是不少人在引用别人的报道时却用亲身实验的口吻道出，原本未定之事被众人一再重复便成为真理，再也没有人怀疑它的真实性和完整性，于是真相的大门便永远向我们关闭了。

我一直在问：比起两千多年前的针工，我们究竟缺了什么？除了身体知的明显不足外，在我看来最缺的是古人那种不断探索生命奥秘的精神和“法式检押，乃后可传焉”的实验传统。古人怀揣对未知世界的好奇和对“所以然”的追求，以大无畏的精神探索了身体每一个针灸针可以到达的地方，虽然付出了极大的代价，但却发现一个我们至今都没能完全领略的人体世界的奥秘；古人在两千多年前所表现出的创立新说的创新精神和用实验检验新说的求是作风，依然值得两千年后今天的针灸人学习。

令人欣喜的是，在《针经知行录》中我看到了这种精神，以及在这种精神的引领下完成的一个个扣人心弦的实验，这也是这本小书最打动我的地方。我在给出版社的推荐信中这样写道：一直以来我以为在这个世界上只有我在用自己的身体傻傻地实验着古典针灸的刺法，不承想还有一个更傻的人在做着同样的事，而且比我做得更多更好。作者在书中这样描述他初次做后果难料的实验时的心情：“初次自刺人迎动脉和心包的时候，是一种‘赴死’的心态，因为没人告诉过我关于刺此处的手感，更不知道刺之后究竟会发生什么？”对于没有这种亲身经历的读者恐怕很难理解这样的心情。

我注意到《针经》中有不少理论是汉代新建的，还没有来得及进行临床实践检验，而这部分古人没来得及完成的实验恰好是两千多年后《针经知行录》作者实验的重点，例如关于人迎寸口诊的十二经脉定位功能学说的检验，尺寸阴阳脉和标本脉互验，寸口脉和气口九道脉的比对等，以及刺动脉、刺筋、刺髓、刺积、刺蛟蛔、募刺法、脏腑包膜刺法，等等，对于各类诊脉古法的比对互验，特别是对古人没来得及完成临床检验的“人迎寸口脉诊法”更是倾注十数年心血悉心研究，在自身和患者身上悉心观察。也就是说，《针经知行录》中的实验有很大一部分正可补古人所缺的实验,因而意义更大。

可见,理解《针经》不只是用大脑,更需要用生命体验去发现去诠释。在我看来,晓辉实际上在不经意间幸运地走进了两千年前古人出入的世界,重走了一回古人走过的路,走出了山重水复,领略了柳暗花明。

晓辉之所以在诊脉这个今天针灸人最难突破的领域走出来,除了有较高的天赋之外,还与他在无意间获得了古人同样的经历和身体训练密切相关——常年坚持的藏族聚居区义诊使他接触到了足够多的病种,以及短时间内接诊足够多的同一病种的患者(这对掌握诊脉规律非常重要)。天赋 + 明师 + 践行,晓辉走的针灸之路颇似几百年前针灸名家吴崑所走的路。

四〇、勤学善思独悟是打开第三重门的入场券

要理解《针经》并有所超越,仅有“知”与“行”还不够,还需要反思,达创新之“道”的关键不仅是在思维上“知”,还要进一步在实践中去“悟”。只有将二者融贯起来,在思维的过程中实践,在实践的过程中思考,方能走向创新与创造。因而强调“知行思合一”,即强调把“认识”升华到“用心思考、悟”的层面,既强调思与行的统一,又强调“知悟统一”,体现了创造过程中身心不二、手脑交互、悟与行的融合。思,包含“外思”(与外界的人与物的交流)和“内思”(与自己内心的交流)。

如果说“知”用脑,“行”用身,“悟”则用心,知和行其实都是最后悟的准备和积累,只有通过悟才能体道、得道,才能创造创新,超越古人。故《针经》的作者通过黄帝问道、得道、传道的全过程的叙述,在书的最后告诉读者:欲得针道,须有审谛之心——针道须得其人乃得传也!

《针经》是一部什么样的书?说了哪些事?用什么方式说?为什么总也读不懂?如何打开?《针经》作者为了让有幸打开它的读者更

容易得道，在不同篇章指示了不同的路径和方法，其意义颇似指月之手。而作为读者，你需要有这样的悟性——能区分出“手指”和“月亮”，要时刻牢记你要得到的是“月亮”，而不是指月之“手”，而且还要懂得：欲得明月，除了以手指示外，还有多种不同的或更好的方法和路径，诚如《淮南子·说林训》所言“钓者静之，罛者扣舟，罩者抑之，罣者举之，为之异，得鱼一也”。

四一、叩门门不开，或是门没找对，或是钥匙不对，或是心还不够诚

开启《针经》之门，不会像“芝麻开门”这么简单。

用真诚和信念叩开一道道《针经》之门的晓辉，将他叩门入室探宝的心悟已写进了这本《针经知行录》。以下就晓辉的叩门心悟再说几点感悟。

古乐犹存而无师旷之耳；针经犹在而失传经之道。

两千年前苦学针道的雷公曾向黄帝请教：什么样的人能悟针道得真传？黄帝答曰：“徐而安静，手巧而心审谛者，可使行针艾，理血气而调诸逆顺，察阴阳而兼诸方［论］。缓节柔筋而心和调者，可使导引行气……不得其人，其功不成，其师无名。故曰：得其人乃言，非其人勿传，此之谓也。”不难看出，对于习针道和导引之道的天赋要求非常相近，因为二者都是通过“行血气”“行气”的路径达到治身治病的目的。而在《针经》作者看来，“调气在于终始一者，持心也”（《针经·小针解》）。

那么，如何“持心”“有心”“尽心”“真心”？或许腹部募刺法的重发现能给我们一些启示：

《黄帝明堂经》针刺深度最深的输穴集中于腹部募穴，为什么募刺

法的针刺深度远大于其他常规输穴？如何才能游针于这一深度并获得预期的针效？这类问题，大脑——不论多聪明的大脑，不能帮你理解，只有通过身体去求解：只要你虔诚地去试，在自身悉心体验，在临床实际应用就可以重发现古人的发现。可是很少人去试。

《针经摘英集》记载了宋代许氏对募刺法的重发现并详细描述了其神奇的针效，也没见一个中国人用身体去体认去重复，因为我们不信，不信就不可能虔诚。然而，一个外国的太医虔诚去试，最终成功重复出了许氏的针效——至少是其中的一部分。他之所以能成功，主要是他信，因而不会因为一次、两次的失败而放弃，而是尝试一切他能想到的针具和刺法一次又一次地去试，最后他成功了。他的成功并非偶然，真诚是引领走向成功的精神支柱，所谓“精诚所至，金石为开”。

临床一线的针灸人攀登针灸理论高峰，要比专业理论研究者困难得多，在整个探索过程中会遇到更多“山重水复疑无路”的迷茫和更多走错路掉陷阱的经历，这些只有他知道我知道，读者很少会在书中读到。没有坚定的信念和虚静之心不可能在理论研究这条路上坚持走下去。

晓辉的《针经知行录》叩门从“真经寻觅千百度”到“蓦然回首门自开”，旁人看来颇有几分“芝麻开门”的偶然和幸运，而在我看来则不如说是他用真诚和信念感动了上帝，为他开启了古典针灸宝库的重重山门。《针经知行录》记录的寻门之路、开门之法也许不是最佳路线，但无疑是一条成功之路，有了这个可以触摸的“路标”，后来人的针道攀登路上将不再是一片黑暗——攀登之路不论多长多险，只要有光亮就会有人跟上并留下更多的“路标”，路不断延伸就总会有人到达目的地！

黄龙祥于 2024 年 12 月 6 日

针经知行录

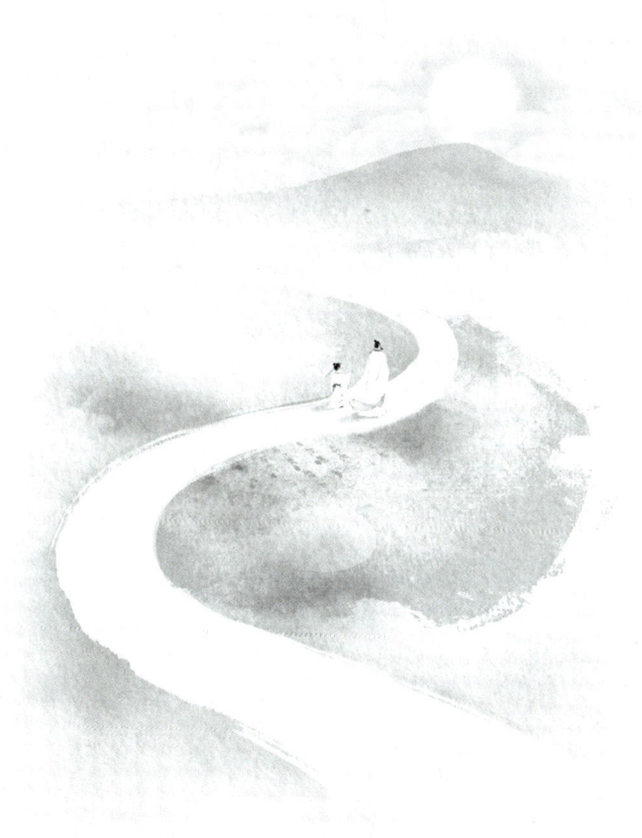

一、折翼的刺（动）脉法

《灵枢·九针十二原》曰："凡将用针，必先诊脉，视气之剧易，乃可以治也。"马王堆帛书《阴阳十一脉灸经》，以及《针经》《脉经》反复提及：某"动"，灸刺"动"处以治之。凭脉用针：诊独"动"脉——刺独"动"脉——以脉平为期，此是针法之圭臬！

《素问·脉要精微论》曰："微妙在脉，不可不察。"然微妙之脉诊，从遍诊周身脉口到侧重于独取寸口，使"易用难忘，为之经纪"变为"在心易了，指下难明"，故以脉诊指导灸刺殊为不易，本来"不可不察"，变为"不察"，因此，后世医论中大多只言：某症，刺某穴。《针经》之后更难得一见用遍诊法"诊独－刺脉"的医案，自此"诊疗一体"的脉刺法被尘封于故纸之中！千余年前，仲景于《伤寒论》中亦有：按寸不及尺，握手不及足；人迎趺阳，三部不参之叹息！

随着对解剖的理解，我们渐渐地认识到"动脉血管"的重要性、危险性，以及《黄帝内经》中关于误刺"脉口"出血的记载，使我们在针刺时，视"动脉"如雷池，再不敢越之半步。自此，"脉刺"犹如折翼之凤凰一般跌落。

《黄帝内经》中关于"刺动脉""气口""气街"的记载，其中大部分和现代解剖学的动脉血管搏动点吻合，但是有些"脉动"点超出"动脉"的范畴，甚至"深静脉"也有"动"的可能性，筋膜或分肉也可以"动"。"动"字，既有搏动、跳动之意，也有"变动""异于常态"之意。所谓"变动"包括常动之脉的"动甚"或"动微"，以及"平人"不动之脉的"卒然而动"。

疟发身方热，刺跗上动脉。（《素问·刺疟》）

人有所堕坠……刺足跗上动脉。（《素问·缪刺论》）

厥头痛……视头动脉反盛者，刺尽去血，后调足厥阴。

厥头痛……取头面左右动脉，后取足太阴。

厥头痛……耳前后脉涌有热（一本云有动脉），泻出其血，后取足少阳。

耳鸣，取耳前动脉。

（刺蛟蛔）以手聚按而坚持之，无令得移，以大针刺之，久持之，虫不动，乃出针也。（《灵枢·厥病》）

颇痛，刺足阳明曲周动脉。

气逆上，刺膺中陷者，与下胸动脉。

腹痛，刺脐左右动脉，已刺按之，立已；不已，刺气街，已刺按之，立已。（《灵枢·杂病》）

……脉口动喘而短者，急刺之……。（《灵枢·热病》）

凡刺此者，以指按之，脉动而实且疾者疾泻之，虚而徐者则补之。（《灵枢·终始》）

取此者（气街），用毫针，必先按而在久应于手，乃刺而予之。

（《灵枢·卫气》）

积于上，泻人迎……。（《灵枢·卫气失常》）

以上是《黄帝内经》原文，关于动脉血管刺血，以及刺动脉血管的记载——按之应手而动者刺之。

现在所保留的刺脉，大多数刺浅表静脉，这只是古典针刺必须做的第一步，刺“横加之络”以解结，或曰……凡祛病，必先刺其血，以无所苦，再调阴阳……

“经络”=“络脉”+“经脉”是否不可触及？是否神秘而难以言传？是否只能意会？理解“经络”的时候，不应该从“尸体解剖”名词去解读，而是从“活体功能”上去解读。

用“活体功能”思维再看《黄帝内经》如何描述“络”与“经”：

雷公曰：何以知经脉之与络脉异也？黄帝曰：经脉者常不可见

也，其虚实也以气口知之，脉之见者皆络脉也。（《灵枢·经脉》）

脉之可见者为络，深不可见者为经。“络脉”可以看见，经脉，常深不可见，但可于气口触及。

诸络脉皆不能经大节之间，必行绝道而出入，复合于皮中，其会皆见于外。故诸刺络脉者，必刺其结上，甚血者虽无结，急取之以泻其邪而出其血。（《灵枢·经脉》）

对于膝关节疾病的患者，如能注意观察其关节处，对此段经文会有真切的理解。

再如：“结络如黍米”“刺横加之络”“寒气客于络血之中”“去地一尺横络令人腰痛”“横络绝，恶血归之”“络脉溢”“刺足下布络中脉”“视其浮络”“络盛则入客于经”“孙脉满传于络脉”“病在血，调之络”“鱼络色青者”“络刺，刺小络之血”等，近百处关于“经络”的描述。

笔者在总结《黄帝内经》关于“络”与“经”的原文时，初步推断：“络”是人体浅表静脉，“经”是常不可见的动脉和深静脉。

以“体表静脉”为络；以“动脉、深静脉”为经。推理似乎过于“草率”，我们会简单地认为“动静脉”没有经络所具备的能力。试想，我们对动静脉的认知只是建立在先入为主的自主神经系统和体液循环之上，也没有上升到阴阳气化、一气周流和守神的层面。好比用一把错误的尺子，想测量到精确的长度是没有可能的。

因为对动静脉的认知偏见，导致我们不能相信动静脉和经络之间存在着亲密关系。我们一直认为经络可以跨越肉体，天人合一，直至超凡入圣。那么动静脉为何不可跨越肉体，与天地相应，归于道法自然呢？

“动”和“静”也是翻译的名字而已，如果没有先入为主的文字象和所知障，只是根据《黄帝内经》原文的记载，可以对经络做如下描述：

“络”——其中有血(疾病时易刺出大量恶血),肉眼可以看到的脉道。“络”汇聚于更深的、眼睛看不到的脉道中,但此脉有搏动感,可以触之,知其虚实,其名为“经”。

明白“经”的意义,是否还执着于“动”脉不可刺呢?《黄帝内经》凡言刺法,几乎皆不离“脉”,经脉与络脉。离开“刺脉”,能刺什么?

脉刺因误用而废用的过程。

在《针经》理论指导下取“独”,刺脉令脉平,以此达到“平人无病”,是刺脉之目的。刺脉的安全性,不但需要**正确取穴**,还需正确的**针刺手法**及**针刺工具。**

《灵枢》原文已指出“以毫针刺脉”,又对毫针的粗细描述为“如蚊虻喙”。笔者临床常用直径0.14~0.25mm的毫针,手法需以持轻柔暗劲为宜,先揩摩经隧后刺脉管,细细体会押手之下的脉象变化,随其变化决定针刺进度及深度。如果所用针具太粗或针刺手法太过激烈,其伤害是必然的。

恒观古今针刺事故医案,主要原因不外乎断针,或误刺脏腑,或误刺大脉出血,或误用穴位及补泻手法,所以导致募刺和脉刺一度处于“废用”状态。

然而导致“废用”的最主要原因是忽略了“目的性针刺”和“误刺”的区别,比如“肺穿刺活检”与“针灸误刺致气胸血胸”,依二者所用之针具粗细而言,以肺穿刺针更粗,为什么报道肺穿刺引发的气胸并不多见,而临床报道因针灸“误刺”诱发的气胸更多?究其根本便是“误”。(抑或是默许“肺穿刺可以导致气胸”?真相不得而知!)

因为“目的性针刺”施术者心中对针刺的靶点清晰,针入之后行针线路亦更清晰,更有可视性仪器辅助,以及术后护理、体位保持等都有完善流程。(现代医学的穿刺术,医者需要熟练的手感或加可视性仪器辅助。而古代针刺术,需针工反复训练止息守神的心境,令手、眼的觉知力融合互通。）

而针灸“误刺”，因施术者不知自己有“误”，已然触及并伤害到主要脏腑和大脉而不自知，自己“误”以为是安全的，随即提、插、捻、转，反复多次对主要部位进行“误伤”。若此后再留针，针体随着呼吸运动对被“误刺”部进一步持续性地损伤，刺激量的积累也必然加重损伤。针工不顾及患者的切身感受，当身体的主要部位被伤害时，身体会本能地恐惧躲避，甚者有濒死感。如果针工与患者不能及时沟通，也是形成伤害的主要原因。

刺脉亦是如此，如蚊虻喙的毫针与粗针、大针对脉管的刺激伤害存有天壤之别，更何况针工的手法与心境仍然有别。刺脉的安全性与周围血管介入的穿刺创伤相比，亦如出一辙。“目的性针刺”和“误刺”，才是安全与否的“因”。

两千三百多年前的智者庄子曰：井蛙不可以语于海者，拘于虚也；夏虫不可以语于冰者，笃于时也；曲士不可以语于道者，束于教也。

不知去今千年的许希先生在刺心包与肺穿刺的时候，是否怀有同样的心境。然而评判者往往以高高在上的姿态，处在自己狭隘的认知范围内肆意地妄加非议。愚人不知，一切所得皆源于恭敬。

查阅古时医案，不难发现，古人对针穿刺脏腑的方法并不陌生，尤其藏医《四部医典》中详细描述针穿刺脏腑时的种种应急变化：如针刺腑，**腑**犹如“风吹窗帘”般地躲避；刺脏时，**脏**犹如躲避毒蛇的雏鸡躲在母鸡的翅膀下，且有旋移。并详细描述刺中不同脏腑之时，产生的不同体征以及生理变化。以如此细腻的临床记录，作为后来者的指路明灯。还原“目的性针刺”场景，减少“误刺”，可见元丹贡布祖师的传承之心切切！

《针经》的作者，在描述刺脉之时，亦如元丹贡布一样，反复强调：“取独——刺独——平脉”，以知其“适用”，不至“废用”，字里行间，其心可鉴！

古典针灸之脉刺，笔者感悟最多最深，从懵懵懂懂，到刻骨铭心。于笔者而言，它不是“术”，而是“手足”。笔者曾不惜以生命，验证它的可行；它也从不辜负，回报以真实。临床回归经典，体悟经典指导临床，笔者一直追寻它的印记，回归古典针灸。

但愿：它虽折翼，终将如——凤凰涅槃，浴火重生。

视频 1

针刺之注意事项（上）

视频 2

针刺之注意事项（下）

〇二、刺动脉法及其临床应用

刺动脉之法重拾，缘于笔者几则医案的启示：

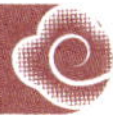

［医案 1］

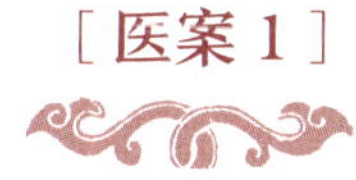

多年前在康定藏医院义诊，来一个患者，年约 40 岁男性，病症为平常头部昏闷，但是晒太阳之后则头痛欲裂，因为语言不通，只能靠猜测和肢体语言，以及一两句汉语说出大概症状。此人寸口脉六部浮滑有力，尤其以寸脉和寸上脉滑动甚。

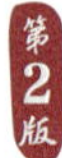

此为实证，应当刺血，仔细查体，发现其太阳穴附近颞浅动脉明显怒张搏动，异常动甚，与剧烈运动之后颞浅动脉极为类似，且此动脉走行方向，恰有一横行怒张的浅静脉与之相交叉。

笔者本意是刺此浅静脉的横行结络出瘀血，先解结，不料针入过深刺中横络下方之颞浅动脉。

——可通过以下简单的方法判定刺中的是动脉还是静脉：动脉血颜色淡红，且喷射节律随心脏舒张和收缩或远或近。而横行结络为静脉，其血多为暗红色，刺血如有喷射状多如一抛物线，初远渐近，且不会有节律性远近喷射。

因为从来没有刺动脉放血之经验，待观察之后发现是动脉出血，本想立刻为其止血，不想患者却说他头疼好了很多，不时以藏语说“喀左喀左”（谢谢）。

下午带来几个与他相似病例，我吸取教训，恐刺之太深，针刺力度控制很好，只刺静脉，效果反而都不好，大约只去病痛三成。整个下午我一直在思考，是否该刺动脉，然而当时没有经典依据，更没有动脉刺血的体会，只能依据刺之横络解结之法治之。因为平时《灵枢经》一直随身携带，晚上便拿出来细细寻找，寻求刺动脉的蛛丝马迹。

厥头痛，面若肿起而烦心，取之足阳明太阴。

厥头痛，头脉痛，心悲，善泣，视头动脉反盛者，刺尽去血，后调足厥阴。

厥头痛，贞贞头痛而重，泻头上五行，行五，先取手少阴，后取足少阴。

厥头痛，意善忘，按之不得，取头面左右动脉，后取足太阴。

——《灵枢·厥病》

读到此恍然大悟，犹如拨云见日。

或是天意，第一天刺颞部横络效果不佳的患者，第二天再来，于太阳穴附近寻动脉刺血，再以毫针刺太冲脉动。

正如经言：“厥头痛，头脉痛，心悲，善泣，视头动脉反盛者，刺尽去血，后调足厥阴。”分毫不差，果然立效。

从此，刺动脉放血和毫针刺动脉的设想即在心中酝酿。

[医案 2]

一个患者，来治疗胃病，讲述病史时提到，他曾经心慌胸闷放射至后背及后肩胛，去医院做冠状动脉造影，桡动脉穿刺注射之后症状消失，自笑说第一次检查就把病治好了，从此之后冠心病症状再没有出现过。

说者无心，我听后欣喜若狂，以后针灸经常刺激太渊处的动脉来治疗心脏病，再后来治疗咳嗽、足跟痛等等。（刺脉的前提是“诊独”，所治疗有效的，都符合“太渊独动”的特殊情况，不是生搬硬套的以刺太渊脉治疗心脏病。）

[诊疗一体]

是不是所有的冠心病症状都可以刺太渊脉动处愈？显然不可能，因为不是所有的冠心病患者脉独动之处都在太渊，此患者的冠心病症状，若查体应是太渊脉独动。故在动脉穿刺时，刺此而愈。笔者临床治疗多例有心肌缺血症状的患者，大多数其异常搏动在腹主动脉约下脘部，颈动脉、升主动脉次之，有的在神门脉动、太渊脉动处。

当时因为没有整体融会贯通经典，无法做到精准确切治疗，也没有形成诊断，随着不断使用，渐渐形成如下刺动脉经验：

刺耳前动脉治疗腰痛、足跟痛；

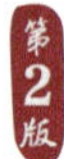

用毫针刺面动脉治疗腰腿疼和胃痛；

刺桡动脉治疗心肺病和腰腿痛；

刺鼻翼旁约上迎香穴之搏动治疗身体无力怕冷、胃肠痛；

刺面动脉、人迎动脉治疗牙痛、面瘫；

刺阳溪－合谷动脉治疗牙痛、颞颌关节炎、急性胃痛；

刺太冲动脉治疗腰痛、头疼；

刺趺阳动脉治疗腰痛、肩痛；

……

随着不断地临床观察使用，慢慢读《灵枢》，发现古人早就将刺动脉之法用至极致。

一日于静处，豁然想到耳穴诊断点和治疗点吻合；手诊之微络放血也是诊疗一体；马王堆足臂十一脉之所出、所动之处既是诊断点也是治疗点；脊柱相关疾病也是诊断治疗为一体。

后来读《灵枢·卫气》论气街："胸气有街，腹气有街，头气有街，胫气有街。故气在头者，止之于脑；气在胸者，止之膺与背腧；气在腹者，止之背腧，与冲脉于脐左右之动脉者；气在胫者，止之于气街，与承山踝上以下。取此者用毫针，必先按而在久应于手，乃刺而予之。所治者，头痛眩仆，腹痛中满暴胀，及有新积。痛可移者，易已也；积不痛，难已也。"

寸口脉和四个气街，也可以与寸口脉全息对应，快速寻"独"，刺"独"处以治。

读到气街，毫针刺之应动，与诊疗一体相合，渐渐参悟出刺动脉法。

经曰"是动则病"；又曰"凡刺原穴，诊见动来，应手而纳针"。

凡此，诊周身之气口，若非上下相应，左右若一，则此处即为"动"，此"动"异常处既是诊断点，也是治疗点。

［刺脉之补泻］

刺涩者，必中其脉，随其顺逆而久留之。（《灵枢·邪气脏腑病形》）

血有余，则泻其盛经出其血。不足，则视其虚经内针其脉中，久留而视；脉大，疾出其针，无令血泄。（《素问·调经论》）

脉动浅，刺之浅；

脉动深，刺之深；

脉小，气血不足，当以甘药调之；

脉大，微泻其气；

脉滑，疾发针，浅纳针，泻其阳，出针按之；

脉浅，按绝其脉刺之，勿令精出，独出去邪气；

脉深，刺之微纳针留之，以致其空脉气；

脉急，深纳久留；

脉缓，浅纳疾出；

脉虚，浅刺；

脉实，深刺，泻其气；

脉代，泻瘀络之血，且饮药；又说，脉代为脾病；脉代以弱则欲安静，用力无劳也；

脉紧，先刺，后灸且饮药；

脉满，尽出其血；

刺虚，刺其去；刺实，刺其来；

刺热，如手探汤；刺寒清，如人不欲行。

笔者临床使用经验，周身所有气口，脉搏动之处，都应该左右相比较，左右若一，大小齐等，上下相应，即是脉之胃气或说脉之冲和一致。或大小，或滑涩，或张弛，或数缓等不一时，则取其独处刺之。

临床毫针泻气之时，左手候脉动至时（候气至），压之，右手持针快速贯透上下血管壁为泻。用于脉刚动有力、滑数、坚实等实证。

毫针补气法：毫针轻轻触及包绕于血管外之筋膜，抵达血管第一层外壁，不必刺破血管壁，尽量沿经络循行方向，让针体和经隧接触，以增加气化。

毫针补血法：左手轻压稳住脉动处，右手轻轻将针顺着血流方向，刺破第一层血管壁，毫针进入血管以后沿血管血流方向，缓缓推进，不可刺破第二层血管壁，待脉之下陷处充盈即可出针，出针后手闭气孔，无令精泻。

注：动脉为管状，近体表者为第一层，与之相对的深部的管壁为第二层。

血脉太过，则刺血泻之：见脉管怒张或搏动异常明显时，此为实，当刺血。

针入以后，可看到针随血管跳动，如鱼吞钩，上下浮动，此曰胃气至，或有初针入不跳，留针之后才见到针如鱼吞钩之搏动。

[刺脉之要]

（1）针之要，气至而有效。

（2）候气（候将刺之脉口处，邪气至时，脉躁动，此时刺之最效）。

（3）如鱼吞钩。

（4）以左手循、扪、切、按，待手下搏动。

（5）刺气街、刺原穴须待指下应动入针。

此皆是先感觉指下有异常搏动感之后，乃可刺之，此为候气，气至入针；针入之后，邪气出，谷气至；谷气至，即胃气来复，胃气即是脾气之缓而冲和，待此气至，则脉转缓和。

（6）在刺脉调气，引阴阳之前，勿忘循病经查之结筋与结络并解之。临床使用刺脉动之法，需和阴阳出入升降相结合。通过人迎脉口比较、气口九道脉、五行脉法、寸口脉全息定位法、扁鹊阴阳脉法等综合诊断，如此可以快速判断病在何经，可以针对性寻找异常搏动点。

［关于十二原穴之诊法心得——诊脉刺脉，诊疗一体］

雷公曰问于岐伯曰：五脏六腑各有原穴。

（1）诊之可以知病，何也？岐伯曰：诊脉不若诊原也。

雷公曰：何谓也？岐伯曰：原者，脉气之所注也。切脉之法繁而难知，切腧之法约而易识。

（2）雷公曰：请言切腧之法。岐伯曰：切腧之法，不外阴阳。气来清者，阳也；气来浊者，阴也。

（3）气来浮者，阳也，气来沉者，阴也；浮而无者，阳将绝也，沉而无者，阴将绝也；浮而清者，阳气之生也，沉而清者，阴气之生也；浮而浊者，阴血之长也，浮而清者，阳血之长也。以此诊腧，则生死浅深如见矣。

——《外经微言·诊原》[①]

由此可知，五脏六腑各有原穴：五脏六腑的原气在十二经脉运行过程中吸纳天地之气注入经络，深入脏腑膜原，以养五脏六腑。原穴亦代表本经络本脏腑元气之盛衰。《灵枢·终始》曰“阳受气于四末”，四末之原穴中所聚集的都是先天元气，其虚实有无更容易定人之生死，所以比取独寸口诊法简单易学。但是，诊原穴有个前提，那就是用切腧法探

① 据中医古籍出版社1984年影印本《外经微言》版。

查原穴而知经络元气的医者，必须是一个善于守神之人，具备对原穴元气的感应能力，这一点至关重要，可能古人视恬淡虚无、守神为常态，所以认为不需要提出来，但于今人而言却很难做到。故而对沉浮阴阳虚实辨知能力尚可，而对指下脉之清浊的感知力明显不足。正如《伤寒杂病论》之脉“急”者为病气传变，而对脉“静”不传理解不清晰一样。

对《灵枢·终始》之脉“躁”，也是同样，因为不能身心合一，故而形神不俱，指下脉感不能如实明了于心，需要重新以主观分别取舍，思维脉之形态。然而脉之清、浊、躁、静等脉感稍纵即逝，一旦思维即很难体会到当下真实脉感。

“五脏六腑各有原穴”，而原穴又是反映原气强弱的最佳部位，刺动脉者不可不知也。

刺脉动气口，需守神；诊脉，取独刺之。整个过程，都是在守神止息的状态下完成的。

虽然言语文字上知晓，但做到并非易事，想来自惭形秽。说食不饱还需实践下功夫。

《楞严经》说：“虽有多闻，若不修行，与不闻等。如人说食，终不能饱。”

[关于气口之脉动，太过或不及皆为病]

雷公问于岐伯曰：手太阴肺、足阳明胃、足少阴肾，三经之脉常动不休者何也？岐伯曰：脉之常动不休者，不止肺、胃、肾也。

雷公曰：何以见之？岐伯曰：四末阴阳之会者气之大络也。四街者，气之曲径也。周流一身，昼夜环转，气无一息之止，脉无一刻之停也。

肺、胃、肾脉独动者，胜于各脏腑耳。

非三经之气独动不休也。夫气之在脉也，邪气中之也，有清气中之，有浊气中之。邪气中之也，清气中在上，浊气中在下，此皆客气也。见于脉中，决于气口。

气口虚，补而实之，气口盛，泻而泄之。

雷公曰：十二经动脉之穴可悉举之乎？

岐伯曰：

手厥阴心包经，动脉在手之劳宫也；

手太阴肺经，动脉在手之太渊也。

手少阴心经，动脉在手之阴郄也；

足太阴脾经，动脉在腹冲门也。

足厥阴肝经，动脉在足之太冲也。

足少阴肾经，动脉在足之太溪也。

手少阳三焦经，动脉在面之和髎也。

手太阳小肠经，动脉在项之天窗也。

手阳明大肠经，动脉在手之阳溪也。

足太阳膀胱经，动脉在足之委中也。

足少阳胆经，动脉在足之悬钟也。

足阳明胃经，动脉在足之冲阳也。各经时动时止，不若胃为六腑之原，肺为五脏之主，肾为十二经之海，各常动不休也。

——《黄帝外经》

其中肺、胃、肾脉独动者，胜于各脏腑耳。比其余各部之气口动明显，或者说必须是一直动，否则必病。

［临床常用之气口］

笔者临床经常用的气口如下：

头面颈部脉动处——耳前动脉，颞浅动脉，面动脉，鼻翼两侧动脉，人迎动脉，天窗动脉，天突下后主动脉弓，枕动脉；

上肢脉动处——天府脉口，曲泽脉口，小海脉口，神门脉口，太渊脉口，阳溪－合谷脉口；

腹部脉动——腹主动脉，髂总动脉，冲门股动脉，骶正中动脉；

下肢——足五里脉口，箕门脉口，委中脉口，太冲脉口，冲阳脉口，太溪脉口。

其中尤以天府、曲泽、神门、冲阳、太溪、太冲之有无与清浊更为重要，《素问·至真要大论》即以此六脉，决生死。

临床通过对这些脉口的太过和不及的触诊，判断气血在人体分布是否均匀冲和，同时必须牢记——诊疗一体。

古典针灸脉刺法直接思维——诊到不足之脉口则补之，太过之脉口泻之。手起刀落，朴实无华，疗效确切。灸刺是否有效，须再诊独脉处，视其平和与否便知，诊疗和预后一气呵成。

［刺脉手法细节］

左手为押手，按住将刺之脉，固定，不要让其滑动。笔者习惯以中指和食指并拢，之间恰好有一个间隙缺口，刚好把动脉卡在此空隙间，右手持针刺之，根据补泻确定入针的角度和方向。

（一）泻法

（1）垂直动脉壁或迎血流方向，刺穿动脉两层动脉壁（外膜与内膜）；

（2）迎向血流方向，倾斜 15° 左右入针，左手压紧，右手缓缓推入，待针下有阻力兼有搏动感的时候，把针再压平一些，让针体和动脉壁尽量接触摩擦（泻经隧）。

泻法，揩摩经隧之细节：以押手中指或食指（以下简称：押指）轻按脉动之太过处，刺手持针依法刺入。当针体微推平刺至押指下方，且押指可清晰感受到针体轮廓时，押指微用力下压或旋移（如抚琴弦状），协同刺手大幅度进退往复，揩摩经隧。参见图1。

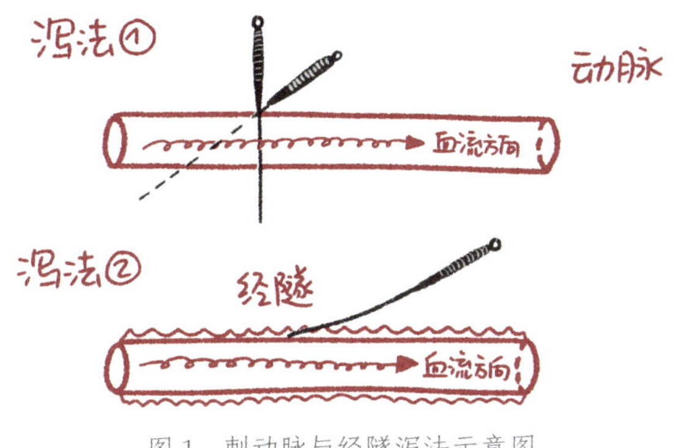

图1　刺动脉与经隧泻法示意图

（二）补法

（1）补血，独弱、血管充盈不足时，针顺血流方向，倾斜15°左右，缓缓推入，刺穿第一层动脉壁后，压平针体，在血管内再行进少许，且不可刺破第二层血管壁。

（2）补经隧，脉口力不足时，针顺血流方向，倾斜15°左右入针，针缓缓触及第一层血管壁时（动脉外膜），感觉针下有阻力和微微搏动，压平针体，缓缓推进，让针体和动脉壁更多的接触和摩擦（不刺穿动脉内膜）。

补法，揩摩经隧之细节：押指于脉口不及处，刺手如法平刺微推，待押指感受到针体轮廓时，押指松开或持刺道两侧经隧微微拿捏，刺手持针微微上挑，小幅低频往复或摆动揩摩经隧（大幅进退为泻，针微上挑时大幅度进退，针体容易脱离经隧）。参见图2。

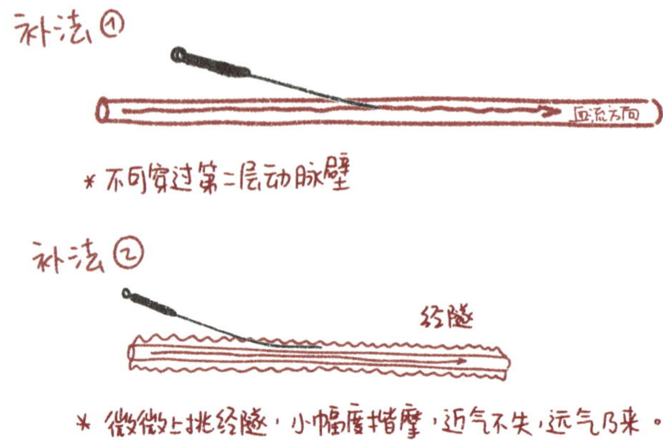

图 2　刺动脉与经隧补法示意图

刺脉与刺经隧之补泻，针刺方向及手法，可以互通。当脉口之力度太过或不及时，以揩摩补泻经隧为主；脉内充盈度太过或不及时，以刺脉内补泻为主。

（三）刺脉之时机

经曰“刺之微，在速迟”，即说：针刺之妙，在于把握针刺之时机。静候邪气与谷气在押手下呈现；一旦出现特异脉象，随即按而止之，当下引针刺之。

《灵枢》中如何把握针刺时机？

《灵枢·卫气行》曰：“谨候其时，病可与期，失时反候者，百病不治。故曰刺实者，刺其来也；刺虚者，刺其去也……候气之所在而刺之，是谓逢时。在于三阳，必候其气在于阳而刺之；病在于三阴，必候其气在阴分而刺之。”此言候邪气与谷气行至押手之下时，当即刺之，则泻邪补正，病愈可期，失其时百病不治。

经曰：“邪气来也紧而疾，谷气来也徐而和。”刺脉平脉之目的：即祛邪气，引谷气至。**邪气未至，刺之无功**。以取独之法，寻得独动之脉输后，在将刺脉之前，押手必须静候50次脉动（至少50次脉动，《灵枢》以50次脉动周期的停搏次数论五脏虚损数），感受其中隐藏的数次或持续紧疾感，紧疾感一旦出现，则知邪气正在当下（若第一次未能把握住时机，可静候下次邪气至之时）。此刻立即以押手**"按而止之，止而取之"**，押手用力按绝其脉，阻断邪气流转，随即刺手引针与之相迎刺之，则邪气可去。《灵枢·行针》篇尽言针刺与邪气、谷气之行进顺逆关系，"黄帝曰：其气与针相逢奈何？岐伯曰……针入而气出，疾而相逢也……"由此可知，当邪气行于经脉，正在押手指下显现紧疾之象时，此时与针相逢，则邪气出。（此为泻实，祛邪气之法。若是补虚，则静候脉输谷气至时入针补之最宜。泻邪气，针与之相迎；补正气时，不必按绝其脉，当于不足之脉输处静候缓和之气，顺其势随行进方向入针。）

例如：若已知太溪脉独大滑动，整体呈现浮滑大之象，将刺之前，押手感受整体浮滑同时，在50次脉动周期中忽然出现躁动紧疾感时，立刻按绝其脉，令邪气不得流转，遂刺手引针刺之，令邪气与针相逢，刺手可以反复以针揩摩经隧，或令脉微陷，令邪气出，脉由躁动转为缓和。

脉刺与分刺都应当考虑刺之时机。分刺之时，在将刺之前，以押手候分间膜里之气，邪气来时皮里膜间之律动与谷气来时之律动，亦表现出：邪气至紧疾，谷气至缓和。例如《灵枢》在论"风无常府"时，因邪气在椎间隙的停滞，导致其"动"，此处即是卫气行于脊骨分间被邪气痹阻所产生的特异律动，虽与脉动不同，但细心体会，仍然可以觉察其存在。

（四）刺脉深浅临床体会

刺独动之脉口，先针刺经隧，以针揩摩经隧，令脉微微下陷，若邪气出，则脉之躁动当有缓解。待躁动缓解后，刺破第一层脉管壁，即针刺脉中，令浊气出。待脉浊躁感减轻，再略微深刺第二脉管壁，引清气至。在刺脉的整个过程中，押手需时刻感受脉动浊静的变化，以决定针刺深度。若针刺太快，躁浊之脉“动”未减，即邪气未出而深刺，则有引邪入里之虞，患者多有心烦眩晕等不适。

诚如经言：“夫气之在脉也，邪气在上，浊气在中，清气在下。故针陷脉，则邪气出；针中脉，则浊气出；针太深，则邪气反沉，病益。”（《灵枢·九针十二原》）

（五）刺脉留针时间

刺之而气不至，无问其数。刺之而气至，乃去之，勿复针。（《灵枢·九针十二原》）

针刺之后，若谷气未至，则不应计较呼吸次数，留针至谷气至出针。刺之邪气出，谷气至则出针，即脉由紧疾转为缓和则出针，不必留针。**古人以患者的呼吸次数计量留针时间长短。此处“无问其数”之“数”当是“呼吸之数”。**留针时间长短，出针时机，在刺人迎动脉时尤为重要。（关于留针以呼计时：《灵枢》为10~2呼；《黄帝明堂经》留7~3呼；《治百病方》50~20息。）

（六）刺脉之宜忌

遍诊脉口有“独动”，方可刺脉引太过之气，至不及之处。若邪尚未入经脉，则经脉未“动”，即三部九候相应若一者，不宜刺脉引气。脉平无独，反见身有不适，多为入络之奇邪，左络病而右身痛，右络病而左身痛，当以缪刺及刺络脉，是为正治，此时刺动脉，徒伤正气，有过无功。

刺脉有其完善诊刺体系，是以“诊独”作为前提，不是以脏腑病症与经络一一对应的方式作为标准。比如，病症为“心前区痛”，不可依脏腑病与经络对应法，直接去刺心经“神门”脉，当依“上下相应，左右若一”之法查体，判断何处是“独动”之脉，或许是太渊，抑或是太溪或其他诸脉。**依据“疾病落脏归经”的思维去刺脉，实属“滥用”**，犹如缘木求鱼，去之甚远。

若阴阳俱不足者，禁灸刺，当以甘味之药调之。经曰：诸小者，阴阳形气俱不足，勿取以针，调其甘药。即说，全身脉口皆不足，五脏之阴气，六腑之阳气，以及大骨枯槁形神皆虚之人，不宜针刺。

[临床医案]

案1.

一女，腰痛，卧床不起，伴有偏头痛，头部恶风，寸口脉右关脉弦急有力，同时右太冲明显大于左太冲，且大于同侧之太溪脉、冲阳脉。知其病于右肝经邪气实，沿右肝经查体，右太冲浮滑，以左手重压太冲，右手持针刺穿其下动脉双层脉动，同时太冲部之横加浅表静脉明显，三棱针放血，再沿肝经向上查体，发现曲泉穴压痛明显，同侧期门压痛，刺两痛点，轻轻上下滑动皮肤，发现由下向上滑动时皮下阻力稍大，故针由下向上刺入，入皮下分肉，尽量兼顾浅表静脉壁的刺激。针后，头恶风消失，曲泉压痛去约三分，再取曲泉附近之横络刺血，痛去大半；再看其寸口右关柔和，再让她下床行走，腰痛感消失，偏头痛去约五成。查太冲脉动，仍有刚动象，取0.16mm毫针贯透太冲穴之动脉双壁，效果不佳；再取0.25mm针贯透太冲脉动，则太冲脉转缓和，其偏头痛减七八分，寸口脉、太冲脉皆转缓和。

据《灵枢》,邪气盛,取之以粗针;正气不足,取以细针。所言不虚。

刺皮下筋膜之细微张力变化时,其原理同于力学平衡论,也是补不足,损有余。

操作细节:一手上下微滑动,感受其阻力,若向下阻力大,针由上向下沿经络皮下筋膜刺入;反之,向上微推阻力大,则由下向上刺之。

案 2.

某女,年六十余,小脚趾骨骨折三个月。骨折之初去医院检查,诊为骨裂,无明显错位现象,解剖位正常,不符合手术指征,嘱咐在家休息。三个月来疼痛无减轻,来诊时仍需搀扶,且刚刚右侧腰扭伤,腰痛剧烈。

诊其寸口脉右尺脉滑动,左尺不足。初步思考与其全息对应的下部脉口——太溪脉,随后查其太溪脉动,果然太溪脉动左右不一。

太溪脉与寸口尺脉强弱见相反,右太溪细弱,左太溪反见滑动,同时右侧丘墟穴静脉坚凸,左侧相应处静脉形态正常。

为了验证刺脉动之效果,没有刺右侧丘墟穴结络,先调两侧太溪脉动令之若一。

须泻左太溪,补右太溪。

遂取 0.18mm 毫针,于左太溪脉动滑动明显处垂直贯透双层动脉管壁泻之。待脉转缓和,随呼气出针,慢出针,摇大其孔。

取 0.14mm 毫针,顺右侧太溪动脉血流方向入针,刺其经隧,补之,待足有温热感出针,随吸气快出针,以手按其孔。

寸口脉之尺脉也随之转平许多,出针后令患者步行,腰痛和骨折疼痛都已消失,为巩固疗效,再取右侧丘墟之结络刺血。

此案总结:刺动脉取独之法,和独取寸口全息合用,以便于快速确定病经病位,根据病经“独处”脉口之虚实、清浊、寒热,补之泻之。

案 3.

女，36 岁，腰痛伴有左下肢胀痛，病因不明，于他处治疗十余日无效来诊。西医检查未见异常，以至于焦虑不安，给予抗抑郁药物治疗，故愤然离开。

询问治疗过程，得知他处医生为其尽数处理过腰部、腹部、下肢等处筋膜结节，结果无效。故当即诊脉（筋膜结节已被多处松解，查体应该无阳性结果），用人迎脉口比较，左寸口大于右寸口，知其病在左（《金匮要略》与《脉经》中皆有记载，寸口脉哪一侧大，则病在哪一侧。笔者临床用人迎气口脉诊时以此定位，经验证效果肯定）；再比较左侧人迎气口，人迎 2 倍于气口，且有躁动感，知其病在手太阳小肠经，泻小肠经补手少阴心经，先补神门阴郄处之脉动，取天窗穴脉动处泻之，于小肠经之止处——目外眦处眼眶内侧寻一痛点，刺之，针后疼痛消失。

此案记载意义在于，在遍诊法实施之前，人迎气口脉等方法，初步定病经病位，之后再有针对性地查体，如此可事半功倍。

案 4.

女，50 岁，鼻塞，伴有右侧偏头痛，因时值寒冬，在他处诊断为冷空气过敏性鼻炎，排除高血压和颅内病，让找中医治疗。来时诊脉，寸口脉右寸明显有浮紧有力之象，寸部如外，寸部浮紧脉有力，知阳分上部受风寒之实邪，当泻之；按气口九道脉法，寸部脉如外者，知其病在足太阳膀胱经。合以上脉可知，风寒中在太阳膀胱经之上部，从右睛明穴沿膀胱经走行方向查体，约至天柱穴时明显感觉到脉搏动，此处常人多无脉动感，或有轻微的脉动感，故属于是动则病之属。即以粗针泻之，针入鼻通，头疼止。

此案示：刺脉动和独取寸口，以及气口九道脉的联合诊断后，再有针对性查体，往往能用针少而效宏。

《黄帝内经》对动脉、气口、取独、诊脉刺脉的诊疗一体之思维，可谓至极。以上为笔者临床诊脉刺脉的部分感悟，只是冰山一角，在此抛砖引玉。

针言：

大道不孤，众行致远。

《针经》刺脉法，非我一人独见，在《针经知行录》初版之后，方知浙派金针叶衡先生早具慧眼（抑或有其他我所不知的先行者），有幸在恩师的引荐下得以拜访先生（时龄过九十，仍在临床一线），经先生许可，录其临床金针刺脉手法细节如下，以飨同道。

叶述：押手摸到动脉之搏动，微加按压，使动脉固定在押手指下，刺手持金质毫针下端，与表皮呈 15° ~30°，针尖向心性，快速刺入皮下后，朝着动脉方向往深处缓缓推进或捻转进针，直至针尖达动脉前壁（此时持针的手有动脉跳动的搏动感，如无搏动感，可微提针柄调整），双手配合使针体略微弯曲（金针柔软，极易做到这点），再沿脉管壁微微平行推进少许，以达到“气至病所”，有目的地增强刺激量，提高疗效。

操作时必须注意押手的作用，探至患者的得气感觉，同时固定穴位。刺手必须掌握方向，针尖不可偏斜，紧握针柄做平补平泻（不采用提插或强刺激），双手均不可离开，做到“针不离手，手不离针”。捻转时要求做到“头动尖不动，身动尖不动”。留针时间：30 秒 ~3 分钟（双手不得离开），最长不超过 4 分钟（治疗支气管哮喘，最长不超过 2 分钟）。出针时，手法亦应轻捷，押手按要求灵活配合。

虽先生与我刺脉手法及针刺层次不尽相同，但于《针经》刺脉之探索，从“疑是”到“笃定”，从“苦思冥想”到“恍然大悟”之经历却是同符合契！

〇三、刺人迎动脉体悟

恩师经常说:《黄帝内经》对针工的要求——徐而安静,手巧而心审谛。

人迎动脉是笔者临床常刺之处,越是临床常用于决定性诊断的脉口,其针刺的效果亦愈佳,如人迎、太渊、太溪、腹主动脉(伏冲之脉)、尺泽(曲泽处桡动脉)、天府、趺阳、太冲、冲门等等,是临床最常用的脉口,甚至上升到以其盛衰有无以决生死之重!

初次自刺人迎的针感:用 0.25mm × 40mm 的毫针,刺左侧人迎动脉,触及人迎动脉外壁的时候可以感觉非常致密,很难穿透,刺入动脉壁(尚未刺穿动脉壁)时的气感最强,上传至眼球后方、后脑,下传至心前区,没有刺痛感,主要以压迫性的酸胀感为主;刺穿动脉壁之后则上述气感很弱,在刺激第二层动脉壁时,又出现上述气感,只是下传得更深,约到胃脘部。

左手固定颈动脉,右手持针,针入皮肤后,针需要随颈动脉的搏动缓缓推进,待针尖触及动脉壁时,右手可以感受到强烈的搏动感,此时不可快速突破,但需右手“持”力——保持一个与颈动脉的搏动相抗衡的力度,不能让针被动脉壁弹回;如此持续保持,极微内推,利用动脉自身的搏动,去撞击针尖,以刺破动脉壁;待针下突然落空时,即刺入动脉内,此时应该根据补泻决定针刺的方向,抑或是否刺破第二层脉管壁。刺破第二层动脉壁的时候,针下的搏动感不强烈。

若泻之,针刺入之后,逆向血流来的方向刺入。

若补之,刺入第一层动脉壁之后,稍微压平针体,顺着血流的方向刺入动脉内,不可刺穿第二层动脉壁。

若是刺颈动脉经隧以调气,让针刺到动脉壁并黏附在动脉壁的外层气感最佳。

“持”劲的状态非常重要，需要止息凝神，心止于当下，针尖随动脉的跳动，不紧不松地抵住动脉壁，感受力之往来。“持”劲的时间越久，对经隧的调节越好。

以刺人迎为例，刺其他动脉也应如此刺法。

针下细而入微，随其气而用巧；“巧”即巧于一个“持”字，止息守神——针、手、心如一。

刺颈动脉是多年前笔者在自己身上的体会，彼时才知道什么是“手如握虎”，才稍微明白什么是“守神”。相比之下，在患者身上针刺的时候实在太过随意，看上去和“插秧”实在没有什么区别。扪心自问，当针刺在自己身上的时候，还能如此“洒脱随性”吗？

初次自刺人迎动脉和心包的时候，是一种“赴死”的心态，因为没人告诉过我关于刺此处的手感，更不知道刺之后究竟会发生什么？当时是在“生死未卜”的心境下，去刺自己的人迎动脉。如果没有“手如握虎”体会的针工，应该在自己身上体会一下。

笔者临床刺人迎动脉的手法与手感，完全得益于自刺时的感受，也许只有在“自刺”的时候才能如此“用心”吧。

古时、近代诸家，于人迎脉诊刺之经验选录——

《灵枢·刺节真邪》：大热遍身，狂而妄见、妄闻、妄言，视足阳明及大络取之，虚者补之，血而实者泻之。因其偃卧，居其头前，以两手四指挟按颈动脉，久持之，卷而切推（之），下至缺盆中，而复止如前，热去乃止，此所谓推而散之者也。

《王孟英医学全书·随息居重订霍乱论·治法》：牙关紧闭者刺人迎。穴在结喉两旁一寸五分，大脉动应手处，刺之立开。（此为王孟英记载其友人之经验，言其善刺人迎脉动而愈病。）

彭静山先生刺人迎脉经验：人迎洞刺，又名窦刺，操作方法：患者仰卧，头部后仰位，**先用押手拇指按压颈动脉窦，如患者感到头晕时，则**

不宜刺之。刺法实操：左手摸到人迎动脉，用手指固定，右手持1.5寸毫针刺在动脉壁上，针后见针柄颤动为恰好。

诸多刺人迎脉治疗之经验论述，其中以20世纪中叶代田文志所阐述之文章最为全面，节录如下：

1948年5月，由细野史郎首次公开，原名“颈动脉穿刺术”。代田文志从1949年开始使用刺人迎脉。所谓“颈动脉穿刺”是指：对颈动脉球和颈动脉洞（即颈动脉窦）[①]附近的颈动脉管壁的针刺。

樋口铖之助氏为日本首次使用者，初时用于治疗老年患者肩背僵，偶然发现对呼吸困难、心悸亢进及**极端脉律不齐**，胃、胆痉挛等疗效显著。

《灵枢》**人迎穴**：足阳明也，名曰人迎……挟喉之动脉也；颈侧之动脉人迎，人迎，足阳明也，在婴筋之前。

人迎脉解剖结构：颈动脉洞和颈动脉球，刺人迎脉是以颈动脉窦和颈动脉球及与之缠络的神经为针刺对象。

颈动脉洞——颈总动脉分歧为内外颈动脉处，位置在内颈动脉根部之血管膨大部。被迷走神经、交感神经、舌咽神经之分支缠绕。其生理作用：①血管循环反射，自主调节血压及心率；②调节呼吸的化学感受器；③影响消化器官的平滑肌。

颈动脉球——颈总动脉为内外颈动脉分歧部之后侧，颈动脉球的神经，大致与颈动脉窦一样。其生理作用：①反射性感受带说；②腺说；③自律神经调节说；④感受自律性的神经的疼痛。红细胞的调节（中由氏说）。

洞刺之术式：取喉头上缘引一横线，平伸到与颈动脉相交之处，胸锁乳突肌前缘搏动最强处，即为颈动脉洞。患者仰卧，不设枕，下

① 本节部分名词保持书稿原貌。

颚骨上抬，使洞部浮起至皮下。用细毫针直刺，刺手**感到针尖剧烈搏动时，刺手立即离针**，见到针柄和颈动脉搏动以同一速度摆动，即为刺中。从皮肤到洞部的深度，依人的胖瘦不一，大致在0.5~1cm。削瘦或动脉硬化之人，常见浮到皮下。**置针时间为5~10秒。治高血压时，置针30秒为最有效**（藤井繁氏的治验）。**治喘息**须**随刺随起**，置针过久反致症状加剧（细野氏治验）。

入针要缓慢，如针刺过速，则应激过强，导致失神、脑缺血、心率急速下降等现象，留针过久亦有此虞。单刺术即可，不必雀啄法。**不达预期，出针再刺！**

针不必过深，针尖仅触到洞壁或稍稍刺入即可。**不必刺贯**洞部。古典上说刺四分，这样的深刺避而不用为宜。针响大多放散到喉头结节和耳部，也有少数传至全身者。

刺洞的效果：

——**调节**血压，血压较刺窦前均能降低，虽有上升者也为数极少。**动脉硬化症、肾性高血压患者，降低很少或不降，可作为此类疾病诊断手段之一**。低血压症，刺后血压有所提高。

——对呼吸困难速效，对百日咳能减轻咳嗽，对急性扁桃体炎能缓解其疼痛。

——缓解内脏疼痛，如胃痉挛、胆石疝痛等。

——对骨髓炎疼痛有显效。

——可疗肢体痛，如脱疽、雷诺病指端疼痛等，多能起镇静作用。对风湿病的关节部压痛，虽能起镇静作用，但其疗效并不显著。

——对心律不齐有效，可令神经性心悸亢进之脉搏减缓。

——**沉脉而弱欲绝**，在刺洞后有改善。如胫骨后动脉或足背动脉极弱者，经刺洞后，有时可以触到。

——对妊娠呕吐有效。

——对蛋白尿症，针后尿中蛋白减少。

——能减轻大巨、中封、不容、期门等穴的压痛。

——颈动脉搏动亢进，如起坐或动身即觉眩晕者。有经年不愈、痛楚万分者，以刺洞一次即告痊愈。

——随迷走神经紧张导致喘息、胃酸过多、胃溃疡、肝脏功能障碍、神经性狭心症等有效。**压诊其颈动脉洞部，压疼或过敏，如是者刺洞颇能见效**。神经症的患者中，如**洞部有压痛者，刺洞颇能见效。**

以上刺洞之疗效，是对症疗法，也有些单用刺洞而彻底根治的。如村濑、藤井氏等单用刺洞治愈血压亢进症，日根野氏单用刺洞治好妊娠呕吐。总之，单用刺洞可收疗效是无疑问的，但刺洞与整体刺法并用更佳。

洞部有压痛者，刺洞颇能见效——在颈动脉之**洞球部变异**时特效。

以上为代田文志所描述刺人迎脉之精华，其提出“**洞部有压痛者，刺洞颇能见效**”是手眼，与“**查独**”“**揣穴**”**后刺之**，如出一辙。代田文志客观论述：有些是对症治疗，不能根治，有些疾病可以彻底治愈。其原因大概在于：人迎脉是否具备“独动”或“躁动”或“洞部压痛”等阳性体征！

彭静山先生刺人迎脉之前，以拇指按压颈动脉窦，若出现眩晕头昏则不宜刺，其经验极为宝贵。拇指按压之尚不能承受，则针刺更不宜！

笔者临床针刺经验：在入针后，刺手持住针，令脉动与针尖持续撞击，不进不退。此时押手体会人迎脉的躁动消失与否，作为出针时机——脉之躁动消失，转为缓和，即可出针。此处不宜久留针，否则会导致血压、心率下降过低！

临床之时，取较**细毫针**（直径 0.2mm 以下安全），亦可依脉刺之法：刺独动之脉口，先针刺经隧，以针揩摩经隧，令脉微微下陷，若邪气出，则脉之躁动当有缓解。待躁动缓解后，刺破第一层脉管壁，即针刺脉中，令之浊气出。待脉浊躁感减轻，再略微深刺第二脉管壁，引清气至。

代田文志所述刺**人迎动脉，改变趺阳脉动**，与笔者观测结论一致。（前提是：人迎脉处于“动”之状态）

笔者长期刺脉观察，**四末的脉口有“独动”**之时，除解决本身脉输经隧的问题，还要向心性逐一左右对比，最终在**“腹主动脉，主动脉弓，人迎动脉”多见异常搏动**的现象，尤其是脉刺四末的脉口，效果不显著或不能持续保持之时，应仔细查腹主动脉、主动脉弓及人迎动脉。

如何界定腹主动脉、主动脉弓、人迎动脉的异常：

——知常达变，在诊此三部脉异常脉“动”时，首先应该知其正常状态。

腹主动脉的常与变：

——腹主动脉搏动点的最理想搏动位置所在，以肚脐与命门连线，百会与会阴连线，此两条连线相交的部位。（虽然在立体空间上此二者可能不相交，但是比较接近。）此是肾间动气，原气所发出部，姑且命名为——“原点”。反此，若腹主动脉的脉动点，离此“原点”越远，则说明其变异越严重（此结论与临床观察吻合，肺心病或癌症晚期多见腹主动脉搏动点在中脘穴之上）。

因为腹主动脉在脊柱左前缘，临床多见搏动点略偏“原点”左侧些许，临床无症状，若偏离“原点”左侧太大则多为“肝邪”偏盛。

腹主动脉搏动点与“原点”偏离越远，则变异越大——异“动”。

依据此点上下左右偏离的变化，可以结合本书“五〇、刺腹脉——《难经》腹诊脉诊相参”，知其邪气所处之“经、脏”查其四末腧穴，依整体脉与阳性点的虚实，行“补不足，损有余”之相关刺法。针刺之目的，令腹主动脉的脉动点，尽可能接近“原点”，且由躁转为缓。

主动脉弓的常与变：

1. 观察天突穴是否肉眼可见的搏动，常态时看不到天突有跳动感；异常时，天突穴有肉眼可见的搏动，且余波沿颈动脉继续向人迎部扩散。

2. 扪查胸骨的震动，正常状态时，以食指、中指的指腹分别轻按于胸骨柄和胸骨体上，有轻微震动或无震动感（正常人以手掌略按压胸骨方可感知震动）；异常状态时，掌、指下胸骨震动明显，且有力。

以上两则，皆是临床可刺“天突”主动脉弓的又一体征。

人迎脉的常与变：

人迎为胃之“悍气”，能候六腑之“阳”，故临床观察，人迎脉“略呈现出：浮大而滑利之象”，具“阳悍”之特征，如银珠上冲贯喉而不躁，此为人迎脉之常态。

若“阳悍”太过则病，如《灵枢·五色》曰“人迎气大紧以浮者，其病益甚，在外……其人迎脉滑盛以浮者，其病日进”。又言从太过之“浮盛滑”转为“沉滑”则病日损，临床见浮滑盛太过，刺脉泻之后，人迎脉趋向“沉滑”则病将愈。

人迎所具“阳悍”之特征，不能“太过”，亦不能“不及”，以脉“平”为常人。“脉平”即脉无“太过、不及”之偏性者。

反此可知，若人迎脉见沉涩细小无力者，多为病（临床观察，帕金森病、脑中风偏瘫等多是此脉）。

（人迎具脉之阳性特征为正常。反之，寸口太渊脉候脏腑之阴，其脉必具“阴”之特征，故孙思邈有言：“尺欲小大，关欲小实。老人脉欲微，阳羸于阴者平也。”寸口候“阴”，阴之性收敛，故言“尺欲小大”，此“小”为脉之形体欲收敛之“小”，“大”为濡滑力不虚，此为临床尺脉的常脉。此处与“三阴三阳脉”的三阳脉多“浮、滑、大”，阴脉

"沉、细、紧"吻合!《伤寒论》阳脉"大、浮、数、动、滑",阴脉"沉、涩、弱、弦、微",亦可看出阴阳脉明显的特征,与扁鹊"三阴三阳"脉已然吻合。)

人迎脉,以左 > 右为常态,其常见比例约为左∶右 =5∶4。反之,左 < 右,为病。

若相差太大,右人迎远小于左人迎(右 ≪ 左)。如左∶右 =6∶4 或 6∶3,则也为病,依左右不能若一调之。

"左右不能若一"又兼颈动脉窦按压痛,则更具阳性体征,必刺之。

人迎脉不具"阳悍"之特征,又兼躁动,视为危症。

四末脉"动",而脉刺之不效者,当查此三大"气街",此三处可视为四末脉口的中枢——擒贼先擒王!

○四、天突刺法及针感——再论刺脉

关于天突穴刺法,曾拜访过有刺天突经验的老先生,刺法很清晰:胸骨柄上方,约向下 75° 角破皮,刺入胸骨后方,压平针体,再刺入 2 寸左右。

临床反复试验,每次还未触及主动脉弓的动脉壁,只是感受到动脉的搏动,便马上心里紧张,不敢再进入半分,因为双手总被心里的一个念头禁锢——动脉千万不能刺,更不用谈刺主动脉弓了。

笔者至今对"刺脉"怀有敬畏之心,手如握虎,如临深渊,如履薄冰。不论能否持心"守神","敬畏"是对针工最起码的要求。

在明白"动脉"可刺之后,再刺天突穴的时候,才真正体会到丰富的针感细节:很多患者在针尖触及主动脉弓血管壁的时候,首先是针感沿动脉的脉管壁下传至心脏,胸腔,过膈肌,胃脘部如水翻滚,再微微震颤针体,徐旋微推,针感即能下传至小腹,患者能感受到脐周围的腹主动脉的脉动，且能辐射至髂总动脉附近，留针之后大部分患者可以明显感受到腹部到后腰之间的动气（针刺时不必强求，很多患者不会出现太多丰富的针感）。

［笔者临床刺天突脉之刺道及脉诊体会］（参见图3）

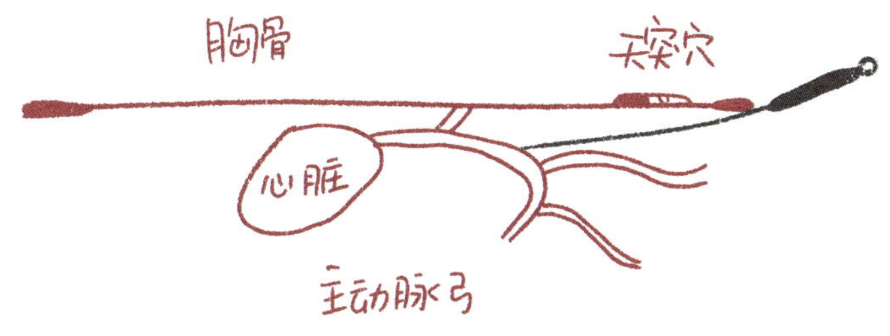

图3　天突刺道示意图

大多数患者，轻轻搭手于天突部位，即可感受到明显的搏动，甚至感受到胸骨的震动；如甲亢、心肺功能不全的患者，可以目测到天突搏动。（正常人胸骨震动较小甚至不可感知，需手掌略按压方可感知搏动。若胸骨震动感太过清晰，可刺之。）

寸口脉之寸部，浮滑动，与《伤寒论》中可用吐法之脉相似。

双寸口脉之寸部见分支，由寸部斜向劳宫见搏动，且浮滑鼓者，此时按《金匮要略》谓之积在中也，可以刺主动脉弓。

刺天突脉动时，腹主动脉的异常搏动点多上移至下脘穴，按《难经》五脏邪气腹诊——心脏之邪在脐之上方。临床确实刺此两处脉动，对心脏病效果佳。

笔者在临床观察，针刺天突脉动，最先出现针感的即是心脏区域——近水楼台先得月。

[临床医案]

案1.

女，32岁，素有头晕后头胀，胸闷，小腹痛。查体：双寸上脉滑动，尺脉有根，初以瓜蒂散吐之即愈。

近期因春节时暴饮暴食复发，脉如前，程度减。本想再与之瓜蒂散，患者说备孕中，想针灸治疗。按脉诊治：刺天突，刺胸骨后主动脉弓。

针入后，针感初入心脏，再至胃脘，再入腹。留针后，寸上脉之滑动平和，症消。

案2.

女，66岁，素有高血压，心脏病，膝关节痛。今因头晕痛来诊。

查体：寸上脉动至鱼际，六脉刚动硬浊有力；见颞浅动脉搏动明显，遂刺脉动处。天突穴，明显见搏动于皮肤，肚脐上动坚痛，以刺脉法刺之症消，膝关节痛也愈。

因路途遥远，应患者要求后与药调理（兼服吐剂），两个月后来诊，停服所有药物，且身体无不适。临床观察，很多膝关节疼痛与心脏病相关，此类疼痛多在髌骨韧带的附着点处，原因不明。

笔者曾闻一医，能以5寸金针，刺入胸骨后方并留针，治疗食管癌之食不下及呕吐，神效。

笔者临床深刺天突时，观察留针的针体反馈，初步发现针体入路是：针体与皮肤呈45°~70°角入针，入针后贴着气管前缘向下行针，刺激到气管则微微退针，再压平针体少许继续微推入针。沿气管前缘，越过主动脉弓上后缘，经主动脉弓之后与气管干之前的间隙下行至左右支气管分歧部，再沿食管前缘下行至膈肌穹隆上方。此入路正是天突穴一针多效的主要原因。

针体行进于纵隔空间内，其由气管、食管、主动脉弓、迷走神经、膈神经、膈肌、上腔部动静脉等等共同组建而成，**也许此空间正是古人所言之“膏”者——元气大会之处。故其有邪气稽留或“异动”，对四末脉口的气血疏布有重大影响。**

笔者临床观察，天突穴留针一般出现两种情况：

其一，针体被渐渐推出体外，此大多因为针尖靶点在主动脉弓的正顶部，此时刺手微微向内持劲，可以明显感受到主动脉弓向外的撞击力，且针下“致密感有韧劲”，此时针感多沿颈动脉至头面与齿；

其二，针体被吸入体内，此时若以刺手握针微微上提，可以清晰感受到随着心脏搏动而产生向内抽吸的力，此入路正是**深刺天突穴之刺道，初始入口在气管干之前，主动脉弓之后。**

针刺大动脉或募刺之时，可以对针尖进行简单处理：**以酒精灯略烧针尖 2~4mm，俗称退火，针的硬度和锐利度会大幅度降低**，针入之后更安全。针具以 0.3mm × 125mm 长针为宜。

天突深刺的入针技巧：患者仰卧位，勿设枕，令下巴与胸骨之间尽量展开，头略微左或右旋转，偏离中轴线，但是也不能过度绷紧绷直皮肤，否则也影响入针角度和空间。入针不能紧贴胸骨柄上缘，应略向上移行 1 指节左右寻得凹陷开阔处，此时针体可改变的角度较大，容易进入气管与主动脉弓间隙。

针刺之前，以押手手指稍微用力抠入胸骨后间隙分许，可触及结节痛点，并大概探知入路方向，同时留有指甲痕迹，作为入针点。笔者观察：每个人的胸骨柄与气管之间的角度不一样，故押手提前探析刺道非常重要。

笔者临床经验：刺激到主动脉弓和心包时针体搏动剧烈，且多伴有牙齿酸胀感；刺激到气管，有急迫欲咳嗽感；针行于气管前与心包后部

虚空时，针感较轻，有时伴有背部发热。（天突深刺时沿气管前缘入针更为安全）

刺手下的应力感受：破皮之后第一主力来源于颈阔肌及相关筋膜，突破后即无阻力，调整针刺角度，沿气管干与主动脉弓间隙，用心感受针下应力，循阻力最小的角度，轻轻刺入，针下行 3~5cm 即可清晰感受到搏动，如果搏击阻力十分清晰，且较大时，微微回针少许，令针体向气管方向贴近少许，再尝试如上操作。如果靠近气管干太近，则患者有欲咳嗽感，此时微微回针，把针略调向主动脉弓方向。如此往复操作，越过主动脉弓顶部的后方之后，针下行 1~2cm，则针下落空感更清晰，针下如有抽吸之力，让针自主下行，再下行 2cm 左右，略压平针体，沿无阻力刺道深入，可再行 2~5cm。如经所言：中气穴则针如游巷。针下无针感为妙，不必强求气至病所。

扁鹊曰“人有五脏、九窍、十二节，皆朝于气”，气之大会处膏、膈、肓也。五脏有三系（笔者注：膏膜、膈膜、肓膜）。深刺天突所及之初正是膏膜（纵隔空隙）——上焦清扬之气大会处。

○五、刺动脉、经隧、大脉之体会

以针刺经隧调气之时，有两则体悟：

一曰“引”。补不足，损有余。

若针下之脉跳动不明显之时，需要以针补之，可反复小幅度高频微微刺激经隧和脉动之血管外壁。

经曰“近气不失，远气乃来”（《素问·调经论》）。若想引远气来，引谷气至，必须针下有微微刺激量，此时尽量不要让患者感觉到痛，最好是极为轻柔，若患者有痒、想去挠痒的感觉最佳。

意到心到，气血即到。试想，在身体某处痒的时候，一定是想去挠，

"想去"此意念动之当下，气血必至。此是为补法，以"痒"效果佳。

同理，若是痛（或者强烈不适感），身体本能必然是逃避，逃避的念头生起之时，气血亦必然从痛处逃避，即气血散。故经曰"切而转之，其气乃行"（《灵枢·官能》），此可谓之"追气"。

故知，刺太过之所，令患者产生"逃避"的强烈针感为妙，故针取之"大"，手法取之"重"。

总结：泻太过之处的针感，应令人痛酸胀，想"逃避"；补不及之处的针感，令人痒，欲挠之。此即笔者在临床上"引太过至不足之处"最简单的方法。

笔者观察，尤其刺腹脉太过处之时，患者的感觉越不适，待不适的针感自然消失之后，其治疗效果越好。

刺不足之脉动处，出现红痒微肿之红晕，其效果最佳。

二曰"持"。若刺人迎、太渊、腹主动脉、天突下主动脉弓等脉动明显之处时，以针抵住动脉搏动处，利用脉搏自身的跳动去撞击针尖，以达到引气的目的。

刺大动脉之时，不要强行刺破动脉壁，刺经隧亦是如此，需要医者守神，手持绵长暗劲，不进不退，不松不紧。

医者当：心如止水，手如握虎，如履薄冰。

补泻全待手下功夫，手为心之役也。守神者，止息而持，绵密功夫，心中明了。

针言：

初版之后，应读者要求，描述笔者亲历心得及如何训练"持针"。

关于持针，我并未接受过太多的针对性训练，很多传统针刺的手法，我做得不好，用得也少。但可以确信的是，持针的手感，必然取决于时间及用心程度。

我记得幼年时，祖父常把针穿插固定在我贴身衣服的袖口里，从一针到多针不等，起初常常被刺到，所以会本能地调整肢体以躲避，日积月累也就习惯了。后来即便跑跑跳跳，坐起翻滚，内衣里留着的针也并不会刺到自己，甚至于忘记针留在哪里。年纪稍微大些，便帮着磨针修针，把弯针弩直，把快断的针改短针，用玛瑙石刮修针尖，油石抛光，三棱针开刃，等等。

祖父常说：平时多把针贴身放，是为了用人气养针，不然针刺时很痛且易伤气。（因为那时的针大多数为自制，用细的弹簧丝或车辐条等打磨出来的，因此，摩擦力很大，很生硬，新做出的针，针刺时有一种硬生生的痛，所以需要养针。使用一段时间后极为顺手，但是又怕断针，有些特殊的针具又很难买，所以只能自己动手制作。）

祖父又常唠叨：将为他人针灸时，你自己尽量吃素，千万不能喝酒，能长期吃素更好，吃素的人手下的气“清长”，肉吃多了，手眼“浊”……需常练毛笔字，闲了打坐站桩，心意和呼吸别分家……学古人需要定慧，不然一辈子也学不明白，参禅修道，你总得占一个……出门求学时，要把自家的东西都放下，只字不提……手眼通明时，针可随心走……能用粗硬的针，扎出金针细软的感觉，你就成了……

很多话到现在想起来，还是很受用，而小时候只是听听，偶尔几句记在心里，似懂非懂。（因为祖父的人生遭遇，在特殊的地域与年代，很多东西没有笔录，只能凭记忆“口耳相传”。“文革”时期，因曾祖父的阶级成分问题，祖父携家“下放”至农村接受“改造”，特殊境遇，祖父顺理成章地做了“赤脚”医生，直至平反，未回原籍，我父亲在那里长大，我也在那里出生。虽然20世纪80年代初已不是物资极度匮乏的年代，但作为曾经流放的不毛之地，相较其他地区也至少落后20年。小时常玩的玩具，就是祖父做的“飞镖”：在针灸针的尾部固定几缕鸡毛或几股棉线——类似于箭羽。拿这个针当飞镖，反复地扔来扔去，一天至少百遍。那时没有什么玩具，再加上每个男孩子都有一个武侠梦，所以也玩得不亦乐乎。身上、文具盒、书包里随处可见的“飞镖”，陪伴我整个童年。那时只是一心地“玩”，从来不曾想过有什么意义。一支“飞镖”已经足以让身边所有的小伙伴羡慕得够呛，在那种洋洋得意之中不知疲倦地玩着，但凡有半点思考都是多余。直到多年以后，我无意间看到黄石屏的学针经历，那时才恍然明白，我已“身在局中”多年。现在回忆起，仍觉无比幸运，因为有一个人，在我思念他的时候，能真切地感受到他所倾注的心血，并影响我一生。）

如今回想起来，持针的手感更多是得益于经常**制针、修针、养针**的经历，所以持针时没有格格不入的感觉，控针也不生疏。

每个人在持针时，所谓“合一”的状态不一样，比如功夫至深的书法家与初学书法者，在握笔的一瞬间，那种“合一”与“不一”的感觉更是一目了然。所谓“功夫”，只是“恒常用心”，别无他法。

随着自己年龄的增长，以及自己培养下一代的切身感受，才慢慢地体会到祖父当初的用心良苦。虽然现在的针家，已再无人强调以“人气养针”的规矩，“人气养针”也不符合现代人的无菌操作标准。但我仍然坚持一些老传统，让我的孩子在一周岁左右的时候以针为玩具，四岁左右贴身戴针，穿针引线，夹豆子，站桩、吐纳、打坐等等，仍沿袭以前的老方法训练他，时间久了，发现他与针的亲和度很高。我用五年的时间，把我幼时的经历尽可能地让他也重复一遍，虽然他现在只有六岁，但刺络放血、毫针分刺等操作起来，没有任何生疏感，而我并没有刻意教过他任何针刺手法，只是让他时常与针“相处”，仅此而已。

“持针”即“针、手、心合一”的状态：针是手的延续，不止是长度的延伸，还有触觉的延展，触觉与心意的合一。

○六、"脉"与诊疗一体及预后

古典针灸的精髓在于：诊脉"动"，刺脉"动"。马王堆《阴阳十一脉灸经》，诊脉"动"，灸脉"动"。凡所"独动"，皆是灸刺之处。对"脉"从"眼审视""手触动""脉与神"的描述和应用，无所不尽。

脉之"形"（坚，陷）、"色"（黑，紫）、"动"（太过，不及，躁），以及经隧、骨、筋，皆遵循诊疗一体的原则——凡动处即是治疗处。

经曰"一刺则阳邪出，再刺则阴邪出，三刺则谷气至"（《灵枢·终始》）；"刺之要，气至而有效"（《灵枢·九针十二原》）。对于"气至"之解：

将刺之时，当需候邪气至，脉躁动之时入针；

针入之后，候谷气至，脉缓和则出针。

脉静则病气去，脉冲和则谷气至，笔者临床更注重整体脉质的调整：

如扁鹊阴阳脉法与对于经络气口与标本"取独"的应用；

《难经》五脏邪脉与刺腹脉的结合。

皆是总体入手，整体的脉质调整之后再平局部。

凡刺，必先诊脉，刺也必依据脉"独动"，预后也依据脉。

"脉"（后分作"经""络脉"），气血循环之处，也是病邪出入之门户。

用针者，必先察其经络之实虚，切而循之，按而弹之，视其应动者，乃后取之而下之。六经调者，谓之不病……一经上实下虚而不通者，此必有横络盛加于大经，令之不通，视而泻之。此所谓解结也。

（《灵枢·刺节真邪》）

从"解结"于横行结络，到肉眼可见的体表浅静脉，毛细血管（毛脉），孙络的迂回，等等，皆是刺络（刺脉）放血之处。

——横行结络，特指脉管形态变异。或左右互比之时，某侧多出一支迂回络脉或脉管出现异常形态。并非特指横向行走之络，如“横空出世”之“横”也有“不测，意外”之意。故此处“横行之络”当是非正常的、突兀而出的意外之络。

凡治病必先去其血，乃去其所苦，伺之所欲，然后泻有余，补不足。（《素问·血气形志》）

皆是以针直接刺激脉管壁，激发经络的气血运行，以此达到“平脉”之目的。“血脉”并非只是运行气血的管道，亦是补泻血气，天人合一的门户。

现代医学认为，血管壁由自主神经支配，人体无法用主观意识去调控，然而有大量身心修行体验的人亦能随意控制，似乎可以不拘此说。

古人在用“身心合一”的修行去调和“脉”的同时，也在用针刺对“脉”进行调整，以让“脉”处于“静”“冲和”的状态。而脉之“冲和”与否，也可视为“心身”是否合一的一个外显指标。

脉之诊疗与预后案例两则（由学生刘雪杨记录笔者临床案例）

案 1. 症消而脉未平，病必复发

陈某，男，48 岁，左耳鸣 2 月余。

脉诊：

——六脉短涩迟，双寸沉弱，左寸上脉动。

——双冲阳脉沉弱欲绝，双人迎等大正常。

——神门左 ≪ 右。双太溪 ≫ 双冲阳。（笔者注：趺阳负太溪者，此为逆。临床遇此者皆为难治。“≪”远小于，“≫”远大于，标注相差三倍及三倍以上者。）

查体：

——胸骨角可触及一大条索，剧烈压痛。

——右中府虚陷、巨阙压痛。

——左隐白虚陷甚（毫针补）。

——脐右深压痛（募刺）。

——毫针补左神门（脉刺）。

治疗后巨阙、胸骨角压痛稍减轻，自诉左耳耳鸣稍减轻。

依上法针刺后，二次查体：

——双冲阳，仍沉弱欲绝。（此是病根，诊、刺之手眼处。趺阳不复，此病不愈。）

——左太溪躁动，毫针泻。毫针补右中府。小圆利针松解胸骨角条索。

——左翳风压痛明显，毫针深刺，针感传入左耳内深部。治疗后双寸脉稍起，患者诉左耳响声小于右耳（患者主诉左耳鸣，而右耳无不适，针灸后左耳耳鸣消失，才觉知右耳不适）。

隔日告知耳鸣愈，因工作需出国3个月。

此人趺阳欲绝，耳鸣必然复发（胃气虚之耳鸣《灵枢》中有载）。虽针刺后症状即消失，但诊其趺阳脉未复，胃气虚损仍在，故其病未愈。临床见趺阳弱于太溪或趺阳脉左右相差较大者，其病难医。

案2. 脉平症消

王某，女，65岁，右手震颤1月余。

患者2024年8月于南京某医院住院期间发热，体温39.2℃，5天后右小臂发红发热，非凹陷性水肿，但不痛，多方求医未愈。2个月后在南京市某中医院确诊为“丹毒”，与外敷院内制剂药膏，12天后红肿消退，肤温仍稍高，右手出现意向性震颤，无法持物。

大拇指外展受限，肌力正常。其余四指主动屈曲<90°，肌力4级，被动屈曲时手指疼痛。

辅助检查：2024年8月16日右腕关节正侧位X线片示，右腕关节桡骨远端外侧骨质边缘毛糙，随诊；右上肢血管彩超示，右侧上肢深静脉超声未见异常，右侧上肢皮下水肿。2024 年 10 月 25 日右上肢动脉彩超示，右上肢动脉内膜欠光滑；右上肢深静脉血流通畅；附见右侧手背近桡侧皮下液性暗区，脓肿可能，请结合临床。局部穿刺采样培养：金黄色葡萄球菌。

既往癫痫失神发作史。

脉诊：右寸沉滑，右尺牢，六脉如石弹手紧急（骨痹脉，当刺骨）。

查体：右玉枕、大椎、右肩胛冈、右肱骨外上髁、右手三里处皆有压痛（笔者注，重压骨膜，可触及骨膜表面的颗粒感）。

右手三里按压时右手震颤加重。均以大刃针松解骨膜。处理后症状减轻，脉转缓和，弹石脉基本消失。

次日二诊：右手震颤明显减轻。右寸起，脉软不弹手，尺弱。

查体：脐下松软可触及深部搏动并有压痛，双下肢水肿，太溪左 < 右，人迎左 > 右。毫针泻左人迎，补左太溪，脐下募刺。小圆利针深刺右手三里骨膜压痛处。

第三日来诊：诉手颤较前好转，但手指屈曲时仍有疼痛。六脉浮滑数略浊，右寸稍弱。

毫针刺右经渠，右束骨，右然谷可见明显瘀络，刺络时血喷如注。刃针平刺松解脐下纵行手术瘢痕。处理后再诊六脉不数。

第四日来诊：右手震颤基本消失。脉敦大缓甚，双尺脉略弱（笔者注，邪在脾，乘于肾，当泻脾补肾）。金针募刺脐下，毫针补左复溜，泻右公孙。

第五日来诊：右手可持握塑料水杯，可以洗衣服，震颤基本消失，肌力稍差。六脉敦濡大浊，无弦紧弹手感，双寸沉弱。

查左神门、右人迎弱。毫针补左神门，刺左少府，补右人迎。泻右公孙、泻右天井（圆利针刺骨）。嘱回家坚持康复训练。

此患者病情复杂，西医检查很多，终无定论。笔者也无治疗此病的经验，依“诊独—刺独—脉平为期”而治，脉平症消。

“察色按脉，诊刺一体，脉平为期”——《针经》以其不变应万变，舍巧而守拙。“色脉”贯穿整个古典针灸学，“诊脉—刺脉—平脉”是整个古典针灸之圭臬，真实不虚。

七、平人脉

经谓“平人者不病”，何谓平人脉？

1. 平人脉之于寸口

《脉经》之各部平人脉，与《难经》菽位应合，方能称之为平人脉：

右寸肺脉，浮短涩，兼静缓为平人脉，其应动于1~3菽位，皮毛部。如秋之羽，来急去散。

左寸心脉，浮大而散，兼缓和为平人脉，其应动于4~6菽位。其形散而不聚，前曲后直，故曰如钩，来大去小。

右关脾脉，中部缓而大，且无他脉相杂，其应动于7~9菽位。形大而敦，来势缓和。

左关肝脉，沉弦长而缓和，其应动于10~12菽位，与筋平。形弦长如竹梢，弦而柔和。

双尺肾、命门，沉滑和缓，举之有形，按之无形而不绝，应动于13~15菽位，与骨平。滑濡潜藏。

应动：即脉动最大。应动处，即脉动最大处，脉搏最显处。

若右寸肺，高于1菽位动，如洪大搏指于皮毛之外，则肺有余；若右寸应动低于3菽之下，则为肺不足，即皮痹。肺为浮中之浮，若太过和不及皆为病。

若右关脾，应动高于 7 菽，为有余；低于 9 菽，为不足。凡诊右关之脉，乃以不浮不沉居中为平人脉。

若右尺命门，动于 12 菽以上，即为浮，为命门太过；如沉伏于骨为命门、三焦不足，或为积于右下。

如左寸心脉，上出于 4 菽，为心脏太过；低于 6 菽，是不及。太过、不及皆为病。

如左关肝脉，上出 9 菽有余，或 6 菽、3 菽为有余；低于筋下，隐遁入骨者为不足。

如左尺肾脉，上出于 12 菽、9 菽等之上为浮，隐入骨面为不足。

以上是寸口脉寸关尺各部相应的菽位，是平人判断标准之一。

寸关尺三部同取于 9 菽位应当相平。

否则按《脉经・平三关阴阳二十四气脉》定病经：如左手关上阴绝，无肝脉——刺足少阳经；左手关上阴实，肝实——刺足厥阴。即左关：浮部大，为胆经病；沉部大，为肝经病。于病经寻结节解之，诊独刺之，可令脉平！余皆仿此。

或按《难经・六十九难》五输穴、五行阴阳生克补泻法调之。

2. 阴阳相平

上下相应，左右若一。上人迎、下气口，上下相应；左右人迎大小沉浮若一，左右太渊若一等。

反此，依人迎气口脉之比较定病经，或取“独”刺之。

3. 十二经原穴的脉动，左右对应大小等，脉之“动静”相应，凡见“躁浊”即为病。

4. 标本上下之脉动相应。上下脉口的大小存在一定的比例；上下脉口搏动的节律必须一致。

以扁鹊阴阳脉法，定手足大循环标本病经。上下相应不是大小相同，如桂林古本《伤寒论》人迎大于趺阳为顺，人迎等于趺阳为逆，人迎小于趺阳为大逆。

5. 三部九候所有气口，都应上下相应，左右若一。阴阳匀平，以充其形，九候若一，命曰平人。

6. 脉道需平直，反此按气口九道脉，观察脉道有无内外、上下的移行，以定病经论治。

7. 脉之“躁”“静”。谷气至，脉静，曰平；邪气至，其脉紧而疾。按刺动脉法，取“躁动”脉，刺脉平脉。凡脉滑大坚为实，泻之；脉细微弱为虚，补之。

8. 平人一呼脉行三寸，一吸脉行三寸，呼吸定息行六寸。（流体力：速度与力度呈正比，故知人迎气口脉应比力度。）

对诸般常脉的感受越清晰，对病脉也愈清晰。知“常”与“变”是取“独”的关键，古人因男女有别，年龄不同，四时所加（四季王脉），其描述的“平人脉”也不一。需将古人所总结的常脉反复在临床检测验证，反复琢磨“常”与“变”，不拘于一法一式，以诸多脉诊体系的“平人”状态去查“独”。目前为止，笔者临床没有遇到一例“平人”，其中包含多位长寿者，脉仍然无法满足绝对“平人”的状态！

〇八、平寸口脉三轴

凡调脉，不外乎三个轴向上的中正平和，形质力度分布均匀。

寸－尺，沿脉管长轴，血流来去的方向，可视为 X 轴，气之升降（参见图 4）；

浮－沉，两层脉管上下，即垂直骨面方向的脉管横断面，称之为 Y 轴，气之出入（参见图 4、图 5）；

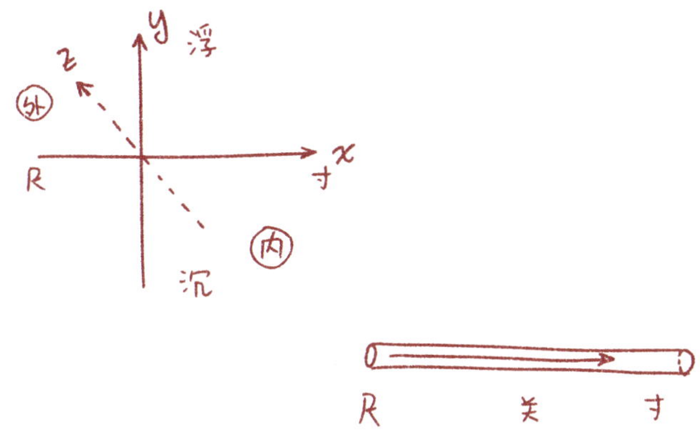

图 4　寸口脉三轴及寸 - 尺轴向示意图

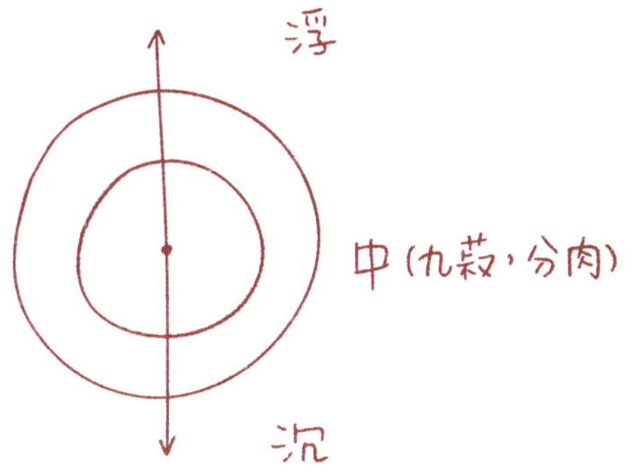

图 5　脉浮 - 沉轴向示意图

内 - 外，如气口九道脉的“如内”“如外”：长期“如外”必然脉管外移，长期“如内”必然脉道内移，此为 Z 轴（参见图 4、图 6），如内为阴分病，如外为阳分病。

古人向来以河川喻经脉。脉道的移行，正如河流的迂回曲折。水流（气血）长期冲刷河床（脉管）的力量不一致，必然导致河道（脉道）弯曲。故阴阳长期失衡，持久的“如内”“如外”必导致脉管移行。临床观察，小儿的脉管多端直，老人的脉管多迂回曲折。其原因，小儿阴阳平和，阴平阳秘，故无“如内”“如外”；而老人多是阴阳长期失衡，且时日已久，故见脉道有内外移行的改变。

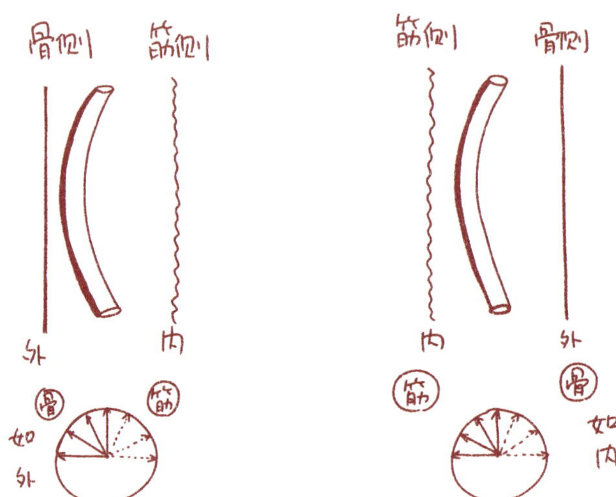

图6　脉内－外示意图

推而外之，内而不外，有心腹积也；推而内之，外而不内，身有热也。（《素问·脉要精微论》）

说明：①脉外移为腑病（阳），内移为脏病（阴）；②脉之内外移行，有阴阳之偏颇——Z 轴。

以脉管在此三维坐标上的大小、强弱分布，判断气血的运行状态和分布状态。

X 轴向，和人体的头面、颈、胸、腹、小腹、下肢等全息。即上中下三焦分布，以此确定气血从头到足的分布情况。

Y 轴向，浮中沉的气血分布，《难经》：1~3 菽—肺—皮毛，4~6 菽—心—血脉，7~9 菽—脾—分肉，10~12 菽—肝—筋，13~15 菽—肾—骨。以此确定气血在身体深浅层次上的分布状态。

Z 轴向，代表脏腑、阴阳的分布。“如外”为阳，“如内”为阴。

X、Y、Z 轴有各自的阴阳：

X 轴，寸为阳，尺为阴；

Y 轴，心肺为阳，肝肾为阴，浮为阳，沉为阴；

Z 轴,“如外” 为阳,“如内” 为阴。

[根据三个轴的脉力度,粗细的分布,补不足损有余]

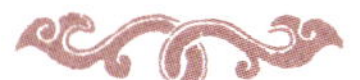

Y 轴——浮沉比较,知气机的出入。浮,说明气出太过,入不足;沉,说明入太过,出不足。

如 Y 轴上,脉沉太过,如左寸动于 6 菽之下,说明心肺浮散之力不足(心肺气不足,脉沉而无力),或肝肾阴邪太过(收敛太过以致脉沉,此时应沉有力)。《难经》曰心肺主脉浮,沉太过时,可以考虑心与小肠、肺与大肠的经穴应用,肾与膀胱、肝与胆的表里经穴应用。根据五行生克之法,调整脉的形和力在 Y 轴上的分布。

X 轴——寸关尺比较,知气机的升降。寸大于尺,说明气机升太过,降不足;尺大于寸,气降太过,升不足。

X 寸关尺与 Y 沉浮的比较,即知脉的独大、独弱、母不生子、子盗母气,以及左右通关的五行生克的方法。

X、Y 轴的调整,可参《难经》69~75 难。

Z 轴调平法——脉管的内外移行,是长期的阴阳失衡,脉管壁内外受力长期的差异,导致脉道弯曲。(脉道的移行,又与相应脏腑的解剖位置变异相关。)

1. 可以根据气口九道脉诊断治疗原则调整;

2. 外移,则刺相应脉位脏腑之背俞穴:外移而浮取脏之背俞穴;外移而沉取腑之背俞穴。内移刺相应脉位脏腑募穴治疗:内移而沉,取腑之募穴;内移而浮,取脏之募穴(浮为阳,取之脏,从阴引阳,同理,沉取腑)。

例如:右关外移刺脾胃的背俞穴。外移而浮刺脾的背俞穴;外移而沉刺胃的背俞穴。左关内移,刺肝胆募穴。内移浮者,刺肝之募穴;

内移沉者刺胆之募穴。（此法源自《四海同春》与《难经》互参！）余皆仿此。

针之大小，以及补泻手法，依据脉之虚（无力）实（有力）而定。

［临床医案］

案 1.

女，45 岁，右肩痛，不能前屈，聚餐时夹菜需要起身站立才行，不能洗漱。曾在他处保守治疗十余次，反日渐加重。

查体：左关沉弦外移，按脉当刺其胆俞穴。令患者俯卧位，查其胆俞穴上下，在右侧胆俞穴的附近寻一结节，以 0.6mm × 50mm 圆利针松之，针入之后自诉针感酸胀至头顶，留针二十分钟。再看其脉，沉而如外明显平复，出针令活动肩部，减轻大半，再于肩峰处寻瘀络刺血，症状更渐愈。后巩固治疗三次。

后来患者告知，曾经有胆囊炎，手术切除之后右肩胛下方疼痛未见好转，再渐渐转为肩关节痛。其内在的机制可能为内脏筋膜的损伤，膈肌张力的变化，牵及背部膀胱经之经筋分肉的变化，进而诱发肩部分肉的撕裂性疼痛。

然而，在没有脉作为指导的前提下，只能试探性治疗，也许需要多次尝试治疗，才能找到真正的原因。或者详细地问诊，病史追溯，详细地查体，遍诊全身，才能做出较为确切的诊断。

但是“诊脉—平脉”的优势在于，只需令脉的三个轴向上形态力度分布均匀即可，不必去猜测病机，或尝试性治疗。

案 2.

患者男，50 岁，自诉感觉头痛。在国外探望其留学的女儿，因为不习惯饮食，初有胃脘不适，半月后有头痛。根据病史描述，可能是胃寒，浊阴上逆清窍引发的头痛。

查体：寸口脉右关“如内”内移郁动而浮，当刺脾之募穴章门。对比两侧章门，右侧压痛明显。令患者左侧卧位，取圆利针刺入，气感沿胁下肝区扩散到中脘部，再查脉已转平缓。

留针期间，患者自诉有气感（如暖流感）由中脘沿胸骨后侧行至颈动脉人迎穴附近，随即头痛消。

平寸口脉之根本

1. 独处藏奸，以诊“独”为诊刺之机。

2. 须明虚实，知予以补泻。查“独”之后，必须判断“虚实”，总以脉沉部之有力、无力，作为“虚、实”之根本，实则泻之，虚则补之。

3. 如内如外，可知阴阳之分野。

4. 寸尺，与上下相应。寸尺作为纵向上下之分，气机升降之分。

5. 浮沉，为血气出入之显象，又依腧穴所秉根溜注入之性，可引气平之。

6. 审查“躁、静”，知邪气当下之所在。躁为邪气至，静为谷气至，邪气来时泻之，谷气来时补之。泻邪气，补正气。躁动所在之处，则是邪气所在之处。邪气未至，刺之无功。

7. 缓急、迟数知寒热，决定灸或刺络。

脉在 X、Y、Z 三轴向的形、力分布均衡，脉质冲和；用针用药，平脉之宗旨皆在于此，大道至简。

实践和理论之间总有差距，理论可以设计出完美的公理与定律。但是付之以实践，却总有其遗憾，理论与实践是相互“纠错”的过程，无法绝对统一，只能相对完善，“残缺之美”才是临床所常见的风景。

笔者通过研习《针经》与古人医案，几欲追寻古人的足迹，揣摩彼时诊刺的“方向”，也常常身陷迷雾，不知所终，毫无头绪。

比如《内经》的“阳绝于内”“阴绝于外”之取穴原则，与《脉经》

平三关脉法的“阳绝”“阴绝”之时，所选阴阳经穴不能统一，反而矛盾；比如“人迎与脉口（太渊）”，为什么临床平时所见都是人迎偏大，而患者并无不适；有时太渊寸关尺某部独动的全息部位，和体感症状并不一致；重病垂危之时，真脏脉以何种规律出现，只能单独出现一种还是两种可同见，抑或不同时期出现的真脏脉不一样，抑或右太渊脉见心之真脏脉，而左手却见肾之真脏脉；古人所述之死症，以及“见某死脉”当死于“某天某时”，因现代医疗的介入，还能“如其所言”吗？

以上种种疑问，皆是我临床亲历，至今无定解。

〇九、气口九道脉

前部（寸部）如外者，足太阳膀胱也。动苦目眩头项腰背强痛，男子阴下湿痒，女子少腹痛引命门，阴中痛子脏闭，月水不利。浮为风，涩为寒，滑为劳热，紧为宿食。

中部（关部）如外者，足阳明胃也。动苦头痛面赤。滑为饮，浮为大便不利，涩为嗜卧肠鸣不能食，足胫痹。

后部（尺部）如外者，足少阳胆也。动苦腰背胻股肢节筋痛，浮为气，涩为风，急为转筋为劳。

前部（寸部）如内者，足厥阴肝也。动苦少腹痛引腰，大便不利，男子茎中痛，小便难，疝气，两丸上入，女子月水不利，阴中寒，子户闭，少腹急。

中部（关部）如内者，足太阴脾也。动苦腹满胃中痛，上管有寒食不下，腰上状如居水中。沉涩，为身重足胫寒痛，烦满不能卧，时咳唾有血，泄利食不化。

后部（尺部）如内者，足少阴肾也。动苦少腹痛，与心相引背痛，小便淋，女人月水来上抢心胸，胁满，股里拘急。

前部（寸）中央直者，（腾）手少阴心、（潜）手太阳小肠也。动苦心下坚痛，腹胁急。实急者为感忤，虚者为下利肠鸣。女子阴中痒痛，滑为有娠。

中部（关）中央直中者，（腾）手厥阴心主也、（潜）手少阳三焦。动苦心痛，面赤多喜怒，食苦咽。微浮苦悲伤恍惚，涩为心下寒，沉为恐怖，如人将捕之状，时寒热，有血气。

后部（尺）中央直者，（腾）手太阴肺、（潜）手阳明大肠也。动苦咳逆，气不得息。浮为风，沉为热，紧为胸中积热，涩为时咳血。

前部横于寸口丸丸者，任脉也。动苦少腹痛，逆气抢心，胸拘急不得俯仰。《脉经》云：寸口脉紧细实长下至关者，任脉也，动苦少腹绕脐痛，男子七疝，女子瘕聚。

三部俱浮，直上直下者，督脉也。动苦腰背强痛，不得俯仰，大人癫，小儿痫。

三部俱牢，直上直下者，冲脉也。苦，胸中有寒疝。《脉经》曰：脉来中央坚实径至关者，冲脉也。动苦少腹痛，上抢心，有瘕疝遗溺，女子绝孕。

前部（寸部）左右弹者，阳跷也。动苦腰背痛，癫痫僵仆羊鸣，偏枯痹身体强。

中部（关部）左右弹者，带脉也。动苦少腹痛引命门，女子月事不来，绝继复下，令人无子，男子少腹拘急，或失精也。

后部（尺部）左右弹者，阴跷也。动苦癫痫寒热，皮肤强痹，少腹痛里急，腰胯相连痛，男子阴疝，女子漏下不止。

从少阴（尺内）斜至太阳（寸外）者，阳维也。动苦颠仆羊鸣，手足相引，甚者失音不能言，肌肉痹痒。

从少阳（尺外）斜至厥阴（寸内）者，阴维也。动苦癫痫，僵仆羊鸣，失音，肌肉痹痒，汗出恶风。

[脉感临床使用总结]

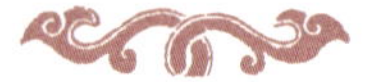

何谓如内、如外?(参见图7)

方法一:指腹正中,手指腹平面和骨面平行,轻轻下压,压至血管壁即将形变之时,感受手指腹的力感分布,桡侧力感强,即为如外;尺侧力感强,则如内。

方法二:两手中指同时感受,桡动脉的内外侧的力度,外侧(桡侧)力感大,称之为如外;内侧(尺侧)力感大为如内。

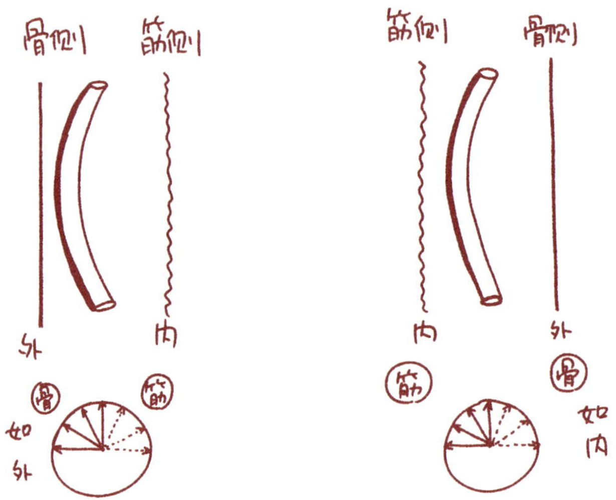

图7 脉动如内、如外致脉道移行示意图

直,"上腾""下潜"难明之时,把脉管想象为正在起飞(腾)和正在俯冲(潜)的飞机,此两种态势。起飞之势为腾,病在阴经动;反之,俯冲之势为潜,病在阳经动。

足三阳之病,皆动于脉道之外,故有脉道外侧诊督脉的应用,督脉为阳脉之海;足三阴之病,皆动于脉道之内,故有脉道内侧诊任脉的应

用，任脉为阴脉之海。（参见图 8）

手三阴之病，脉有上腾之势；手三阳之病，脉有下潜之势。

注意：脉道的“腾”，是动脉管壁有整体向上凸出趋势（脉管的粗细变化不大，脉道的变化较大），与浮脉（浮取力大为浮）不可同断。同理，“潜”是动脉管壁有整体向下凹的趋势，与沉脉（力度集中在底部为沉）不可同断。（参见图 9）

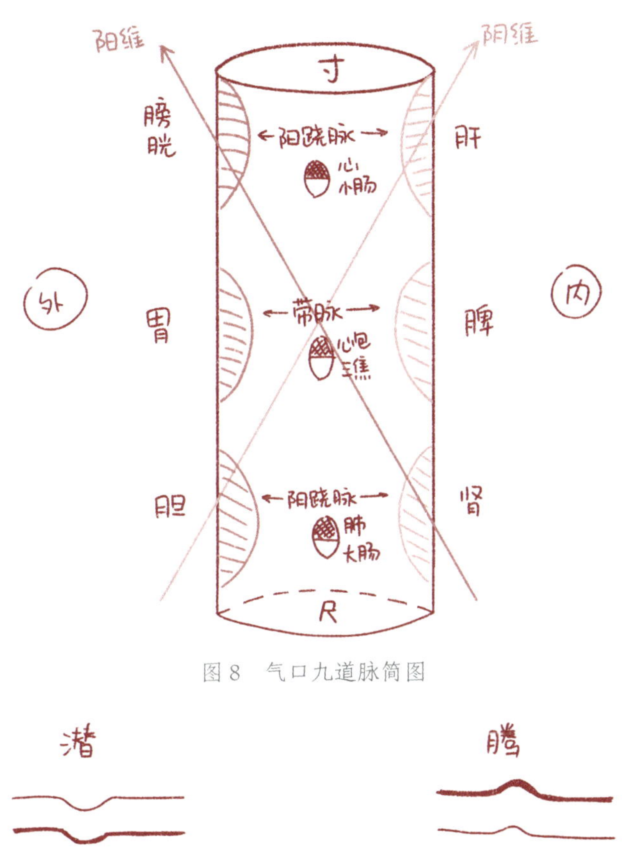

图 8　气口九道脉筒图

图 9　脉道潜腾示意图

若以爬行的蚯蚓比喻其差异：

“腾潜”和“如内、如外”是弯曲的蚯蚓；“沉浮”，蚯蚓仍然是平直的，“浮”——蚯蚓的背部力大，“沉”——蚯蚓的腹部力大。背部即浮部，腹部即沉部。

［配穴原则］

脉道移行，脉不足之时，①取本经之原穴、募穴（补）；②和本经的五输穴配合使用：

如：关脉如内且不足者，脾经动，脾为“土”，取本经五输穴中属“火”之穴，“土”者助之。同理，尺脉如内者，肾经动，肾之五行“水”，不足之时，取肾经属“金”之穴，“水”者助之。关脉如外不足者，阳土不足，取胃经属“土”之穴，“火”者助之。余皆仿此。

太过之时，①取相应背俞穴或病经的络穴；②和本经的五输穴配合使用：

寸脉如内而盛实者，此为肝经邪气实，“木”旺，取本经之“金”穴克之，或取本经之“火”，实则泻其子。如尺脉腾而有力，此为“金”实，以“火”克之，取“水”泻之。余皆仿此。

奇经八脉取穴原则：

阳维脉：先刺外关，再刺足临泣（尺内走向寸外）；

阴维脉：先刺内关，再刺公孙（尺外走向寸内）；

阳跷脉：先刺申脉，再刺后溪（寸部左右弹）；

阴跷脉：先刺照海，再刺列缺（尺部左右弹）；

冲脉：先刺公孙，再刺内关（三部皆牢）；

任脉：先刺列缺，再刺照海（寸口如丸丸动）；

督脉：先刺后溪，再刺申脉（三部浮紧空）；

带脉：先刺足临泣，再刺外关（关部左右弹手）；

[临床医案]

案 1.

女，68 岁，来时只言咳嗽，不语其他症状，默默伸手以示把脉。我诊其右寸口恰如丸动于寸口，问其妇科和小便情况，自诉咳嗽时尿失禁三年，同时伴有腰痛，依据任脉为病取之，右侧：列缺，照海穴，毫针刺之。

半小时后咳嗽好转，寸口脉动如豆的感觉明显减轻，再查其任脉，于肚脐下缘触及一结节压动痛，以毫针刺之，留针，嘱咐两天之后起针。腰痛好转，小便失禁好六七分。后再来如前法刺之，病愈。

案 2.

女，50 岁，牙科医生。右肘关节、肩关节痛，伴有头昏晕，肘关节不能伸直。在他处一直以颈椎病、网球肘治疗。来时观察其颈部、肘部有多处针刺之后的痕迹。轻轻触诊，查其关节部位的结节尽数被扫除。诊脉：其右寸脉如内浮弦而有力，按理取其肝募穴（泻之），再取中封穴（肝之五行“金”穴）。针刺右侧肝募穴期门（刺激肝包膜）后，疼痛明显减轻；再于中封穴刺之，患者活动，疼痛若失，头昏愈。后经过两次巩固治疗愈。

笔者使用气口九道脉，受益于一位不愿透露名姓的日本中医同道，气口九道脉及本间祥白针法皆受益于他，在此感谢这位异国前辈的教导！

一〇、《针经》诊脉刺脉法临床应用

《黄帝内经》关于刺脉法细节的描述甚多，以下是笔者在临床常用的刺法及体会。

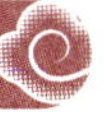

——脉动浅，刺之浅；脉动于深，刺之以深。

可以用于周身脉动脉刺法，若“动”处深，刺之深，如人迎脉动、委中穴脉动、天窗穴脉动、腹部脉动皆较深，则需深刺，才能刺到经隧，或者贯透脉管。

若脉动浅，刺之宜浅，如太溪、合谷、天府、尺泽、耳前动脉、颞浅动脉、趺阳动脉等皆于较浅处搏动，针刺以触及动脉或者经隧为“中的”，故只需浅刺。故知，针刺之深度必然由脉动的深度决定。

——脉之小者，气血不足，当以甘味之药调之。

阴阳俱不足，以甘味之药调之。临床见气血不足，遍查上下左右的脉口，皆见微细欲绝者不可用针刺，当以补气益血、大补元气之药，亦不可以与“至剂”，即不可以汗吐下法攻之。

经曰：“病在脉，气少当补之者，取以鍉针，于井荥分输”（《灵枢·官针》）。笔者临床观察周身脉口“动”不及之时，以针补之神效，此法在日本称为“接触针”，应用较广。（笔者初识此针法得益于一位日本针灸界的朋友）

笔者于不足之“脉口”处，用铜质盘丝柄的针灸针，截取其针柄一段，约1~2cm，胶布固定于体表皮肤之外，用以留针，对脉口不足的病痛效果极佳。此法也适用于“分间”虚软不足处，临床观察对“虚”所致的主症皆有疗效，安全性高，疗效肯定。此经验源于治疗一例气血不足、胃气虚损的肩周炎患者，初以毫针补不足处，效果当天可，但不能延续至第二天，予以皮下留针，反而疼痛加剧，次日依据“接触针”法，以上法留针柄而效。后以此治疗骨折后引发的慢性疼痛、慢性胃脘胀、寸部脉虚的失眠、寸部脉虚的咳嗽等等多能有意外之效。

——脉之大者，微泻其气，无出其血。

刺人迎动脉、股动脉、腹主动脉、升主动脉弓时，勿出其血，此为关键。笔者临床体会，动脉以毫针或圆利针刺之不易出血，盖因主动脉壁的弹性和韧性较好，以圆头针刺之，出针之后针孔瞬间即由动脉平滑肌收缩而闭合。刺大动脉时切记不要用刃针。刺脉，取毫针。

——脉之大小、缓急、滑涩，刺之不一。

大为实，当泻之；小为虚，当补之；缓为热，需刺络，或刺之针下凉；急则为寒，当以灸之，或先针后灸；滑则快刺浅刺，涩则刺入脉中久留针。

——刺（脉）涩者，必中其脉，随其顺逆而久留之。

（《灵枢·邪气脏腑病形》）

涩而无力为血不足，涩而有力如紧如弦为血瘀（治之当刺血）；血不足之时，脉陷，当顺着血流的方向，把针刺入脉中，待脉管充盈时出针；脉涩有力之时，泻之，针入逆血流方向，待脉管冲和不坚之时出针。

——刺滑者，疾发针而浅内之，以泻其阳气而去其热。

（《灵枢·邪气脏腑病形》）

笔者刺人迎动脉时用此法较多，人迎颈总动脉滑动之时，疾刺之，热去出针，刺热者，如手探汤。《灵枢》也有按摩颈总动脉治疗身热症的实例。

——脉浅者勿刺，按绝其脉乃刺之，无令精出，独出其邪气耳。

（《灵枢·官针》）

笔者在刺太渊脉动、趺阳脉动等较浅的脉动躁急时，以此法刺之，按绝其脉，即按至脉管底，以致脉管下游没有搏动时，刺之。

——脉之所居深不见者，刺之微内针而久留之，以致其空脉气也。

（《灵枢·官针》）

跳动于深部的动脉，以针刺到动脉壁，针下感觉到脉搏跳动时，微微再刺分许。

——脉急，深纳，久留之。

笔者刺脉动有力时，以手按之，贯透双层脉管壁。此处之“急”，有紧脉之意，刺寒者久留针且当灸之。

——脉缓，浅纳而疾出针。

此处脉缓因由热，以致脉管壁松缓，刺热者如手探汤。动脉壁亦属于“筋”，热则筋纵，寒则筋急；筋纵则脉缓，筋急则脉紧急。

——脉虚，浅刺之，使无精气外泄。

此当是按补经隧之法刺之，此脉虚，根据下句推测当是，其气不足，无力之象。

——脉实，深刺之，以泻出气。

笔者刺脉动有力时，以手按之，贯透双层脉管壁，以泻其邪气。邪气深刺之深，邪气浅刺之浅。笔者将《难经》菽分脉动部位及针刺邪气所在的层次结合使用。1~3菽动刺皮毛，4~6菽动刺血，7~9菽动刺之分肉，10~12菽动刺之筋，至骨动者刺骨。各部脉与正常脉比较，详见本书“二四、五痹脉法与五体刺法的应用”篇和“〇七、平人脉”篇。

——邪气盛，刺之大针；邪气虚，刺之小针。

此条是临床刺脉补泻时选择粗针、细针的关键，补泻和粗细都是相对的。临床针刺治疗时，切勿犯此戒。善用大针者，不论虚实，所有病都是大针；善用毫针者一直用小针。殊不知，针的粗细不是根据医生的喜好或善不善用决定的，而是根据病邪和正气的盛衰决定的。切记。

刺经隧调神调气，以及刺脉补泻气血，针下寒热补泻法。见本书“二三、针刺补泻与《调经论》探渊”刺经隧详解。

——脉代时，当泻其瘀络之血，且饮药。

经言，脉结代为络满经虚。临床遇到脉结代的患者很多，皆以此法刺之，脉代多为“心”有疾，心主血脉，故取络之瘀血以治心。汤药首选炙甘草汤加味。笔者也有以吐法治愈过脉结代的经验，以及刺腹主动脉、刺心脏包膜、刺人迎动脉、刺天窗动脉等治愈脉结代的医案。

——脉紧者，先刺而后灸之且饮药。

笔者初期刺脉，未明白此条时，遇到紧脉时针刺调脉，确实见针刺效果不好，很难让紧脉转为冲和，一度非常困惑，最后总是以汤药而愈。如麻黄汤、四逆汤、麻黄附子细辛汤等附子、细辛、吴茱萸剂愈之。后读到马王堆《阴阳十一脉灸经》其中记载“动”者灸之，再结合《内经》脉口和尺肤的虚实寒热的比较，才进一步明白针刺、艾灸、刺血的具体诊断和使用方法。

刺、灸、放血各有其适应证，不是凭借医者的喜好和善不善用确定的，而是严格根据查体、诊脉之后才可以正确使用，且各有禁忌，皆依“脉”而定。比如《伤寒论》曰：“微数之脉，慎不可灸。”《灵枢·终始》：“阴阳俱不足……弗灸。”体虚切不可大针，笔者临床有几则失败医案皆是因为急功心切，明知虚证而使用大针导致患者症状加重，刻骨铭心。

——脉下陷，则徒灸之。

对此条的感悟，源于恩师黄龙祥先生所著的《中国针灸学术史大纲》第五部，“手肝脉诊法：凡人着黄，五种黄皆同，其人至困，瞑漠不知东西者，看其左手脉，名手肝脉，两筋中其脉如有如无。又看近手屈肘前臂上，当有三歧脉，中央者名为手肝脉，两厢者，名歧脉。看时若肝脉全无，两厢坏，其人十死一生，难可救济，若中央脉近掌三指道有不绝，其人必不死。”此文对前臂厥阴心包经的体表浅静脉极为重视，甚至以之决生死。

后期笔者才在临床关注此脉，以及全身体表静脉的观察，凡见内关穴附近的浅静脉比较细的患者，其临床症状多有胸闷头昏，且男性大部分患有高血压（笔者观察部分高血压患者，尤其是寸口脉沉细紧的患者，其体表静脉大多细且不清晰。此现象，是一个肾病高血压的患者告诉笔者的。他说为什么我的血管比别人细？仔细查看其手背和前臂内侧的血管，确实极细于同等体格的成年男性。后期于临床观察确实如此。另外，此类患者多在喝白酒之后有血压下降的体验，受凉吹空调、喝冷饮之后血压升高）；若女性左内关穴附近络脉消失或过度迂回曲张，大部分患者有易怒、乳房胀痛、甲状腺结节等症，且经前期症状加剧，或更年期反应明显。让患者回家自行于体表浅静脉中断或不显之处艾灸，部分患者的症状得以缓解，甚至不药而愈。

后期在临床观察发现，有些患有心脏病、乳腺结节、甲状腺结节的患者，心包经的浮络也有异常坚凸的现象，取之刺络放血，效果确切。

——“脉大以弱，则欲安静，用力无劳也”（《灵枢·禁服》）。

此时宗气虚，不可针刺或放血，当以炙甘草汤。临床治疗多例，脉结代无力、少神不安者以炙甘草汤加味愈。

——“脉满，尽刺之出血”（《灵枢·癫狂》），“陷下则灸之”（《灵枢·禁服》）。此法长于标本脉法的标本部的体表浅静脉虚实比较，坚凸则刺血，下陷则灸之。

——脉症不合之时，若排除重疾或死症，则多为痧症。此于《痧胀玉衡》中有详解，其对刺微络、毛脉的记载详尽。恩师言：脉之真伪与“痧”密切相关，脉症不合的原因也常是因为“痧”，解结去痧之后，脉之真相即显。

一一、临床常用的诊-疗一体的脉口

［头面部］

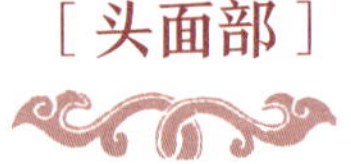

两额之动脉（颞浅动脉上行至头角的分支，在太阳穴上方1~2寸可以触及）；耳前之动脉（耳门前上方可触及）；两颊之动脉（面动脉，

咬肌止点前缘，可触及）；印堂动脉；鼻翼动脉（迎香穴）。

［颈部］

人迎；天窗；枕动脉；气舍（锁骨上部动脉）。

其中人迎穴的脉动非常重要：笔者个人觉得就像电脑的“一键重启”系统，很多症状都和此处动脉鞘的筋膜张力及血管紧张度相关，尤其是高血压、心脏病的患者，临床首选此处调平，天窗次之。

［手臂］

云门；极泉；天府；曲泽；小海；太渊；合谷－阳溪；神门。（本书合谷－阳溪特指合谷至阳溪之间的动脉。取此区域脉动最明显处，作为诊－刺脉口。）

曲泽脉动，当是《黄帝内经》中所说的“尺脉”。“善调尺者，不待于寸；善调脉者，不待于色”（《灵枢·邪气脏腑病形》）。此处之“寸”，当是寸口脉；此处之“尺”，当是曲泽脉动，以决生死。现代医学关于双臂脉压的诊断，也充分证明曲泽脉左右若一的重要性。

极泉穴两侧若一的调整，对两侧脉平的意义非常重大。极泉穴的调整，几乎直接影响天府穴脉动和曲泽、神门穴脉动的左右若一，以及有无。笔者临床刺极泉穴的概率也很高。

［下肢］

冲门；足五里；箕门；委中；太冲；趺阳；太溪。

[胸腹]

心包（虚里）；天突主动脉弓；腹主动脉；左右髂总动脉；左右髂内、外动脉；骶骨正中动脉。

以上是笔者常用作为诊－疗一体的脉口。

[有些脉口必须常动，否则为病]

如《素问·至真要大论》以天府、尺泽（曲泽）、神门、太冲、冲阳、太溪六脉的搏动有无决生死。其次太渊、合谷－阳溪、天窗、冲门、足五里、箕门、气舍、人迎、极泉、颞浅动脉、耳前动脉、面动脉、鼻翼动脉等也是需要触及搏动的部位，虽然未到决生死那般重要，但是如果触及不到脉动，一定是身体处于疾病状态。

以上常态下必须出现的脉，一定要上下相应，左右若一。通过比对上下、左右的力大小，形态粗细，脉的“静”“躁”，取“独动”之处刺之，令之与众同，此为刺动脉法的精髓，一言而终。

[依上下肢脉口逐级对比，以推断痹阻之所在]

上部常取——人迎；天府；曲泽；太渊。

下部常取——冲门；箕门；趺阳；太溪。

举例：若左右太渊不一，右大于左，此时逐级向上，比对两侧对应的脉。太渊左右不能若一，则再查两侧的曲泽脉动，若也是右大于左，则需进一步向上查两侧的天府脉。如果查到曲泽动脉时，其两侧大小相等，则可以确定，经隧之不畅必然在肘关节到手部，此时再巡查此段，以确定痹阻在此段的具体部位和层次。

同理，若太溪左右不一，则向上查箕门。若箕门亦不若一，则再查冲门。若冲门若一，则可知痹阻在髋至足。若两侧冲门也不能若一，则痹阻必然在腹部。

如此可减少遍诊法之时间，临床观察，大多数疾病以**人迎、太渊、太溪、趺阳**脉四处出现左右异常者较为多见，故遍诊法之初，先查此左右四部。若其中有“独”，则可采用向心逐级对比的方法，快速查出五体痹结的部位。

确定痹阻的节段，则左右六经五体互比，寻“结”，**“结”在脉大一侧，则泻之；“结”在不足一侧，则补之。**

人迎候一身之阳气，杨上善曰：真脏脉都在人迎脉处先见，故知胃气衰败或有异常之时的最先显露部位为人迎脉。故临床人迎脉常见左右不能若一。同理，太渊候一身之阴，故与人迎同等原理，凡阴气有变化之病，容易在太渊出现异常脉动。

趺阳候后天胃气，正邪交战之主气，故有邪气稽留，胃气与之相抗，则趺阳脉必然有所“动”；太溪候先天元气，且卫气循行体表分腠之后由此入里，故也易“动”。

凡正气衰、邪气实时，常以人迎、太渊、太溪、趺阳四处，最易出现独动。

[常用脉口“平人无病”时的“相应”及临床应用]

人迎 > 趺阳为顺，反此为逆；(《伤寒论》)

趺阳 > 太溪为顺，反此为逆。（《伤寒论》）

由上可知，人迎大于趺阳，但是趺阳又不可太小，不能小于太溪。

临床观察，太溪又常大于太冲。由此可得出：人迎 > 趺阳 > 太溪 > 太冲！若反此则病！

太渊 > 耳前脉，其力度比例约为：太渊为 10，耳前脉为 6~7。（此为张沛霖先生临床经验）

左人迎略大于右人迎。（此为周潜川先生经验）

女子：尺 > 寸，左 > 右；男子：寸 > 尺，右 > 左。（《难经》）

耳前脉 = 太冲（力度约相仿），若耳前脉动明显大于太冲，则说明肝气上冲；若耳前脉明显小于太冲，则说明肝气不升。（此为陆瘦燕先生医案所录）

笔者临床观察：太渊 > 神门；太渊 > 太冲；太溪 > 神门；太渊 > 合谷；趺阳 > 太渊；六岁以下的男童，太溪与趺阳脉基本相等；癌症晚期之时，太溪大于趺阳的情况确实很多见。

虽然太溪 > 神门，但是相差不太大，比如太溪远大于神门，出现 2~3 倍的差异，则说明肾经太过或是心经不及。余皆仿此。

上下相应，是指上下脉口力度的大小比例存在一个合理的范围，如果相差太大，则为病。余皆仿此。

笔者临床，先左右互比太渊脉，取太渊脉较小一侧，设定其强度为“10”，若太渊左右若一，则两侧皆为“10”。设定太渊之强度后，则以此为“参照物”，分别标注其他诸脉口之强度。如此便很容易找到独动脉口，以及太过不及之程度，以**差异最大的作为治疗脉口**。

长期以来的经验总结，上下相应的各脉口之间的比例、常态与病态，一目了然。

由于每个人的指下感知度不一样，所以笔者不公布具体数值比例，以免固化，或误导他人。但是每个人的感知度，相对于自己而言是稳定的，因此，只需临床反复积累，很快就可总结出各部脉之间的比例关系。

以“引”太过至“不及”治法，实则泻之，虚则补之：

——《灵枢·阴阳二十五人》：气有余于上者，导而下之。气不足于上者，推而往之。

——《灵枢·官能》：上气不足，推而扬之。下气不足，积而从之。

——《素问·阴阳应象大论》：血实宜决之，气虚宜掣引之。

楼英于《医学纲目》言之大意如下：

左右相失，而左大右小者，泻左补右；左小右大，补左泻右。

上下相失，而上大下小者，泻上部补下部；上小下大者，补上部泻下部。

由此可知：**上部脉口太过，取下部的输穴引气下行，且可于上部取实处泻之。如果上部不足，则取上部的穴位补之，引气上行**。上下相引之时，勿忘“横加之络”，解结令经隧畅通是“引气”的前提条件。

引气之时，不单单补不足的脉口动输，也可取分间松软凹陷者补之。同理，泻法亦如此，泻脉输之实者，也需泻其他痹结之处。所针刺部位，需依据具体循经查体而定。

若上部脉口不足，则予以补法，此时在上部脉口附近及循经查体时，应该侧重于对松软无力的肌肉间隙、肌骨间隙、骨间隙等进行阳性测试，左右对比其特异性，以定针刺点。

若是下部脉实，将泻之于下，在触诊下部脉口及循经查体时，侧重于对坚实有力的结筋、横络、骨膜凸起等进行阳性测试，左右对比，选择最佳针刺点。

上下不应时，亦是气机升降失衡，此时也可参照《素问·刺法论》：**气机升降失衡专有刺法**。

——郁而不升，即“上小下大”，上部脉口相对弱，而下部脉口略强：取相应五脏的本经本穴；

——郁而不降，即“上大下小”时，上部脉大，而下部脉弱：取克我者之阴阳表里经，取克我之阴经的“井穴”，取克我之阳经的“合穴”。

此时再查其寸关尺三部的“郁动点”，“郁动”在何部，则以与之相对应部位经络为“病经、脏”。（“上下不应”之病征，是否因此经的邪气稽留所致，应进一步查体。）

以寸关尺出现的“郁动”点定位，结合“上下不应处的归经、脏”，或结合气口九道脉合参定病经、脏。

［有些脉动只有在疾病或特定的状态下才会出现］

委中穴、昆仑穴，只有在邪气较盛的患者身上才能触及。笔者临床观察高血压引起中风的患者，此处多有压痛和搏动。

虚里脉动应衣，为气大伤，心肺衰，胃气败；虚里轻取动，重按不得是气虚；轻取洪大，重按虚细是血虚；虚里有形而动是积聚之候。小儿必诊虚里脉动，动甚不可攻，此是先天不足之象。

偏头痛的患者可以看到颞浅动脉的搏动，如角孙、太阳穴等处。

怀孕或者甲亢的患者天突穴搏动，心肺功能衰竭者亦可见。

中指蟹眼脉搏动则患神志病。

伤寒太阳之为病时，则枕后动脉明显搏动大于常态，刺之多能汗出而解；故曰，服桂枝汤反烦不解，刺风府、风池，却与桂枝汤则愈。

怀孕时可见左手寸上脉搏动，同时神门脉动射向少府穴。

鸠尾脉动，热毒攻心。

再如，癫痫或小儿高热惊厥者，皆于耳后有紫红怒张之静脉。

凡以上不该出现的脉，一旦临床发现即可视为“动”。所“动”之处，即是治疗之处，诊－疗一体的思维即是如此简单直接。

其中腹主动脉的肾间动气，其位置必须在神阙至命门穴之间，若上下左右偏转，即是病态，详见本书“五〇、刺腹脉——《难经》腹诊脉诊相参”篇。

诊肾间动气的方法：三指密布，探入神阙，若神阙按之无力松散无弹性（排除女性产后的腹直肌分离），脉动按之即散，此为肾根已失；触及脉动，推之可左右移行，多为死症；若腹硬如革且消瘦，腹脉动数、躁急无伦且上行过中脘，此亦为死症（笔者临床观察多例癌症晚期的患者，都是此脉——腹脉躁急无伦，动于中脘之上）。

肾间动气——冲脉的偏转对脉质的影响巨大，详见本书“五〇、刺腹脉——《难经》腹诊脉诊相参”篇。

肾间动气的位置偏转，和寸口脉的寸尺、沉浮、内外移行一样，既是诊断点，也是治疗点。

针言：

“杂合所治”需一起使用多种“诊－刺”体系时，必须遵从古典针刺法传承千年的“金科玉律”——**补不足，损有余！**反此皆为误治。如经所言“虚虚、实实”之误。

凡诊－刺体系的抉择与设定，都是在遵守此“金科玉律”的前提下，为达到“上工少涉，脉平为期”之目的而完成的。

一二、标本脉法及其灸刺应用

五脏者，所以藏精神魂魄者也；六腑者，所以受水谷而行化物者也。其气内干五脏，而外络肢节。其浮气之不循经者，为卫气；其精气之行于经者，为营气。阴阳相随，外内相贯，如环之无端。亭亭淳淳乎，孰能穷之。然其分别阴阳，皆有标本虚实所离之处。能别阴阳十二经者，知病之所生；候虚实之所在者，能得病之高下；知六腑之气街者，能知解结契绍于门户；能知虚石之坚软者，知补泻之所在；能知六经标本者，可以无惑于天下。（《灵枢·卫气》）

此处为何说是六经标本而不是十二经标本？此处似乎暗藏标本脉法之脉动、皮部、经脉、络脉，是手足同名经为一体。古人以足为根、手为枝比喻经络。由此可知，古人对标本脉之重要性看得极为重要，还有更多关于其重要性的经文不再赘述。

［标本脉法］

《灵枢·终始》“所谓平人者不病，不病者，脉口人迎应四时也，上下相应而俱往来也，六经之脉不结动也”。此处再言六经，上下相应，即是手足同名经的标本脉动，如手阳明气口阳溪，足阳明气口冲阳；手少阴气口神门，足少阴气口太溪；手太阴气口太渊，足太阴之气口冲门；等等。所谓“不结”是指无浅表静脉的郁结横络结如黍；所谓“动”是指与众不同之独动，异于常态之搏动。

标本不是一个点，而是有一定长度的区段，在标本范围内查体包括以下主要体征：

1. 气口脉动点，脉动之刚（紧疾）柔（缓和）、缓急、虚实变化，此谓之“动”；

2. 静脉的粗细、颜色、虚陷，或是鼓而坚；

3. 皮肤之寒热，以及皮下筋膜之缓急，审查卫气为百病母。

通过以上体征纵横比较，知病在何经，病之虚实，治之补泻，实则泻之，虚则补之。

“纵”指同一条经络标本上下比较，“横”指六经左右比较，见“独”

为病，灸刺补泻或兼以汤药，令与众同。

凡将用针，必先诊脉。一诊寸口及各经之脉口取独；二诊经络循行之上下感知经脉气口之虚实，皮肤寒热，以及结络和结筋。

脉之卒然动者，皆邪气居之，留于本末；不动则热，不坚则陷且空，不与众同，是以知其何脉之动也。雷公曰：何以知经脉之与络脉异也？黄帝曰：经脉者常不可见也，其虚实也以气口知之，脉之见者皆络脉也。（《灵枢·经脉》）

由此可知，但凡邪气所留之经络，其本末区域，要么独动，要么独寒、独热、独陷而空，或鼓而坚。

络脉，肉眼可见，经曰“望而知之”，如浅表静脉颜色和血管形态，表部微络是否有明显曲张。

尤其是在急性扭伤或骨折之关节部，最容易对比出异常形态的络脉，刺之出恶血，扭伤者症状可极大改善，骨折者可以快速减少肿痛，并利于后期骨折恢复。笔者临床治疗多例急性关节扭伤，总体来看，以儿童或青壮年急性扭伤时更容易出现“横脉”——形态特异、突兀而出者称之“横行之脉”。痛风患者，也容易出现横脉。

另，八虚诊部易出现“横脉”——心肺有邪之双肘，肾有邪之双腘，肝有邪在两腋，脾有邪在两髀。多能在这些诊疗一体的部位，对比出两侧的络脉异常，刺之出恶血，则脏腑邪气可去。

经脉之虚实不可以眼观之，应据相应气口之搏动知其虚实。

络脉和经脉的诊断，也是确定刺血部位之深浅的标准。

络脉病于邪气盛者，体表可见静脉形态改变，多如黍米凸起，或静脉怒张，颜色多青黑，以三棱针刺之出血。若此类患者寒亦盛，则以火针（或以小号三棱针当火针）酒精烧红之后刺之泻血。或刺络出血后，于针孔处以麦粒灸灸三五壮亦可，即经所言——先刺而后灸之。

经病者，气口必有变化，本经之标本脉动不相应。若独动且涩而坚，此为经脉病于邪气盛，当泻之，于本经深静脉刺血；若动不及，则补之，毫针刺脉补之，或以针补之经输。

若独动且坚而紧，按《灵枢·禁服》所言："（脉）紧，先刺而后灸之……且饮药。"此处气口之变化，也以独取寸口的方法相互验之。

《灵枢·病本》："病发而有余，本而标之，先治其本，后治其标；病发而不足，标而本之，先治其标，后治其本。"

由此可知，标本取穴之先后、标本部位之补泻，必须遵循补虚陷、泻实坚、灸寒刺热之原则。

若病因邪气有余之实证，当先取本部或脉动经隧泻之，或络脉或经脉刺血；若为病发于正气不足之虚证，当先取之标部，再取之本部。

［临床医案］

案1．中风

男，76岁，素有高血压、高脂血症、动脉硬化病史。2013年来诊，中风后遗症两年余，自诉左侧身体无力，走路脚软，左下肢廓清能力下降明显，伴有失眠，头昏，腹胀满，饭后甚，下肢静脉曲张，经过中医针灸刺血治疗多次。根据患者描述，都在大椎穴、委中穴附近皮表部浅静脉刺络拔罐放血。

查体：左侧委中穴脉搏动明显，且压痛，腘窝静脉曲张非常严重，左枕后动脉搏动明显，两侧腘动脉和枕后动脉比较，皆左侧压痛，且左侧脉大于右侧，其太渊口双关鼓动、沉取有力，双尺脉滑浊硬。

治疗：遵循《灵枢》先解结、而后调阴阳，实则先刺其本、后刺其标之原则，先在委中穴之腘静脉（不是腘窝处之浮络）刺血，刺后血出，待其寸口脉转缓和，止血；取卧位，再于中脘上下寻得一个异常压痛点，以5寸针尽刺之，待其双关部脉平。针后症减大半。

第二天再诊，诸症几消，左委中穴和枕后动脉皆转缓和，原来腹部气胀如鼓，自诉当天晚上饭后不胀，次日晨起可以轻松看到自己脚尖（治疗前因腹部气胀，以至于刷牙时都不能弯腰，也看不到脚尖）。因第一天刺血量大，脉平其七分，则以毫针引其阴阳。因患者年长，且路途太过遥远，随后让其回家休养，后随访约半年之后有所反复，但是因为各种原因，未能继续治疗。

思考此医案，为何初期刺腘窝处之浮络无效？后刺腘窝处之腘静脉有效？如何判断刺浮络还是刺经络？

案 2. 中风

女，67 岁，教师，自诉身体很好，排练广场舞时中风，由舞伴送到医院治疗。其女儿长期在我处治疗，因其母亲住院一个多月没有任何好转，心急来治，来时由其女儿女婿架进来。症状：左半身麻木无力，颈至腰部皆痛，心烦易怒，急躁，头昏，后头痛，双眉紧锁，愁苦面容。寸口脉双关尺细弦滑，双寸沉细不鼓，左寸口脉外侧动。

治疗：刺督脉上段，寻结筋针刺之，针后寸脉起；再比对两侧委中穴，右侧委中穴动而坚痛（此患者左侧身体麻木无力，反见右侧经脉瘀堵，刺脉病一侧，而非患侧，故而录之），刺之血出后，可自己独立行走，但仍有吃力感。一月数诊后，已经和常人步态无异，只是仍有少许麻木感，沿膀胱经标部查体，其左睛明穴压痛，毫针刺之，再寻膀胱经足跟外侧上约 4 寸一结筋刺之，症消。后听她女儿说，正常参加广场舞比赛去了，随访无复发。虚者先刺其标部，后刺其本部阳性反应点。

案 3. 腹痛

男，8 岁，因早饭后腹痛来诊。查其独右人迎浮滑动数皮肤热，右趺阳脉细皮肤凉，寸口脉细数，先用三指夹持人迎动脉向下推揉，兼以麦粒灸灸趺阳脉 7 壮，痛止。

案 4. 心悸

女，46 岁，主诉心慌胸闷，烦躁，失眠易惊吓，窦性心动过速，一天发作十次左右，每次持续约半小时，心率每分钟 140 次，伴有濒死感。西药治疗效果不佳，准备做射频消融。自己描述每次发作时自觉心脏要从嘴巴里跳出来。

查体：左神门脉动极弱，左太溪脉大滑动，手足少阴经一体，因为手少阴明显小于常态，足少阴大于常态（妇科盆腔炎或者月经将至时多见太溪脉动甚），腹部水分穴有搏动，且明显压痛。

治疗：取 0.14mm 毫针，顺血流方向轻轻沿血管壁针入神门，补经隧法；取 0.35mm 长 5 寸针，刺水分穴下方脉动处，针感传至胸骨后方，渐渐转心脏部，有蚁行感（若无可加心脏之募穴）；取 0.25mm 针，刺太溪穴，泻法，同时取足踝内侧瘀络放血，阴谷穴处瘀络放血，约十五分钟后太溪脉缓和，出针。

针后，神门穴脉动渐复，留针一小时；为观察效果，出针之后再逗留两小时，从针刺至离开，三个小时未再发作。嘱咐禁止吃水果和海鲜，尤其是苹果，《金匮要略》曰："林檎不可多食，令人百脉弱。"

一周后复诊，自诉症去十之七八，每天中午前后必发作一次，持续约十分钟，能够忍受。再诊时，神门穴脉动左右相差无几，太溪穴已经平，只有水分穴脉动痛还有原来三到四成，故以长针如上法取之，兼刺膻中压痛点放血。

此后正常工作如常人。后因食物中毒腹泻后微发作一次，来治疗一次，随访至今未作。

此病例，是证实手足之标本一体互通之医案。《黄帝内经》亦有治疗咳嗽取手太阴不效，再取足太阴经之记载。以足为根，以手为枝，或者说：手足一体，足为本，手为标。

注意：标部脉和本部脉是上下相应，不一定大小相等，或者说不可能大小相等，大小相等反而是病脉，如人迎脉和趺阳脉，人迎大于趺阳为顺，人迎趺阳相等则为逆，人迎小于趺阳者为大逆。

因此，如何感知脉之常态则尤为重要，如人迎大于趺阳为顺，但见人迎极大而趺阳极弱时，阳明经上逆，需引阳下行；若神门脉不足极弱，为心气不足；若神门脉搏动太过，是动则病，为心火炽盛；同理，如果太溪脉太细软无力，为肾气不足，若滑动太过，又为湿热下注。

因此，对脉之躁、静、清、浊之感受尤为重要。脉贵有神，脉贵有胃气，胃气至则脉缓。

十二经之标本脉法，是遍诊法之一，需要和标本、根结、起止、脉口相参合用，除了经络脉口的触诊比较，还应结合表部络脉颜色形态、皮肤纹理、皮肤温度等多角度对比，取“独”以治之，令与众平，正如《灵枢・终始》云：“持其脉口人迎，以知阴阳有余不足，平与不平，天道毕矣。”又，《灵枢・九针十二原》“凡将用针，必先诊脉”，此为针经之圭臬，不应被遗忘。

一三、尺寸阴阳和标本脉互参

寸为阳，尺为阴；寸应升，尺应降。

《黄帝内经》《难经》皆以寸口脉全息诊周身之疾，故可以移植此全息法与标本脉——寸脉及寸上脉和标部脉相应，尺脉和本部脉相应。

独取寸口脉之尺部为脉之根底、神之有无等判断的主要部位，尺部即是脉之本。

寸部脉不足，是标部脉不足，人体头面部、颈部等脉口不足。临床见寸不足时，考虑取头面颈部等气口补之，寸部脉可变充实。

[具体方法]

头面部的脉动左右互比，取不足一侧补之。其实，寸部不足的真正意义也在于此——寸不足，即人体的上部的气口不足，气机的升发不足。

通过寸口不足能够明确知道头面气血不足的现象，再进一步比对头面部的气口，取独弱处补之即可，引气上行。

笔者之体会：凡见寸不足之时，人迎穴之脉动多小于常态，且左右互比，其人迎脉动之时可见大小差异。用毫针以补经隧法刺之，寸部脉可立刻改善，相应病症也随之减轻。

同理，寸部脉浮滑有力之时，当取头面颈部脉动太过之处泻之无疑。

凡见尺部脉不足，定是本部不足，为气潜藏下降之力不足。浮而空，多是阳经本部的脉不足。

沉而无力，是阴经的本部的脉口可见不足。此时取独弱之处灸之，或者以毫针补经隧、补血脉的刺法刺之。

同理，尺部浮滑有力，多是阳经本部的脉动太过，如委中穴、冲阳穴的脉动明显大于常态，或明显大于其他部位的脉口搏动。以针刺贯透双侧动脉壁之法泻之，或深静脉刺血。

尺部脉沉实有力，多见足部阴经之脉动大于常态，或者足阴经左右搏动有显著差异，多以太溪脉动变化最为明显。此时亦当泻之。

简而言之，寸尺以应标本，沉浮以应阴阳（此《脉经·平三关阴阳二十四气脉》有详细论述）。

关部脉之异常郁动，应于腹主动脉异常搏动。选取腹主动脉脉动异常处（动甚，坚痛）入针，刺腹主动脉壁，关脉之异动可平。关脉主中焦，桡骨粗隆部对应膈肌，故知关部之脉动，全息于膈肌以下、肚脐以上的腹主动脉。

笔者临床根据《灵枢》刺蛟蛔之法，得知刺腹主动脉方法——“以手聚按而坚持之，无令得移，以大针刺之，久持之，虫不动，乃出针”（《灵枢·厥病》）。凡见关脉独动，可取膈肌之下、肚脐之上的腹主动脉搏动异常处刺之，患者症状多能得到极大改善，关脉之独郁动、独弦、独鼓大等验之，亦随之平和。

刺腹主动脉的体会：寻异常搏动、痛坚实处，左手为押手，用力按压至脉动处（压开腹部的内容物，防止针尖刺穿胃肠给患者带来巨大痛感），右手持针，刺之动脉壁，刺到动脉壁时可以明显感受到脉搏经过针传到手上，手下仔细体会，不可刺穿动脉壁，应沿动脉壁的外缘摩擦，且轻微滞针——即所谓“切而转之，其气乃行”（《灵枢·官能》）。

寸口太渊脉不但可以与标本相应，更全息于周身脉口。如寸口脉与头面气街、胸部气街、腹部气街、胫前气街的全息，见异动刺之。

寸部与颈部、头面部、上臂的气口相应，如颞浅动脉、面动脉、耳前动脉、人迎动脉、天府脉动、曲泽脉动。

关部与腹主动脉、肠系膜上动脉全息。

尺部与股动脉、腘动脉、胫前动脉、趺阳脉口、太冲脉口、太溪脉口相应。

[临床医案]

案 1.

女，30 岁，头昏，眼胀，颈部不适，自诉说话无力。

其左寸脉不足，比对两侧人迎动脉，左侧小于右侧，取 0.12mm × 40mm 毫针，顺血流方向刺入，沿经隧外侧刺激颈动脉壁，留针。查左寸渐出，再比对左右面动脉，亦如上，左不足，再补之，左寸复，症消，留针半小时。

次日来诊说，诸症皆好转，如前法治之，兼以圆利针松解颈部前缘的结节，症皆消。

案 2.

患者女，肺癌术后，心慌心悸，心悸时无力汗出，每次发作 10 分钟左右，每日发作十余次。

查体：双关脉皆浮郁动，左寸沉不足。

腹部循按，在下脘穴附近触及明显的搏动和痛坚点。

取毫针先刺巨阙穴和虚里脉动处，再取长针如刺蛟蛔刺法，刺激脉动处，患者告知针感先上达咽喉部，后传至心脏，此针感有节律性出现，走窜之后又渐渐消失，如此反反复复，留针一个小时之后出针。再诊时告知，针后一天发作一到两次，且症状明显减轻。如上法再巩固之，兼取前心、后心的微络放血，左寸低涩无力，有血痹之象，按五体刺法取之微络。

此患者，针两次之后，症状消失，后予药调理。

案 3.

女，56 岁，急性腰扭伤，平躺之后不能转侧，步行尚可，自诉夜里抱外孙把尿时扭伤。

查体：寸口脉、尺部脉明显沉实而紧，知因阴经的寒化所致，寸口皮肤寒，于左右三阴交、太冲、太溪进行比对，发现左太冲的搏动明显，浅表静脉也可见明显曲张，曲张处放血，太冲的脉动处贯透双层动脉壁泻之，同时右侧太冲麦粒灸，再让其翻身，已无疼痛感；查脉，尺脉紧消，症状消。

治疗急性腰扭伤的方法有很多，比如手背的腰痛点、人中穴、第二掌骨的全息、孔最穴至尺泽穴痛点、委中穴等等，当下止痛可以，但是否能够如期平脉，不得而知。

《黄帝内经》对针灸疗效的判定不是以当下症状消失为依据，而以谷气至——令脉转平和为目标。

笔者经常发现，针刺后症状消失，但是脉没有变化的，此类患者多短时间内复发。

也有见到独动之脉，用尽所学也难以改变其独脉的；但凡脉改变了，转向平和的，症状一定会减轻。

但是也有患者，针灸后脉象随即平和，下次来诊之时又转入原来病态之脉。此类患者多是病程日久或将体质衰败之人，至今没有良策，似乎属于以药调之的范畴，或许尚未探及脉“动”的源头，路漫漫其修远兮——但愿有一天能在经典中找到答案。

一四、扁鹊阴阳脉法与刺标本脉动

[扁鹊阴阳脉法——三阴三阳脉]

脉，平旦曰太阳，日中曰阳明，晡时曰少阳，黄昏曰少阴，夜半曰太阴，鸡鸣曰厥阴，是三阴三阳时也。

少阳之脉，乍小乍大，乍长乍短，动摇六分。王十一月甲子夜半，正月、二月甲子王。

太阳之脉，洪大以长，其来浮于筋上，动摇九分。三月、四月甲子王。

阳明之脉，浮大以短，动摇三分。大前小后，状如蝌蚪，其至跳。五月、六月甲子王。

少阴之脉紧细，动摇六分。王五月甲子日中，七月、八月甲子王。

太阴之脉紧细以长，乘于筋上，动摇九分。九月、十月甲子王。

厥阴之脉，沉短以紧，动摇三分。十一月、十二月甲子王。

——《脉经》卷五

笔者在临床中习惯将《扁鹊阴阳脉法》与《伤寒论》互参，此二者，皆强调：病脉、病症、病时的概念，在用药和用针时，多可相互佐证互参。

三阴三阳为“六”，《黄帝内经》中关于标本的论述以“六”为论，故笔者常常自问，《伤寒论》六经，标本脉六经，六皮部，三阴三阳脉合为“六”，这些只是巧合和相互引用吗？关于《伤寒论》六经和《黄帝内经》的六经是否同一，历来医家注解不一，在此不赘述。避免争议，只取《黄帝内经》中的六经：

手足同名经在《黄帝内经》中记载互治的多，如咳嗽为手太阴，治之以足太阴，曰脾肺同太阴，后世又曰脾为生痰之源，肺为贮痰之器；心脉急为手少阴，治之以足少阴，后世谓之水火既济；鼻出血，刺足太阳，不已刺手太阳；等等。

《卫气》《终始》《阴阳离合》等皆言“六经”。

笔者在使用标本脉动的时候，时常被“六”所惑，也许是某种愿望吧，总希望有与“六”相关的脉与之相应，遂反复比对三阴三阳脉和标本六经的应用。

如果除去《扁鹊阴阳脉法》关于时间及动几分为病的文字，则相应的三阴三阳脉如下：

——少阳之脉，乍小乍大，乍长乍短；

——太阳之脉，洪大以长，其来浮于筋上；

——阳明之脉，浮大以短，大前小后，状如蝌蚪，其至跳（动数有力)。

——少阴之脉,紧细;

——太阴之脉,紧细以长;

——厥阴之脉,沉短以紧。

三阴三阳脉,笔者临床应用体会(三指同取):

三阳经之脉,皆当浮取可得,其每一部脉的脉动皆应动于本部脉菽位之上。

浮而实(沉取有力),是三阳之实证,宜泻之;

浮而虚(沉取无力),是三阳之虚证,宜补之。

临床见寸口脉洪大长为太阳经病,沉取有力知为太阳经实证,即寻手足太阳经的标本脉动气口之"动"处,取"动"而有力者泻之;浮长无力为虚,当补之。

同理于阳明经病:寸口脉浮短(兼"动")有力泻之,浮短无力补之。

少阳经病:寸口脉乍大小,乍长短,有力泻之,无力补之。

三阴经之脉,当沉,即寸关尺三部皆低于本部脉的菽位。

沉而有力,取相应阴经"动"太过之处泻之;

沉而无力,取相应阴经"动"不足之处补之。

临床见寸口脉沉紧长而有力者,此为太阴经病,当取手足太阴经之气口验之,取其太过之处泻之;若寸口脉沉紧长而无力是为不足,取手足太阴经的不足之处补之可也。

同理,寸口脉沉紧细无力者补手足少阴的气口;有力者泻之。

寸口脉沉紧短,有力者泻手足厥阴经的气口;无力则补手足厥阴经的气口。

"阳"主动而散,则脉大,"阴"主静而收敛,则脉紧。故三阳经病脉大,三阴经病脉紧,正是甄别阴阳的入手处。

简而言之：三阳为浮大，三阴为沉紧；任按有力泻之，不任按无力即补之。此是三阴三阳脉的精髓。

从恩师关于经络的考证得知：经络之初期，先以脉动之处命经之名，把相关联的脉动如线引珠般地串联，渐渐发展为后期的完善的经络体系，即是：先有脉动，再由多个脉动连线成经络。

初言足阳明，乃是特指趺阳脉动；手阳明即是合谷－阳溪的脉动点；足厥阴即是太冲；足少阴即是太溪。

如此推及衍化，手足阳明经，脾肺同太阴，心肾手足少阴经的循环等。

独取寸口脉，以定三阴三阳脉的病变，应该早于人迎气口脉，因此，笔者一直在验证和体会，三阴三阳脉和人迎气口脉在临床取穴时是否吻合。

如：寸口脉（太渊脉动）之脉见浮长洪之时，为三阴三阳脉的太阳经病变，此时的人迎是否二倍于寸口？

如见寸口脉沉细紧之时，为少阴经病，此时的气口是否二倍于人迎？

寸口脉的有力无力，虚实补泻，与人迎气口脉的二阳一阴对应的补泻是否一致？

综合一例如下：寸口脉细紧无力，按三阴三阳脉法是少阴虚证，当补手足少阴经之神门或太溪之脉动不足之处，此时应当考虑人迎气口脉的吻合度——脉口二倍于人迎否？以及其阴阳升降取穴的问题，此二者是否能吻合？

人迎二倍于脉口，当刺神门引少阴之气上行，此时按三阴三阳脉是否恰好可以补神门穴？

脉口二倍于人迎，取太溪引阴下行，是否与三阴三阳脉吻合？

笔者至今还在临床验证中，二者相合时用针效果更精确。

［临床使用细节］

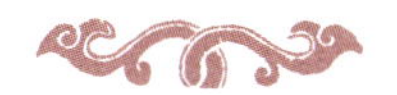

1. 寸口脉浮洪长为手足太阳经病。

查体：小肠经之腕骨、后溪、耳后、目外眦、阳谷、天窗；

查体：膀胱经之足踝外陷、委中、京骨、目内眦、枕后动脉、天柱穴。

根据寸口脉的虚实和以上诸脉的寒热、坚陷、动静，予以相应的补泻手法，刺后再诊寸口脉是否转为平和。

2. 寸口脉浮短，动甚（或如蝌蚪），为手足阳明经病。“动”——阴阳相搏，阳胜为动；阴阳相阻，阴胜为结。

查体：大肠经之合谷－阳溪、面动脉、鼻翼动脉；

查体：胃经之趺阳、人迎。

根据以上脉动的比较，是否上下相应，左右若一，取其“独动”之处，依据寸口脉的有力无力，补之泻之，补泻需要据寸口脉的虚实和“独动”之处的虚实决定。笔者以后者为准，但是临床大部分此二者的虚实吻合。亦有不吻合者，但最终以将刺“独动”处的虚实而定补泻。

3. 寸口脉乍大小，乍长短，此时少阳经病。

查体：三焦经之目外眦、耳后上动脉、阳池、和髎、中渚；

查体：胆经之耳前动脉、足临泣、外踝前凹陷、丘墟、听会等。

验其标本的坚凹、寒热、动静等，取“独”施以补泻。

4. 寸口脉沉细紧长，为太阴病。

查体：肺经之中府、天府、尺泽、太渊；

查体：脾经之冲门、太白、内踝上大隐静脉。

根据查体“独动”处的虚实，行补泻，灸刺（三阴之脉皆有紧意，勿忘灸之），刺后再次诊脉。

5. 寸口脉沉紧细乃少阴病，随其寸口脉的虚实在查体的过程中留意独弱、独大之处。

查体：心经之神门、极泉、背俞穴；

查体：肾经之太溪、舌下两静脉，或刺血，或刺其静脉壁（注意舌针刺脉的应用）。

在针刺补泻之后，一定要再次诊脉，看是否脉平。

6. 寸口脉沉紧短乃厥阴经病，视其虚实。

查体：心包经之腋下三寸（极泉）、大陵穴、劳宫；

查体：肝经之太冲、足五里、足大指毛际。

视查体独动之处的寒热、虚实、动静予以补泻。刺后再诊寸口脉的变化。

注意：在取脉口独"动"处刺之前，还需循经查寻结筋与结络——先解结，再刺气口，引气调之阴阳！

［临床使用原则］

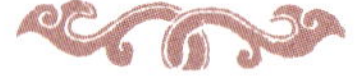

用针者，必先察其经络之实虚，切而循之，按而弹之，视其应动者，乃后取之而下之。六经调者，谓之不病……一经上实下虚而不通者，此必有横络盛加于大经，令之不通，视而泻之。此所谓解结也。（《灵枢·刺节真邪》）

凡治病必先去其血，乃去其所苦，伺之所欲，然后泻有余，补不足。（《素问·血气形志》）

根据三阴三阳脉知病经之所在，先于标本之间取之横络刺血，此为解结。

是谓先解结，再调阴阳。解结之后，再"引"太过之脉动，至不足之处。

[临床调脉的体会及经验]

临床使用的过程中，先三指同取，以知整体的六经为病和五脏邪气。六经治病，治之以标本、起止、根结、脉口等。知整体脉质的变化，知五脏的邪气，以刺腹脉。

先调整体脉质，以五脏邪脉刺腹脉，三阴三阳脉六经之病刺标本；再调局部，如寸口脉的独大、独弱等，以阴阳经五输穴五行生克补泻平之寸口脉，或以气口九道脉调之脉道。

[临床医案]

案 1.

患者男，43 岁，腰痛，年底在家打扫卫生，搬床用力之后即发作，过年时没有治疗，本以为拖过正月可以自愈，不想加剧来诊。

诊其脉：滑动而数有力，查其人迎、趺阳，发现左趺阳脉滑动甚，以泻动脉之法刺之——针逆血流方向贯透双层脉管壁，再取下肢胃经循行的怒张浅静脉刺血，兼深层静脉压痛处刺血，一次痛去大半，次日巩固一次后愈。

案 2.

患者女，35 岁，自诉因部门组织业务学习，久坐突发腹痛，来时面色苍白，恶寒，小腹抽痛。患者否定怀孕可能，排除宫外孕。

诊脉：脉浮大而长，重取不任按。

查体：耳后、天窗压痛；膀胱经之京骨、睛明穴压痛。

取毫针补之，第一针刺睛明穴时，疼痛即渐消。余处也皆补之，天窗以针压筋膜手法，令之觉得温热，脉转缓和。嘱咐多穿衣服，勿食冷。告愈。

录此以谨记：针下寒热补泻的应用，笔者初期刺脉太多，对刺筋膜的“分刺”法不够重视，“寒温”补泻所用不多。此案自省：凡刺不是以医者的偏好善用而定，而是以疾病的需要而定。

案 3.

患者女，腰酸小腹痛，久坐或劳累后加剧。自诉原来喜欢逛街，现在不想。

其脉沉紧细无力，查其太溪穴皮肤明显冷，以麦粒灸灸之，自诉有热感传入小腹，再诊其脉平，嘱咐回家自行灸之。后因他病来诊，自诉灸后痛愈，偶尔受寒略痛，仍灸原处一两次可愈。

录此医案为笔者自省：艾灸的重要性。笔者初期只以刺脉法与三阴三阳脉相结合，却忘记了“寒”当灸之，“陷”亦当灸之。

此法笔者验证，三阴三阳脉法和标本脉手足同名经的吻合度较高，临床有大量有效医案，皆以三阴三阳脉结合灸刺标本脉口之法治愈。

针言：

另有医家解读“动摇 X 分”，以“关”为界，分阴阳——**关前“动”为阳，关后“动”为阴**。关至腕横纹之长度为九分，以此为同身寸，分别度量“三分、六分、九分”。

关至所动部位长度为“动摇 X 分”，三阴（关后“X 分动”为阴），三阳（关前“X 分动”为阳）：

少阳之脉——动摇在**关前六分**与“乍小乍大，乍长乍短”；

太阳之脉——动摇在**关前九分**与“洪大以长，其来浮于筋上”；

阳明之脉——动摇在**关前三分**与“浮大以短大前小后，状如蝌蚪，其至跳”；

少阴之脉——动摇在**关后六分**与“紧细”；

太阴之脉——动摇在**关后九分**与“紧细以长”；

厥阴之脉——动摇在**关后三分**与“沉短以紧”。

以“动摇 X 分”确定“三阴三阳”与脉形脉位所定的“三阴三阳”能否一一吻合？抑或需要同时满足“脉形脉质及动摇 X 分”两个条件，才能确定“三阴三阳”病。

太阳脉洪**长**大，故动在关前**九分**；太阴脉紧细**长**，故动在关后**九分**；

阳明**短**跳，故动在关前三**分**；厥阴脉沉**短**紧，故动在关后三**分**；

少阳、少阴分别在关前后六分，居于三、九之间，故二者或言“乍长乍短”或不言长短。

依据动之 X 分，与长短类比，吻合度较高。因此，脉形脉质与动 X 分，以两者悉具定病经，可能性较大。

以上种种，皆为理论推演，需临床逐一验证，实践和理论之间，很难做到完美自洽。但是不同的脉诊体系，存在通行标准，比如此处的阳脉“大，洪，长，浮”，阴脉“细，短，紧，沉”；关之其后定“阴阳”等，与《伤寒论》平脉法所论述一致。如何选择脉法与针刺，谨遵“上工少涉，脉平为期”的原则！

一五、寸口脉全息刺法

为何寸口可以全息全身？气口九道脉皆独取寸口？为什么不能独取趺阳、人迎、太溪全息于全身？

诊疗一体的古典针灸体系思维之下，针刺他处气口可以调平寸口脉。那么其他脉口不平之时，是否可以通过针刺太渊寸口的寸关尺，调浮中沉三部的平与不平，治疗周身其他脉口的不平？

[为何寸口脉动可以全息全身?]

脉有三部九候,各何主之?然:三部者,寸、关、尺也。九候者,浮、中、沉也。上部法天,主胸以上至头之有疾也;中部法人,主膈以下至脐之有疾也;下部法地,主脐以下至足之有疾也。

(《难经·十八难》)

诸积大法,脉来细而附骨者,乃积也。寸口,积在胸中;微出寸口,积在喉中。关上,积在脐傍;上关上,积在心下;微下关,积在少腹。尺中,积在气冲。脉出左,积在左;脉出右,积在右;脉两出,积在中央。各以其部处之。 (《金匮要略》卷中第十一)

以上皆是以太渊－经渠穴之脉动为全息,太渊穴与经渠穴之间,有络穴列缺,再看看《黄帝内经》对络穴的应用:

1. 引本经太过之气,去向与其相表里的经络,故有引阴阳之用。

2. 现代的丹道践行者祝华英道长于《黄帝内经十二经脉揭秘与应用》曰:络穴是本经五输穴阴阳升降的分界处,站立举手式,五输穴位于络穴之上者,是引本经之气上行。位于络穴下方之五输穴,引本经之气下行!如以胃为例,络穴丰隆,足三里在其上方,刺足三里是引足阳明胃经之气上行之用,冲阳、内庭于之下,故可以引胃气下行。

此说与《灵枢·小针解》"所谓五脏之气已绝于内者,脉口气内绝不至,反取其外之病处,与阳经之合,有留针以致阳气,阳气至则内重竭,重竭则死矣。其死也,无气以动,故静。所谓五脏之气已绝于外者,脉口气外绝不至,反取其四末之输,有留针以致其阴气,阴气至则阳气反入,入则逆,逆则死矣"完全吻合。五脏之阴气竭,阴不足,当引阴上行,反取阳经之合穴,引阳气至,故为误治当死也;反之,五脏之阴不足,取之四末络穴以下,阴气下行,故亦死。

寸口脉，其中夹有“络”穴，故阴阳互感，可以全息，其他脉口处都不具备此特殊性。

笔者临床遇到与此相似医案，一个患者，汉族人，在藏族聚居区高原反应，心衰病危，人迎小于气口，此为阳竭，经一医针灸之后，愈发严重，发现其取穴阴阳升降有误。故笔者取阳经络穴上方之五输穴，阴经络穴下方之五输穴。引阳上行，引阴下行，此人告愈。

3.《难经·一难》曰：十二经皆有动脉，独取寸口，以决五脏六腑死生吉凶之法，何谓也？然：寸口者，脉之大会，手太阴之脉动也。人一呼脉行三寸，一吸脉行三寸，呼吸定息，脉行六寸。人一日一夜，凡一万三千五百息，脉行五十度，周于身。漏水下百刻，营卫行阳二十五度，行阴亦二十五度，为一周也，故五十度复会于手太阴。寸口者，五脏六腑之所终始，故法取于寸口也。

如此说寸口脉动的特殊，因为此处具备升降之性，因为有升降之性，才有《难经·三难》所谓的“关之前者，阳之动也……关之后者，阴之动也”。

无升降之功，不足以论阴阳。阴阳本为一气周流，因出入升降才有阴阳之分。

再回归诊疗一体的古典针刺的思维，遍诊法中，以“动”为病，凡动皆有邪气所聚，故针之刺之，以令经平，脉和则愈。

再看后世一些特殊的诊断治疗方法，比如脊柱相关疾病的诊断和治疗，耳针的诊断和治疗，舌针的诊断和治疗，都是诊断点即是治疗点。作为气口的大会，十二经之终，寸口脉是否符合诊疗一体的原则？

以寸口脉全息于全身脉口，先通过诊寸口，可以迅速得知十二经、奇经八脉的变化，再取十二经之气口，调寸口脉，调其寸关尺、浮中沉令平，以知其治疗是否有效。

十二经可以调整寸口之脉动，那么刺寸口脉亦当可以调十二经之平与不平。

刺寸口脉的体会:

1. 三指同取于9菽位,感受寸关尺的力度大小与浮沉,有太过或不及,直接取毫针依刺脉法于寸关尺局部“引”气,以令脉平。

2. 双手同取六部,寸关尺,左右逐一互比。虽然脉位、脉力、脉质各部不完全相同,但是左右出现明显差异之时,依“左右若一”之法补泻之。如右关明显无力虚空,左关明显弦急有力:则以补经隧手法刺右关脉动处;以刺脉法之泻法,刺左关部动脉(此左右寸关尺互比法,亦用于确诊十二经之太过不及,并于相应病经查体揣穴刺之)。

[临床医案]

案1.

一女,30余岁,产后咳嗽,哺乳期,只能针刺之,因为患者怕痛,只能以0.12mm的毫针调其气口,右寸口脉三部浮,寸脉低于尺脉。

诊脉:人迎大于脉口,按人迎脉口法,可以取太渊脉动升阴经之气,因为寸低于尺,针刺目标非常明确,取右寸口脉动刺之。

一令寸脉起,二令尺脉收藏。

取0.12mm毫针两支,一针顺血流方向入针,由经渠穴入针沿经隧刺向太渊;一针垂直经渠穴脉动刺入,贯透双侧脉管。

留针30分钟,咳嗽愈。患者初期描述说:有气感由前臂内侧走到胃脘,此时有咳嗽的冲动但是咳不出来;气感走动自然消失以后,便没有咳嗽的感觉了。

也许此案有争议,不足以证明,因为太渊本为肺经的原气所在,太渊、经渠穴本来就可以治疗咳嗽。

再看一则治疗踝关节痛案。

案 2.

一女，40 余岁，开素食馆。一天晚，与朋友去她处聚餐，她与同行一个朋友很熟，谈及踝关节痛三年余，多方治疗不效，请我为之治疗。因为当时没有带针，只有唯一一支无意间遗落在口袋的毫针，也许是天意吧。如果当时针具齐全，也许就没有以后针刺太渊的经验了。

诊之寸口六部，只有寸部脉不足。

遂取寸口独处，和同侧人迎相互比较，人迎三倍于气口。

理当升阴，降阳，先补后泻，阴一阳二。但是只有一根针，无奈先补吧。只能取太渊，寸之低处，把针沿太渊外侧经隧刺入，不刺到血管内，刺入脉管下方之后，用针把寸脉撬动几次，当时也是本能地想，寸部脉道下潜，把它撬平吧（如图 10 所示）。

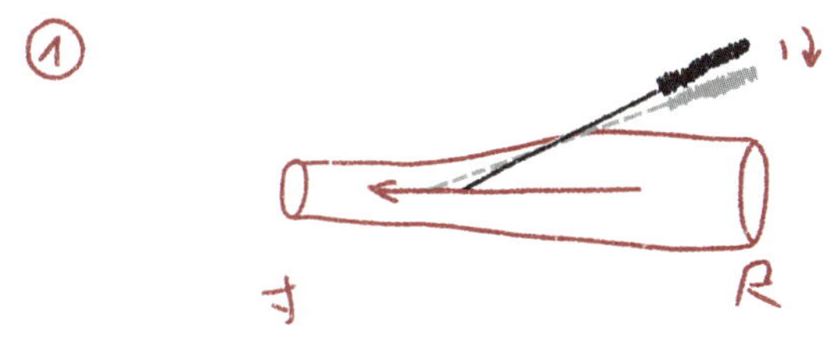

图 10　补寸部脉不足示意图

不想患者有明显瞑眩反应，和晕针截然不同。晕针——面色苍白，甚至休克，心里濒死感，恐惧等。瞑眩——如醉酒状，出细汗，头有点晕，无心慌胸闷现象。

再看寸部脉明显好转，再让她活动，踝关节疼痛已经消失。

案 3.

肩痛不适来诊，患者落枕愈后，唯肩痛未见好转，且伴有头晕。诊其寸口六部，左寸口寸上脉搏动明显，即有脉动从太渊斜向掌心方明显搏动。因滑动有力，故泻之，毫针贯透双层脉管壁，针入之后活动肩膀，疼痛消，头昏愈。

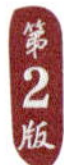

案 4.

患者胃脘痛。右关独坚，取毫针垂直贯透之，胃痛愈。

临床此类医案很多，后期做了刺太渊脉调十二经脉动和十二经调太渊脉的比较，所得结论：寸口脉，作为气至大会之处，可以调动十二经之脉动，但是仍然需要十二经的气口脉动协同，对气血充足者效果较好，且临床需要和人迎气口脉的阴阳升降协同使用，否则难免犯虚虚实实之过。

寸口全息应于全身刺之——其大无外，其小无内。

一六、寸口脉和三部九候全息之刺法

帝曰：何谓三部？岐伯曰：有下部，有中部，有上部，部各有三候，三候者，有天有地有人也，必指而导之，乃以为真。上部天，两额之动脉；上部地，两颊之动脉；上部人，耳前之动脉。中部天，手太阴也；中部地，手阳明也；中部人，手少阴也。下部天，足厥阴也；下部地，足少阴也；下部人，足太阴也。故下部之天以候肝，地以候肾，人以候脾胃之气。

帝曰：中部之候奈何？岐伯曰：亦有天，亦有地，亦有人。天以候肺，地以候胸中之气，人以候心。

帝曰：上部以何候之？岐伯曰：亦有天，亦有地，亦有人。天以候头角之气，地以候口齿之气，人以候耳目之气。三部者，各有天，各有地，各有人。三而成天，三而成地，三而成人，三而三之，合则为九，九分为九野，九野为九脏。故神脏五，形脏四，合为九脏。五脏已败，其色必夭，夭必死矣。

帝曰：以候奈何？岐伯曰：必先度其形之肥瘦，以调其气之虚实，实则泻之，虚则补之。必先去其血脉而后调之，无问其病，以平

为期。 ——《素问·三部九候论》

治疗原则：先刺血，再调阴阳以平脉。先去其血脉而后调之，无问其病，以平为期。“无问其病”，即不需要以病症作为治疗目标，亦不必以病痛的即时消失为目标，而是“以平为期”，以脉之平和为治疗目标。

恩师时常教导说：古典针灸某些诊疗体系已经非常成熟，古人已经做了反复的推敲和验证，吻合度极高，可以界定为——诊－疗一体。有些还未来得及验证，或者可能因为传承不充分，导致后人无法准确地使用古人的诊疗思维，需要后人在临床过程中反复验证以还原古典针灸的诊疗体系，从分散的诊疗体系中，寻找出能够诊－疗一体——诊断指导治疗最直接的体系。

笔者于临床过程中，非常重视各种脉诊与针刺的吻合度。关于独取寸口脉的全息方法，从《黄帝内经》《难经》时期沿用至今，其正确性经过无数医家验证，即使有些医家有发挥，但“全息”的思维未曾改变——浮、中、沉对应“动”之深浅，寸、关、尺“动”与上中下三焦对应，以判断气血的升降出入。

取独“动”平之，诊脉“取独”，刺“独动”之脉，谷气至而“脉平”。简单公式为：诊脉—刺脉—平脉，即取独—刺独—无独。

因此，笔者在临床过程中，注重以独取寸口之法与人迎气口脉、标本脉，以及全身遍诊法的气口比对，也相互综合使用。

对于寸口脉和三部九候的对应，初步设想对应如下：

——寸－天：上部天颞浅动脉，中部天太渊，下部天太冲；

——关－人：上部人耳前动脉，中部人神门，下部人趺阳；

——尺－地：上部地面动脉，中部地合谷，下部地太溪。

如寸部脉不足，在三部九候中的天部寻得不足之脉动，有则补之，再观察寸部的不足是否有改善，症状是否减轻。

若关部脉实，在三部九候相应的人部寻得，脉动坚之象，有则泻之，再查寸口脉的关部是否有平息，观察临床症状的改变。这是笔者在临床的常用方法。多个诊断体系的相互佐证指导治疗，寻找诊断和治疗吻合最高的诊－疗自洽体系。

关于寸口脉和三部九候的初步设想，通过临床验证很快发现吻合度不高，因此困惑很长一段时间。

通过反复临床，至目前成稿为止，笔者临床体会以下诊疗对应关系，吻合度相对于前者较高。

[寸口脉与三部九候脉细则]

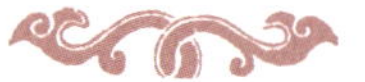

—上部天，两额之动脉（颞浅动脉上行至头角的分支，在太阳穴上方 1~2 寸可以触及）；

—上部人，耳前之动脉（耳门前上方可触及）；

—上部地，两颊之动脉（面动脉，咬肌止点前缘，可触及）。

~~ 中部天，手太阴也（太渊）；

~~ 中部人，手少阴也（神门）；

~~ 中部地，手阳明也（合谷－阳溪）。

== 下部天，足厥阴也（太冲）；

== 下部人，足太阴也（趺阳）；

== 下部地，足少阴也（太溪）。

其中对候厥阴之气的部位有分歧，箕门穴、太冲穴、足五里穴都有脉动，笔者临床三处皆诊，但是以太冲为主。

独取寸口脉之寸、关、尺三部，按《黄帝内经》全息对应于三部九候，得出如下结论：寸对应上部；关对应中部；尺对应下部。

寸口脉的浮、中、沉三部，亦与天、人、地相应：

上部的天、人、地：应于寸部的浮（天）中（人）沉（地）；

中部的天、人、地：应于关部的浮（天）中（人）沉（地）；

尺部的天、人、地：应于尺部的浮（天）中（人）沉（地）。

细化如下：

寸之浮部——两额之动脉；寸之中部——耳前之动脉；寸之沉部——面动脉。

关之浮部——太渊；关之中部——神门；关之沉部——合谷－阳溪。

尺之浮部——太冲；尺之中部——趺阳；尺之沉部——太溪。

笔者关于三部九候，天地人脉的理解：

天部脉应“浮”，应气机之“出”；

地部脉应“沉”，应气机之“入”；

人部脉主居中应“冲和”，令阴阳相吸，“出入”相交（人部脉正如“脾”居于“心肺”和“肝肾”之间，令沉浮冲和）。

如关脉浮滑有力，多是中部之天脉（太渊）升散太过，当泻之。

如尺脉浮散而无底，多是下部地脉（太溪）收敛不及，或下部人脉（趺阳）失于冲和。余皆仿此分析病机。

治疗仍需根据上下相应、左右若一的原则取“独动”，随其虚实，予以补泻。

［临床“诊　疗”细分］

如寸部浮不足（沉取也无力），取之颞浅动脉不足处补之（笔者临床发现，刺补人迎动脉，亦可快速补寸部脉的不足）；

寸部浮有力，取颞浅动脉泻之；

寸部脉沉实有力，取之面动脉泻之；

寸部脉居中动甚，则泻之耳前动脉；不足则补之。

寸部心肺之气，以浮为主，故当以浮部 > 沉部为常态。

若关脉大于常态，沉部（地）更有力而鼓，按之“形”太过，多是三部九候之中部神门脉动（地）有“异动”；根据左右神门脉比较，确定寸口脉“动”，同侧的神门补泻，临床效果确切。

若尺高于本位（大于常态），浮部（天）更有力而鼓，按之力太过，多是太冲脉动（天）有“异动”；根据左右太冲脉比较，确定寸口脉“动”，同侧的太冲补泻，临床效果确切。余皆仿此。

[临床“诊–疗”一体]

寸部脉与三部九候之上部相应，凡寸部脉“动”，即取上部：颞浅动脉、耳前动脉、面动脉，上下（相应）左右（若一）比较，取之独“动”处刺之，依据所刺处脉动虚实，应用刺脉补泻手法。

若见尺脉“动”，当于三部九候的下部，太冲（天）、趺阳（人）、太溪（地），上下（相应）左右（若一）比较，取之独“动”处刺之，依据所刺处脉动虚实，应用刺脉补泻手法。

[寸口脉与脉口·气街相应刺的典范]

寸口脉的寸关尺与上中下三部的脉口气街相应，寸口脉某部“郁动”则取相应脉口气街刺之，《灵枢·卫气失常》篇，堪称典范：

——黄帝曰：卫气之留于腹中，稸积不行，苑蕴不得常所，使人支胁胃中满，喘呼逆息者，何以去之？

——伯高曰：其气积于胸中者，上取之；积于腹中者，下取之；

上下皆满者，傍取之。

——黄帝曰：取之奈何？

——伯高对曰：积于上（者），泻人迎、天突、喉中；积于下者，泻三里与气街；上下皆满者，上下取之，与季胁之下一寸；重者，鸡足取之。诊视其脉大而弦急，及绝不至者，及腹皮急甚者，不可刺也。（此处断句方式恐有误，临床常见**“郁积”之脉力大而弦急**者可刺，郁积多以泻法。脉绝无力者，虚不可泻，故不刺。恩师补注：《玉版》“腹胀便血，其脉大，时绝，是二逆也”；从现代医学看，急腹症如急性坏死性胰腺炎，胃、十二指肠溃疡穿孔，绞窄性肠梗阻，急性坏疽性胆囊炎，急性化脓性胆管炎，急性腹腔内大出血等均可引起血压急剧下降，如不及时抢救可并发休克，脉象上表现为“脉大而弦急，及绝不至”；如急腹症出现腹膜刺激征，引起腹肌紧张，甚至出现“板状腹”，故曰“腹皮急甚者，不可刺”。）

郁积之脉多为“弦急大”，见于寸口脉的，寸部为上，关部为中，尺部为下；左应左，右对右。

——若兼右关弦急有力，则于右季胁部寻阳性点刺之；

——若左尺脉弦急有力，则以左下之冲门、足三里、胫前气街等处，寻阳性点刺之；

——若右寸脉弦急大，则右人迎至天突寻阳性点刺之。余皆仿此。

笔者临床以此治疗：胸腔积液所致的右胸胁痛，其右寸关尺脉三部皆弦急大，故人迎、季胁、足三里皆刺之而痛立止；风寒引发的眩晕，右寸上脉弦急，且右人迎亦滑大 > 左人迎，故刺右人迎而症消；寸口脉左尺部弦紧沉石内移，主诉胃脘痛，刺冲门而效。所见寸口之脉，多以“沉、弦、急、疾紧，如石弹手”为主，且依法刺之，多效。

故笔者认为：“……重者，鸡足取之。诊视其脉大而弦急，及绝不至者，及腹皮急甚者，不可刺也。”此段的断句有误，当如下断句：“……重者，鸡足取之，诊视其脉大而弦急。及绝不至者，及腹皮急甚者，不可刺也。”

恐为传抄之误，有如《灵枢·四时气》：“著痹不去，久寒不已，卒取其三里，骨为干。肠中不便，取三里。”这句经文，以《太素》传本为：“着痹不去，久寒不已，卒取其里骨（此着痹刺，六也。卒刺，燔针。唯上经‘卒’当为‘焠’，刺痹法也。里骨，谓与着痹同里之骨，名曰里骨，以其痹深，故取此骨之也）为骭［痹］。”“骨为干”为“骭”，类似胫骨、腓骨形态的长骨也包括肋骨。原意为：久寒骨痹，焠刺与痹相关的“骭”。因传抄之误，容易让人错误地理解为“久寒骨痹，焠针足三里”。

［临床体会及医案］

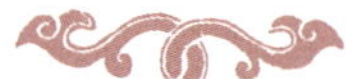

1. 凡不符合本位之常脉者（关于常脉可参《难经》《脉经》，本书“〇七、平人脉”篇亦有引录，在此不赘述），不论沉浮虚实，皆称之为“动”，异于常态即为“动”。

2. 凡任按、坚、动、有力、暴出者为实；不任按、陷下、无力、欲绝者为虚。

3. 寸口脉“动”于右，则刺右侧；寸口脉“动”于左，则刺左侧。依据所刺之处的动脉左右对比，知其虚实，以定将刺脉动的补泻。

案1.

女，37岁，产后三月余，哺乳期，突发右侧肝区至右背部和胃脘胀满来诊。

诊其脉，六脉皆不足，尤其左尺沉弱无力明显。根据脉象当刺下部地脉太溪。

查其：左右太溪，左太溪 < 右太溪。刺动脉法，补左太溪的经隧，针入瞬间，自述右侧肝区有一个气泡在右胁下滚动，留针半小时，出针症消。

案 2.

一女，小腹隐痛伴有双下肢乏力半月余，西医排除妇科炎症。

诊其右侧寸口脉沉实有力，依据脉当泻上部地脉。

查体：左面动脉 > 右面动脉（此人将刺脉动之虚实与寸口相反，曾治疗一个骨折后疼痛不愈的患者亦如此），故补泻依据左右若一而定，泻左侧面动脉，补右侧面动脉。针之后，右寸口脉沉实平复，患者告知小腹隐痛消失。

录此案以明示：在寸口脉的虚实和将刺之脉动的左右虚实不一致时，依据左右若一的原则，两侧同取，补不足，损有余。

临床还需进一步总结寸口脉的虚实与查体左右脉动虚实不吻合的原因，临床至今遇到多例。

笔者临床使用时，多与募刺法相结合，即刺腹脉引气。

一七、左右脉口与任督全息

韦刃先生的临床针灸经验：左寸口脉主血，为任脉；右寸口脉主气，应督脉。寸、关、尺三部，分别对应上、中、下三部。

若左关郁动，左为任脉，关为任脉的中段，故取任脉中段的穴位刺之；若右尺郁动，右为督脉，尺为督脉的下段，故取督脉的下部穴位刺之。

诸积大法，脉来细而附骨者，乃积也。寸口，积在胸中；微出寸口，积在喉中。关上，积在脐傍；上关上，积在心下；微下关，积在少腹。尺中，积在气冲。脉出左，积在左；脉出右，积在右；脉两出，积

在中央。各以其部处之。（《金匮要略》卷中第十一）

笔者临床体会如下：

“脉两出，积在中央”——两侧同部脉位出现相同的沉细附骨脉时，积在中，“中”即是任冲脉，或者督脉（任督冲居中）。如：双寸细附骨，积在任脉的上段；双尺细附骨，积在任脉的下段；双关细附骨，积在任脉冲脉中部。

推而外之，内而不外，有心腹积也；推而内之，外而不内，身有热也。（《素问·脉要精微论》）

脉外移为腑病（阳），内移为脏病（阴）。

脉内移为阴，外移为阳（气口九道脉）；

腾为阴，潜为阳（详见本书“〇九、气口九道脉”篇）；

浮为阳，沉为阴（《难经》）；

督脉病，浮空紧，脉不鼓；任冲病，沉牢，脉鼓。

进一步推理，双侧寸口脉的相同部位，出现相同的沉浮、凹凸、内外移行时，在任督冲此正中三脉。同时结合鼓与不鼓，定任冲或督脉。

如双关皆沉，附骨而鼓，当是积在任冲中段；皆浮而鼓，亦病在任冲；若不鼓，则病在督脉。单侧出现附骨脉，则于同侧寻“动”或“结”刺之。如左关独郁动而鼓在腹，左侧有积。

若双尺皆浮而鼓，积在任冲的下段。

同理，于内外移行一致时，亦当考虑病在“中”。

其中沉浮的判断，必须与各脏腑的本位脉合参：如左关肝脉动于10菽之上为浮，动于12菽之下为沉；右关脾脉动于7菽之上为浮，动于9菽之下为沉。余皆仿此，各部的沉浮必须和本位的菽分脉进行比较。

鼓与不鼓，对任、冲、督脉的病位甄别非常重要。鼓，为邪气实，鼓脉有力任按而躁动，如《金匮要略》脉细沉而附骨不绝者，为积。

鼓脉：不论脉之强弱，从皮毛，一丝丝渐渐按至骨面，其间脉动感皆于指目正下方有明显力感（指下无落空感）。

不鼓脉：不论脉之强弱，从皮毛，一丝丝渐按至骨的过程，会在某一个层次出现，指目正下方没有力感，其应力在指目两侧，左右弹手（压断之后，脉来之方向有冲击感，不在此类）。

郁动脉：在脉流沿尺至寸循行的过程中，其脉力相差不大，脉势相对平顺的，若某部突然从波谷至波峰的力度增加，且脉形如同驼峰一般凸起者，此为“郁动”，其身体对应部位多邪气稽留。气血在体内流转，如同河水在河道中平顺流淌，若行至暗礁处，其水流力量和平顺度突然发生改变，形成湍急涡流的状态。**郁动脉为正邪交战的体现**。如若正气衰败，胃气绝无，遇到邪气无力抵抗，则脉反而出现不紧、不急、不弦、不滑、不涩等无神之脉象。癌症晚期患者，大多会出现这样的脉象。“无神”脉之后，多伴随种种真脏脉出现，为难治。犹如暗礁虽在，而河流干枯，也便无湍流了。

［临床医案］

案 1.

女，38 岁，自诉时有小腹痛，每天凌晨 3 至 4 点腰酸汗出，白天工作时腰痛。

查体：双尺沉细不鼓，当取其督脉。令患者俯卧，细查于 L_5—S_1 之间有明显压痛，取 0.6mm × 60mm 的圆利针刺入，针感传至小腹和臀部，不留针，令其仰躺，对比两侧太溪脉，左太溪动明显，取 0.25mm × 25mm 的毫针，左手压持动脉令其不能移动，右手持针，贯穿双侧脉管壁，留针 30 分钟。脉转缓和，尺脉沉好转，出针活动腰部，按压小腹，其痛若失，后于例假期间轻微发作一次，即时针后即愈。

案 2.

女，53 岁，双侧膝关节痛。触诊两侧股四头肌腱有明显压痛点，自述受凉之后发作，自己在家以艾条灸之略有好转。

脉诊：双侧尺脉沉而不鼓，取督脉下段寻一个结节点，针刺之，针感传至胃，而膝关节痛愈。

案 3.

女，49 岁，头昏，前额痛，肩颈痛。其脉：双尺脉沉细不鼓。取督脉下段刺之，取圆利针磨骨令骨温，一次愈。

案 4.

女，60 岁，腰痛，尾椎痛，凌晨加剧。诊其脉双尺浮动而动鼓。寻肚脐正下方深层结节，针刺入，针感传至腰，翌日症皆消。

一八、气口天人合一

天人合一，仁者见仁，智者见智。下面的感悟只是笔者源于临床用针药调整冲脉——气口的粗浅体会。

一气周流，如环无端，行于十二经之气口，奇经八脉是气之大海、湖泊，以储气之所。

脉为气血之先见，气血互根，合而为一，一脉承之。

针刺之要，“必一其神，令志在针”（《灵枢·终始》），《黄帝内经》之守神，最后也落在一个“心”字上。

所谓脉动，其终究也是因为“心力”“心神”“炁”，引导气血循行于每一个脏腑——心肝脾肺肾，每一个层次——皮毛血肉筋骨。循行之后，必存有所过之处的信息，像一种记忆，藏于气血当中，于全身气口一一体现，如太渊寸口之寸关尺，十二经之原穴脉动处，等等。

气口亦不单纯是气血显示的窗口，也是身体异常能量、异常信息向外辐射的气道。同时再吸收天地之气息，以养生息，调整体内紊乱的气血运行态势。故经曰“阳受气于四末”（《灵枢·终始》）。

气口于人身体而言，最重要的莫过于此。故其变化，代表着天人之间的物质、能量、信息的交换发生某种变化。因此，脉口既是诊断之处，又是最佳治疗之处。

如上焦的能量太过，则三部九候之上部脉动甚，寸口脉之寸部脉洪滑浮动，此时即可视为人体上部脉口与太渊之寸部帮助身体向外排放过多郁滞的能量和信息以自救，故此时可以用针贯刺此寸部洪长滑数之处，以加速多余能量的疏泄，刺周身动脉去邪平脉之原理盖因如此。

如不足之处，针补脉虚，引天地之气入内以补之。

故可知，脉动之处，既是疾病的体现之处，也是人体紊乱信息的排泄之处，亦是人体之脉息和频率与天地交换、共振同化之处。

脉得浮紧之象，是人体欲将寒气排出体外，如伤寒脉浮紧，此是正气抗邪驱寒外出，同时也欲得天地“弛缓”之热性能量以自救。此即是病脉能够自愈到“脉和”的主要原因，人体的自愈机制，离不开天地人三者之间的能量交换。

脉太过，欲将体内之太过的能量泻于外——出；脉不及，欲吸收天地之能量于内——入。此二者，必是时时刻刻同步进行。

此时人体阴阳未败，尚未现决绝之象。故脉症相合者易治，此时身体尚可与天地交换，自愈力还在；若脉症不合，此为不被天地所养，故难治愈。

出入废则神机化灭，升降息则气立孤危。

（《素问·六微旨大论》）

若能如此看待经络等同动静脉的功能，那么对动静脉的偏见可能会小一些。

一九、人迎脉口脉法刺法

1. 人迎、气口的定位？
2. 比较力度，还是宽度？
3. 何谓脉躁？
4. 俱盛怎么解？
5.《黄帝外经》的经络顺逆运行。
6. 阴阳升降与补泻的问题。
7. 人迎脉口诊疗体系的构建背景。

凡刺之道，毕于终始，明知终始，五脏为纪，阴阳定矣。阴者主脏，阳者主腑，阳受气于四末，阴受气于五脏。故泻者迎之，补者随之，知迎知随，气可令和。和气之方，必通阴阳，五脏为阴，六腑为阳，传之后世，以血为盟，敬之者昌，慢之者亡，无道行私，必得夭殃。谨奉天道，请言终始。终始者，经脉为纪，持其脉口人迎，以知阴阳有余不足，平与不平，天道毕矣。（《灵枢·终始》）

思考：①为什么言“以经脉为纲纪”？经者，脉之不可见，诊于脉动之处，才能知经之平与不平。故言经，不言络。②脉口和寸口的区别？凡脉动处皆可称之为脉口，寸口特指手太阴肺经太渊经渠穴之脉动。

所谓平人者不病，不病者，脉口人迎应四时也，上下相应而俱往来也，六经之脉不结动也，本末之寒温相守司也。形肉血气必相称也，是谓平人。少气者，脉口人迎俱少，而不称尺寸也。如是者，则阴阳俱不足，补阳则阴竭，泻阴则阳脱。如是者，可将以甘药，不可饮以至剂。如此者，弗灸，不已者，因而泻之，则五脏气坏矣。

（《灵枢·终始》）

注：① 六经：手足同名经为大循环，如脾肺同太阴，胃肠同阳明。② 脉不结动：手足同名经的标本根结没有结络，没有异常搏动，没

有独动。

③ 本末之寒温：标本根结部的温度没有差异，热则泻之，寒则灸之。

人迎一盛，病在足少阳，一盛而躁，病在手少阳。人迎二盛，病在足太阳，二盛而躁，病在手太阳，人迎三盛，病在足阳明，三盛而躁，病在手阳明。人迎四盛，且大且数，名曰溢阳，溢阳为外格。

脉口一盛，病在足厥阴；厥阴一盛而躁，在手心主。脉口二盛，病在足少阴；二盛而躁，在手少阴。脉口三盛，病在足太阴；三盛而躁，在手太阴。脉口四盛，且大且数者，名曰溢阴。溢阴为内关，内关不通，死不治。

人迎与太阴脉口俱盛四倍以上，命曰关格。关格者，与之短期。

人迎一盛，泻足少阳而补足厥阴，二泻一补，日一取之，必切而验之，疏取之，上气和乃止。人迎二盛，泻足太阳补足少阴，二泻一补，二日一取之，必切而验之，疏取之，上气和乃止。人迎三盛，泻足阳明而补足太阴，二泻一补，日二取之，必切而验之，疏取之，上气和乃止。

脉口一盛，泻足厥阴而补足少阳，二补一泻，日一取之，必切而验之，疏而取，上气和乃止。脉口二盛，泻足少阴而补足太阳，二补一泻，二日一取之，必切而验之，疏取之，上气和乃止。脉口三盛，泻足太阴而补足阳明，二补一泻，日二取之，必切而验之，疏而取之，上气和乃止。所以日二取之者，太阳主胃，大富于谷气，故可日二取之也。

人迎与脉口俱盛三倍以上，命曰阴阳俱溢，如是者不开，则血脉闭塞，气无所行，流淫于中，五脏内伤。如此者，因而灸之，则变易而为他病矣。凡刺之道，气调而止，补阴泻阳，音气益彰，耳目聪明。反此者，血气不行。所谓气至而有效者，泻则益虚，虚者，脉大如其故而不坚也；坚如其故者，适虽言故，病未去也。补则益实，实者，脉大如其故而益坚也；夫如其故而不坚者，适虽言快，病未去也。故补则实、泻则虚，痛虽不随针减，病必衰去。必先通十二经脉之所生病，而后可得传于终始矣。故阴阳不相移，虚实不相倾，取之其经。

凡刺之属，三刺至谷气，邪僻妄合，阴阳易居，逆顺相反，沉浮异处，四时不得，稽留淫泆，须针而去。故一刺则阳邪出，再刺则阴邪出，三刺则谷气至，谷气至而止。所谓谷气至者，已补而实，已泻而虚，故以知谷气至也。邪气独去者，阴与阳未能调而病知愈也。

阴盛而阳虚，先补其阳，后泻其阴而和之。阴虚而阳盛，先补其阴，后泻其阳而和之。

三脉动于足大指之间，必审其实虚，虚而泻之，是谓重虚。重虚病益甚。凡刺此者，以指按之，脉动而实且疾者疾泻之，虚而徐者则补之。反此者，病益甚。其动也，阳明在上，厥阴在中，少阴在下。

补须一方实，深取之，稀按其痏，以极出其邪气。一方虚，浅刺之，以养其脉，疾按其痏，无使邪气得入。邪气来也紧而疾，谷气来也徐而和。脉实者，深刺之，以泄其气；脉虚者，浅刺之，使精气无得出，以养其脉，独出其邪气。

刺热厥者，留针反为寒；刺寒厥者，留针反为热。刺热厥者，二阴一阳；刺寒厥者，二阳一阴。所谓二阴者，二刺阴也；一阳者，一刺阳也。

久病者，邪气入深。刺此病者，深内而久留之，间日而复刺之，必先调其左右，去其血脉，刺道毕矣。

凡刺之法，必察其形气。形肉未脱，少气而脉又躁，躁厥者，必为缪刺之，散气可收，聚气可布。

深居静处，占神往来，闭户塞牖，魂魄不散，专意一神，精气之分，毋闻人声，以收其精，必一其神，令志在针。浅而留之，微而浮之，以移其神，气至乃休。

男内女外，坚拒勿出，谨守勿内，是谓得气。

凡刺之禁：新内勿刺，新刺勿内；已醉勿刺，已刺勿醉；新怒勿刺，已刺勿怒；新劳勿刺，已刺勿劳；已饱勿刺，已刺勿饱；已饥勿刺，已刺勿饥；已渴勿刺，已刺勿渴；大惊大恐，必定其气乃刺之。乘车来者，卧而休之，如食顷乃刺之。出行来者，坐而休之，如行十里顷乃刺之。凡此十二禁者，其脉乱气散，逆其营卫，经气不次，因而刺之，则阳病入于阴，阴病出为阳，则邪气复生。粗工勿察，是谓伐身，形体淫泆，乃消脑髓，津液不化，脱其五味，是谓失气也。

（《灵枢·终始》）

《灵枢·终始》篇把诊断阴阳的脉法，预后的脉法验证，针刺的禁忌，补泻先后，取穴多少，针刺的深浅，谷气至和脉的变化，针刺的频率，疗程等一一详述。

《灵枢·终始》篇人迎气口脉法，是笔者临床应用时间最长的脉法。授业恩师方中先生，一生研习《黄帝内经》《难经》五输穴的生克补泻平脉法。师父曾说，一本《灵枢》他最想明白的就是此篇，但已耄耋之年，脑力不够。故初入门时，先生给我的任务就是研读此篇。因此，对于人迎脉口，有着绕不过去的情结和羁绊。独自研习经典，通过临床案例回归经典。镜花水月，迷茫无助之时，遇到解惑传道的恩师黄龙祥先生，在恩师的引导下，才渐有柳暗花明之感，渐入古典针灸脉刺之门，至今，仍在通过临床应用反复探索。

[比较大小的是力度还是宽度？]

“上下相应”是不是上下相等？是宽度相等，还是力度相等？如：

1.《灵枢·五色》：脉之浮沉及人迎与寸口小大等者，病难已。

2.《灵枢·禁服》:黄帝曰:寸口主中,人迎主外,两者相应,俱往俱来,若引绳大小齐等。春夏人迎微大,秋冬寸口微大,如是者名曰平人。

3. 平人一呼脉行三寸,一吸脉行三寸,呼吸定息行六寸。

流体力:速度与力度呈正比,故知人迎气口脉应比较力度。按物理力学原理推论:同牵拉一根绳的两端,有往来的平衡力情况下,力一定是相等的,而绳的粗细可以不等。

可以推论,所谓平人脉是“力度”相等。正如《灵枢·禁服》所说:“寸口主中,人迎主外,两者相应,俱往俱来,若引绳大小齐等。”

而《灵枢·五色》所说“脉之浮沉及人迎与寸口小大等者”,此处之小大相等是指的粗细相等。人迎、太渊脉“粗细”相等,病难已。

“上下相应”又有变化一致之意,如上部人迎变大,下部太渊也应当变大,如正常人在剧烈运动之后,人迎、寸口一定是同时变大的,此时应该称之为相应,不能以“病”脉论治。

如果一个变大,一个减小或不变,都称之为不能相应,此时一定是病态。亦正如标本脉法,本末脉“动”之变化、寒温之变化应当一致,变化一致,即可称之为“相应”。

上下相应,若引绳大小齐等,此处“大小”可解为:变化“大小”,同时变大,或同时变小。

脉如引绳,又暗藏“平直”之意。有古典医案载,某病灸背俞穴,令脉平直若引绳而愈。平直,在气口九道脉中很有临床诊断意义。

[脉“躁”解]

《伤寒论》第4条:“伤寒一日,太阳受之,脉若静者,为不传;颇欲吐,若躁烦,脉数急者,为传也。”

脉得胃气则静,邪气来时则脉躁急。“躁”和“静”的区别在于胃气的充实与否。

躁脉，不一定是数脉，其脉多有刺手、蜇手感。初期体会躁脉时，很难体会其躁动的感觉，常与浮数、弦滑、急紧等脉混淆。

脉“躁”之时有紧意，有弦感，但是没有紧脉力持久，来时仓促弹及指下，瞬息即逝；也如弦，但是没有弦脉端长，很短，感觉如麦芒刺手。

曾经为了找出两个方法训练和体会与“躁”相似的触感：

1. 用旋转如麻花并绷紧的皮筋弹及指腹。

具体操作如下：旋转皮筋如麻花状，拉开绷紧之后，固定两端，让左手拨动皮筋，弹击右指腹，弹及指腹的接触面越小越接近（笔者个人右手无名指对躁最敏感，中指次之），也试过很多其他类似的弹性物体。

2. 用麦芒快速弹刮指目的感觉也非常相近，但总是缺少神韵。

3. 最终我得此脉感，是无意中在家中地上发现一只黑色甲虫，我怕不小心踩死它，于是想捉住它放到屋外，手指轻轻捏住它的时候，它在用力挣扎逃脱，甲虫的腿刮到手指腹的瞬间，忽然感觉到，原来“躁”之神韵，就是如此感觉：躲闪、挣扎、逃避、恐惧、敌意。故笔者体会，躁与静是对脉人格化的描述。脉有景象描述，如病蚕，如长竿，如虾游，如屋漏，如春风拂柳，等等。然而“躁”“静”更多描写的是脉的性格，长期感受多能有所体悟！

[“俱盛”解]

如果只是人迎和寸口比较，怎么解释俱盛的问题，当是如下情况才能成立：

1. 人迎与常态比较，寸口与其常态比较，才能出现俱四盛。

切其脉口，滑小紧以沉者，病益甚，在中；人迎气大紧以浮者，其病益甚，在外。（《灵枢·五色》）

人迎脉，浮大滑动为盛；寸口脉，沉紧小实为盛。

（《廖平医书合集》）

故知，人迎根据浮滑动大的感受是其几盛的程度；脉口，沉小紧实程度为盛，可有各自俱盛。吾真正明白俱四盛的手感，是守在一个将去世亲人的身边40余天，直至他去世，每天感受其人迎、寸口的变化。阴阳决绝之际，人迎脉日见浮滑刚动有力，寸口脉日见细弱而微，确是人迎寸口俱四盛的关格脉。

人迎脉，以洪大为盛，以劲动为盛，以浮为盛。

寸口脉，以细小、紧实、沉为盛。

而常态就是胃气冲和，脉缓静之态。故胃气来复与否即是治疗有效与否的关键。

或者说：人迎越洪滑动浮大，则阳经之邪气越强；寸口越沉实紧细，则阴经之邪气越强。寸口脉的常态，可以根据《难经》的菽位脉推理而得。人迎之常态，长期观察验之。

人迎、寸口与各自的常态比较，而知其几盛。俱盛之时，人迎日渐洪滑动大，寸口越发细小沉伏，此时便是上下不能相应，阴阳不能共荣，冲气不能为之和，故为病。

经过笔者长期观察，人迎与常态比较，寸口与其常态比较，以此作为“俱盛”之解，符合临床。

2. 人迎是两侧人迎左右互比，若有粗细大小的不均衡称之为人迎几盛；同理，双侧寸口左右互比，如有宽度之差异，也称之为脉口几盛。

《脉经》曰：“左手脉大，右手脉小，上病在左胁，下病在左足；右手脉大，左手脉小，上病在右胁，下病在右足。”故比较左右大小，则知病邪所在。

人迎以左为主导，取左右人迎的浮部相比；

脉口以右为主导，取左右脉口的沉部相比。

人迎以浮部宽大为盛，脉口以沉部小紧为盛。

至此才确立和明白“上下相应，左右若一”的遍诊法精髓。既然人迎、太渊是相应左右互比，推及全身所有脉口，都应该左右互比，十二经之原穴，三部九候的相应左右脉动处，等等，比较其沉浮、虚实、寒热、大小、粗细等。

笔者临床反复验证：以人迎－太渊左右互比法，以决定阴阳盛衰，更为妥帖。

——人迎候一身之阳气，若人迎左右不能若一，则邪气稽留在阳分，故此时补阴泻阳，为正治。人迎两侧相差较大，则说明邪气盛之程度不一，符合互比呈三盛则病在三阳、二盛则病于二阳、一盛病在一阳之分级方式。同理，太渊候一身之阴气，太渊不能若一，则邪气在阴分，邪气所在，其脉为盛。邪气所在阴分的层次，也如前法依据几盛而定。（此与扁鹊的三阴三阳脉以“动摇”于关之前后几分定病经层次有类似之处。）

且此左右互比法，更符合临床实际。笔者临床观察，大多数人，即便无病无症的情况下，仍然以人迎 > 太渊者多，因而以人迎－太渊比较其“几盛”作为临床诊疗的阳性体征，其意义不大。而临床以左右互比出现明显一倍、两倍、三倍差异之时，其临床阳性意义更大。**凡两侧互比出现明显差异时，绝大多数处于疾病状态。**

3. 法国古典针灸的践行者——仁表先生，于《古典针灸入门》一书中写道：左右人迎和右太渊比较。推理如下：

左人迎大于右太渊，称之为人迎几盛；右太渊大于右人迎，称之为脉口几盛。

人迎寸口俱盛时即如下：左人迎大于右太渊，同时右太渊大于右人迎。如先补后泻配穴，其升降和“气口九道脉”奇经八脉的配穴恰好一致。

4. 人迎和冲门相比，太渊－经渠和合谷－阳溪相比，此时可以出现俱盛。

（本书合谷－阳溪特指合谷至阳溪之间脉动最清晰处。同理于太渊－经渠。）

为什么取冲门，人迎在上为阳，胃经为阳，故人迎候一身之阳气。冲门在下为阴，脾经为阴，故冲门主一身之阴气。

人之气街有四：头面、胸、腹、胫前。人迎，乃是胸中气街，迎面而去之处；冲门，也是腹中气街去向胫前之门。

为什么取阳溪脉动处，太渊和阳溪一源两歧。肺和大肠一阴一阳互为表里。

5. 左人迎动脉名为人迎，右太渊动脉名为脉口。俱盛或倍，同侧上人迎、下太渊相比。

左人迎大于左太渊，即人迎几盛；右太渊大于右人迎，即脉口几盛。此时可以解释俱盛。

治法：左右各按上下比较，引阴阳升降的原则左右分治。如左人迎小于左太渊，右侧的人迎反大于太渊。治则：引左侧的阳经上升，左侧的阴经下降；引右侧的阴经上升，右侧的阳经下降，各行其道。左右各自根据阴阳升降治之，临床经常出现这样的脉象，左右两侧的人迎太渊比对结果相反。

6. 左关前一分为人迎，右关前一分为气口，此出于《脉经》，后世的《三因极一病证方论》中善用之，细述如下：

先比较，左右寸口的大小，左大为人迎盛，右大为气口盛。

当人迎盛时，左手寸部与左手关前分比较，寸低于关前一分为人迎一盛；寸与关前一分相平，为人迎二盛，寸大于关前一分，人迎三盛；

当脉口盛时，右寸脉与右关前一分比较，右寸低于右关前一分，为脉口一盛；右寸与右关前一分相平，为脉口二盛；右寸大于右关前一分时，为脉口三盛。

俱四盛，则俱大于常态，且寸部明显大于关前一分。

关于人迎脉口的定位，笔者至今仍在不停探索。

有以趺阳脉为气口；有以左寸口为人迎，右尺部为气口；有以左阳溪为人迎，右太渊为气口。

[临床“盛”“倍”的应用]

1. 左右人迎宽度互比（人迎，以浮宽为盛），左右太渊宽度互比（太渊寸口，以细实为盛），为确立几“盛”。

2. 同侧上人迎、下太渊力度互比，以此为“倍”。

3. 同侧上人迎、下冲门互比。

4. 同侧趺阳、太溪互比，以及左右互比。

笔者临证之时3、4的比较，多是在为1、2做验证。

以上方法协同使用，临床观察各自的吻合度。其中以同侧人迎、太渊的比较与人迎、冲门的比较吻合度高。

临床如何比较：

“盛”字比较：左右宽度互比较为简单，在相同位置比较即可。脉管与各自最宽处比较，临床经常发现人迎、太渊的左右粗细不一，可按脉刺之法，粗坚者泻之，细下陷者补之。根据“盛”之数，合于“躁”否，定病经及先补后泻。

正常左右相同部位的脉管粗细应当一致。

如右粗1，左粗2，有明显差异，称之为左两盛；

明显不及以上差异者，可以定为一盛；

明显大于以上差异者，可以定为三盛。

笔者临床遇到过一例人迎四盛以上的患者，此人左人迎几乎摸不到动感，右人迎洪大有力，从皮肤外即可看到人迎脉的搏动。

一例太渊四盛，肺癌、糖尿病患者，右太渊滑动，左太渊细微欲绝。这种病例临床遇到之后一生难忘。

“倍”上下同侧，人迎、寸口“力度”比较的技巧：

先寸关尺三部取力之独大处定位，与同侧人迎对应部位比较。

最大力点的手感定位方法：从浮到沉的过程中若是鼓脉（脉实有力至骨不中断，力感持续在指目下方），但会出现脉管在指下发生形变，形变则导致作用于指腹的受力面发生改变，原来脉管是凸出的曲面，形变后趋向于平面，曲面力感集中，平面力感分散，在力将分散却未分散处，力感最清晰，即为最大力点处。笔者个人中指力感比较清晰。

如是不鼓脉（指目在从浮至沉、丝丝下压的过程中有一个层次出现指目正下方无力感，指腹两侧有左右弹手的感觉）之脉，在指目正下方力将断未断时，力最大。

祝华英道长之经验：喉结为人迎之关部，其上为寸，下为尺，女性也以甲状软骨上切迹为人迎寸、关的分界点。

技巧一：

一倍：能感觉到人迎与寸口力感有区别；

三倍：人迎与寸口力度相差很大，明显有力感差异，指感一个明显力感大于常态浮滑刚动，一个明显细微弱；

二倍：介于一盛与二盛之间。

技巧二：

寸口脉，寸关尺三部，取最大力感处，和人迎对应处，于浮中沉三部分别比较。如，寸口脉，关部力量最大，故寸口关部与人迎关部的浮中沉分别比较其力度：

浮部互比，人迎浮部力度明显大于寸口浮部；

中部互比，人迎中部力度明显大于寸口中部；

沉部互比，人迎沉部力度明显大于寸口沉部。

——此为人迎三倍无疑。

若其中，中取力度大概相等无明显差异，即为人迎两倍于寸口，同理，其中有两层无明显力感差异，则为人迎一倍于寸口，太渊大于人迎之倍数也相同方法比之。

关于补泻总则，先补后泻，二阳一阴：

人迎一盛（躁，倍），足（手）少阳实证，泻足（手）少阳补足（手）厥阴；

人迎二盛（躁，倍），足（手）太阳实证，泻足（手）太阳补足少阴；

人迎三盛（躁，倍），足（手）阳明实证，泻足（手）阳明补足太阴；

寸口一盛（躁，倍），足（手）厥阴实证，泻足（手）厥阴补足少阳；

寸口二盛（躁，倍），足（手）少阴实证，泻足（手）少阴补足太阳；

寸口三盛（躁，倍），足（手）太阴实证，泻足（手）太阴补足阳明。

阴阳相引的补泻原则：

1. 凡六经手足大循环标本根结，近本穴和根部都是引气下行，标部穴引气上行。

2. 五输穴，络穴以上为引气上行，络穴以下为引气下行。采取站立举手式，手足同，如足三里在络穴之上方，举手式看合谷也是在大肠经络穴之上，可知足三里、合谷皆是引阳明经气上行，用于寸口三倍于人迎，三盛而躁用合谷，不躁用足三里。同时当引手足太阴之气下行，取足太阴脾经络穴下方的穴位。

当寸关尺三部等大，而人迎寸口不等时，需取络穴；以人迎三倍于太渊为例，且人迎穴脉动喉结上下大小一致（说明胃经整体气血太过），此时需取之丰隆，把胃经太过之经气导向与其表里的脾经。同理，

若是太渊三倍于人迎，寸口脉寸关尺大小一致，当取公孙。（祝华英道长经验）

3. 募穴、背俞穴，不足之经取之募穴；太过之经取之背俞穴。人迎太过，寸口不及，先取对应阴经的募穴，再取对应阳经的背俞穴；反之，寸口太过，人迎不及，则先取阳经的募穴，再取阴经的背俞穴。

总则：人迎为阳，太渊为阴。

若人迎脉大，先引阴经之气上行，再引阳经之气下行；

若太渊脉大，先引阳经之气上行，再引阴经之气下行。

《黄帝外经》有关于经络正负逆行的记载。手足阳经下行为顺，上行为逆；手足阴经下行为逆，上行为正。也有丹道修行家的实证经验，对此实证。

帝曰：不足者补之，奈何？岐伯曰：必先扪而循之，切而散之，推而按之，弹而怒之，抓而下之，通而取之，外引其门，以闭其神。

（《素问·离合真邪论》）

故知不足之处，需要先引气，闭神，乃可刺之。所以引不足之处时，先以左手循、扪、切、按，引气闭神，再刺之。

虚人将刺，腹部募刺之时需要多吸气，吞咽于腹中，乃可刺之。

进针、留针、出针的补泻，应遵《黄帝内经》之细节。补：顺气血；呼入针，吸出针，慢刺入，疾出针；留针时需令其温；出针后闭其孔。泻：逆气血；吸入针，呼出针；留针时令其凉；快入针，慢出针，出针摇大其孔。

针感补泻的技巧：

凡气血者，心神主导，欲引气至某处之时，需小针，令针下有微温痒之感为妙，痒，则心欲去挠，“心欲去”，则气血已至。

故泻，针下之酸胀感强，故经曰，切而转之，其气乃行。针感强，则心欲逃避，气血随之散。

[临床医案]

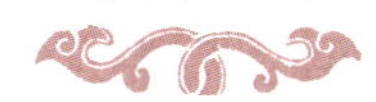

案1. 人迎三盛

男，75岁，顽固性头晕十余年，大便不畅，四五日一行，面部表情木讷，语言速度慢，吐字不清。西医诊断：老年性脑萎缩。无高血压、高血糖等症。

查体：双寸口脉沉弦紧涩，舌苔白腻，右人迎三倍宽于左人迎（左人迎细微无力，右人迎细滑数浮动有力），右人迎三倍于右脉口，左脉口三倍于左人迎。

患者心慌，头晕，自诉头部如铁箍紧绷，失眠严重，每天需服神经镇静类药物，即使是夜里睡着了，仍然觉得头昏难忍。

根据其脉，①左右人迎盛衰明显，当调之平；②左人迎、寸口需调平；③右人迎、寸口亦需调平。

取穴及刺法：左人迎取0.12mm×40mm的毫针，顺血流方向刺入，沿动脉壁外围经隧刺入，补人迎；

取0.25mm×75mm的毫针，逆血流方向刺入右人迎穴脉动处，针刺破两层动脉壁，以泻之。

同时取右侧的阴陵泉，以毫针补之，取右冲阳、内庭引阳明之气下行。

再取左脾经之络穴公孙（因为左寸口脉平而三盛于人迎），导太阴之气入足阳明胃经即可。

留针一小时后，脉稍有平和，患者症状有明显减轻，起针。嘱咐患者下午再针一次，如经所言针刺频率：

人迎或寸口一盛（少阳或厥阴）：每日一次；

人迎或寸口二盛（太阳或少阴）：二日一次；

人迎或寸口三盛（阳明或太阴）：一日二次。

下午3点来诊，左人迎已略有脉动，寸口脉之沉涩已有好转，再如上法调之，兼右侧足三里至足趺阳处寻瘀络尽去其血，脉又见好转，嘱咐患者晚上停服神经镇静类药物，明日继续针灸。

第二日来告知，昨天恐惧停药症状加剧，故药只减半，睡眠明显改善，睡着之后头昏症状消失。

此患者，以调平人迎太渊之法，兼左右相倾之法，调约5次，左侧人迎脉始变清晰。药物全部停服，且睡眠质量好转。家人说，眼中有神气，言语功能改善。共断断续续调整半年余，症状除去大半，后予中药调理。至今八十有余，一切安好，其间偶有轻微发作，针一两次可症消。

临床人迎气口脉医案很多，几乎人迎气口脉的思维方式贯穿每一种治疗。查人迎气口，以定病经病位，配合五体刺法、动脉刺法等。

凡将用针，必先诊脉，视气之剧易，乃可以治也。

（《灵枢·九针十二原》）

凡针药，第一要务先别阴阳。正常人身体，阴阳相互交合之功尚可，有急症虽勿治也无大碍，因阴阳能互根共荣；若是阴阳将决绝之际，用针之阴阳升降错误必致病情加剧，有几则高原地区心衰医案，至今记忆犹新。

案2. 脉口三倍人迎的心衰危症

心衰医案，所遇多是在藏族聚居区。

患者女，藏族，年40余。因为所在地区医疗水平较差，患者家属说，前两天有同村另一个患者，同样的疾病发作，在送往自治区医院的路上去世了。所以他们说，来不及送去，希望我为其治疗。

患者轻度昏迷，自诉可以看到五彩斑斓的光，不能平躺，需半卧位，呼吸急促，闭目神昏，手足冷，伴有冷汗出。

查体：左右太渊都三倍于左右人迎，寸口脉躁。寸口盛，尺肤虚。

治法：需引阳气上行，泻阴之太过，同时阴经放血，灸阳经。

取目内眦毫针补之，两侧人迎穴脉动处补之，两侧后溪麦粒灸。

取中指瘀络放血，内关放血。

再查体，比较两侧太溪脉和冲阳脉，左太溪滑动盛。泻左侧太溪处瘀络出血，同时以0.25mm×40mm的毫针贯透双层动脉壁，泻之。放血之后，患者神志渐渐转清醒，继续灸之。待脉躁动消失之后，让她伸出舌头，看舌下静脉，黑而怒张，用12号注射器针头刺舌下怒张之瘀络。

以上整个过程，大概约两个小时，患者呼吸好转，可以端坐，人迎脉已复，汗出止，神志清。为了防止复发，留针约四个小时，其间如厕可以在两个人辅助的情况下行走。第二天我特意让人打听患者的情况，告知良好。

深知此病，肯定不可能一次治愈，但是在人迎气口脉法的指导下，可以正确进行针刺补泻，艾灸及刺血急救。如若不能把握阴阳升降，必越治越趋向阴阳离决之变。

依据诊脉针灸者极少，或有人说：不把脉不是也照样可以治好很多病吗？笔者并不否认这样的事实，笔者曾经临床也不用人迎气口脉治病，甚至不依脉法指导，只是依据运动解剖学、神经解剖学、结构与功能相互依存的知识也可以指导针刺治病。现在想来，所幸的是，患者元气充足，阴阳互根之力尚且强大，虽有误治，病者稍有不适，终亦能自愈。

在阴阳将离决之际，阴阳不能互荣之时，对于阴阳相交，上下内外相“引”，以及顺逆的把握，诊脉就显得异常重要，生死一线。

笔者之所以执着于对人迎脉口的深究，也是因为所治疗的几位心衰病危患者，看似弥留之际的患者，以人迎脉口的比较，引阴阳升降，竟能转危为安。都是依据：诊人迎脉口，解结，引阴阳。

人迎脉口脉法，对判断整体阴阳交泰是否安定，阴阳是否共荣，几乎无可替代。笔者在临床使用时，经过反复的验证，效果确切，但是仍然无法如实还原古人使用时的场景，本章开头所提出的质疑，笔者至今仍然在不断探索。

人迎脉口诊疗体系的构建背景：

人迎脉口针法刺法，当是十二经完善之后所得出的诊刺法。

其原因有二：其一，手少阴心经，初只有神门脉口，无手少阴心经。而人迎脉口中曰：脉口二盛而躁，手少阴心经病。这必然是完善了十二经之后的针刺方法。其二，三刺而谷气至，于此篇提出，此是“分刺”刺肉肓引谷气的标志：一刺（真皮层）阳邪出；二刺（皮下筋膜层）阴邪出；三刺（肉肓）谷气至。分刺法取气穴，引谷气以平脉，明显不同于古典脉刺法：取“动”，刺独，候邪气至，刺脉。

故知人迎脉口脉法，适合于分刺法，刺肉肓引胃气以平脉。分刺的补泻与脉刺的补泻不同，后文“四五、脉刺、分刺与迎随补泻”篇有详述。

二〇、上下相应　左右若一

在人迎脉口，标本根结比较时，都是上下“相应”的对比，然而左右的对比亦很重要，比如左脉大，病在左；右脉大，病在右。痛在于左而右脉病者，巨刺之。

脉大，为邪气瘀滞；邪气稽留之处，故脉见“大”“急”或“躁”“浊”，古人以泾川河流比喻血脉，凡河道受阻或有暗礁之处，水流必然湍急，水面高涨。故以脉大定病处。

久病者，邪气入深。刺此病者，深内而久留之，间日而复刺之，必先调其左右，去其血脉，刺道毕矣。（《灵枢·终始》）

上下有位，左右有纪。（《素问·六微旨大论》）

随气所在，期于左右……以知其气，左右应见……

（《素问·五运行大论》）

黄帝曰：用针之理，必知形气之所在，左右上下，阴阳表里，血气多少，行之逆顺，出入之合……（《灵枢·官能》）

可知左右脉的比较在临床的意义极为重要。临床操作，“左右若一”比“上下相应”更简单易行。

左右两侧相同脉动处的脉体粗细，脉力度的大小，脉质清浊躁静，等等，需一一对比，分毫不差，左右若一无病，或曰未“动”。

凡左右比较不能若一，或两处皆“动”，或只一处“动”，“动”则刺之。

笔者体悟“左右若一”源自：

①颅骶椎疗法，对周身脉动的调整方法，其原文如下：导出静止脉动后，不做任何干预，静静等待，静候脚部颅骶椎脉动是否有改善。如果脉动活动度的大小相等，左右脚的脉动呈对称，则治疗目标完成。

笔者在接触很多西方的徒手治疗手法之后，发现颅骶椎疗法对医者守神的要求是极高的。恰恰在要求守神之时，同样提及“脉”，同样要求：上下相应，左右若一。即上下的运动频率一致，左右的大小一致。

与笔者一直思考的“取独”针刺平脉的古典针灸体系有交集，甚至是吻合，且治疗目标完全一致，皆调至：上下相应，左右若一。

其治疗，是通过对颅骶椎的脉动节律的重置，来改变全身的脉动节律和脉动力度；像极了笔者在临床针刺人迎动脉、虚里动处、冲脉等气之源头，以平脉。

既然调整颅骶椎可以改变身体其他部位的脉动，那么身体其他部位的脉动，亦必然可以调整颅骶椎的脉动。有作用力，必有反作用力；有阴必有阳。

②英国《柳叶刀》2012 年发表了一项分析，指出双臂血压的测量

比单侧的更重要。随之有关医学权威机构对双臂血压进行观察发现，双臂血压相差10个单位以上者，接下来得致命性心血管病的概率，要比相差小的高出38%。后来多个医学机构做同样的观察，发现左右压差较大的还会引发很多其他疾病，比如失眠、抑郁等。很显然，此是左右不能若一的原因。

通过治疗症状改善之后，再次测量两侧的血压，发现相差明显减小。

这和古典针灸针刺之后，以谷气至、脉冲和与否以确定治疗是否有效，完全吻合。故补则实，泻则虚，痛虽不随针减，病必衰去。

左右双臂血压的不一，其本质就是，两侧的尺脉（曲泽脉动）不能若一。而针刺的目的就是使两侧曲泽脉动若一。笔者在临床确有很多调（尺）曲泽脉动左右若一而治愈疾病的医案。

现代医学认为，血压仅仅是血液循环中摩擦血管壁的压力。曲泽处的桡动脉也仅仅是用来测量血压而已。

然而，古典针灸的思维就是直接调平两侧脉口，使之左右若一。故曰："实则泻之，虚则补之。必先去其血脉而后调之，无问其病，以平为期。"（《素问·三部九候论》）

③ 20世纪中叶，日本医家赤羽幸兵卫提出十二经井穴之热敏感度测试法。笔者曾读其著作，深受启发，其学术灵感源自其亲身经历的一次疾病，赤羽氏认为：人体十二经，手足相应处，正如镜子一般，相互影响，且应当相等。若有病邪潜伏在某经络，则对温度的感知即存在差异，尤其相同经络的井穴更为突出。上下不能相应，左右不能若一，皆为"动"，"动"必有邪气居之。

其切身体会，源自自身的一次治疗和细节的观察：

赤羽氏当时被凶猛的扁桃体炎侵袭，咽痛如刀割，高热，卧床不起，恶寒，取汤婆子温手足，放于双手、右足上一碰，烫不可忍，谁知放于左足时，不觉得热（此左足即为“独动”）。此时，其心有所感，暗想：扁桃体炎症是否和左足不知热烫有某种关联。细想，胃经过扁桃体而入于面部，遂循左足的胃经，从下向上寻找，终于在大腿之中央，寻得一个过度敏感的压痛点，以极细针刺入此点，约十秒钟，左足突然感觉汤婆子很烫，同时咽痛当下云消雾散，仿佛不曾病过一样。

此后，赤羽氏以左右相同的井穴，做热敏度测试，寻找左右不一的治疗处，调整身体的气血。如咳嗽取左右的少商测热敏感度，左少商5秒有热感，右少商30秒才有热感，故于两侧的肺经上寻找敏感点，补左泻右。若左右皆为10秒，或皆为20秒，即为左右若一，不予治疗，再寻其他经，取左右不若一者治之——刺此病者，深内而久留之，间日而复刺之，必先调其左右。

寻到左右不若一的经络，再在此经上寻找敏感点，即揣穴刺之。

引赤羽氏一医案：腰痛，左尺部脉沉明显，至阴穴右为120秒热，左为28秒热。热敏感时间存在明显差异，在右侧的膀胱经上揣穴得一点，刺之后，再测：右至阴穴为49秒，左为25秒，诸症皆减轻。

赤羽氏对左右热敏感度的调整，完全和古人对左右脉口的“若一”调平是完全一致的。

由颅骶椎疗法，到双臂压差的测量，到赤羽氏的热敏感度检测，完全符合标本脉法中所述：虚实、寒热、动静的比较，取不能上下相应、左右若一的脉口刺之，或揣穴刺之。

临床诊疗时，以独取寸口、或气口九道脉、或人迎脉口、或三阴三阳脉、或三部九候等，先初步判断病经所在，再左右比较相应的脉动处，若左右有差异，则调之，补不足，损有余，令之若一。

在揣穴的过程中，也应该同时注重左右两侧的比较，于已定病经，寻经揣穴，得某一处A点压痛过度敏感，再看对侧相同经络的同一部位a点的敏感度是否相同，若a处的压痛不敏感，则说明A是治疗点无疑。

临床使用体会：

若查体，两侧太冲穴不一，右太冲脉大，左太冲脉不足。

于刺脉之前，在左右的肝经上，寻反应点刺之——先解结。

再以相“引”的方法刺脉，右太冲泻之，左太冲补之。

泻者，大针，强刺激，不留针。经曰：刺热，如手探汤。

补者，以极细之针，微推，揩摩经隧引谷气至，久留针。出针后闭气孔，勿令气泻。

或刺虚，针入脉中；泻则贯透双层脉管壁。

“气口”，脉口的位置相对固定，而“气穴”需揣穴寻结节最为精确。

所揣的痛点有二：①为现在医家所言的筋膜高张力点、过敏点、神经敏化点、骨面痛点，刺之即可；②为穴之“肉肓”“空”处，两块肌肉之间隙，或肌肉与骨骼之间的凹陷，即肌肉外包膜。

刺气穴之分刺法，必须揣穴以定将刺处，穴“开”处必“空”或痛；刺脉口法须取“独动”处刺之。

三阴三阳脉、五脏邪脉或人迎脉口——整体调平，脉刺，募刺。

独取寸口、气口九道脉、三部九候等——局部调平。先初步判断病经所在，再左右比较相应的脉动处，若左右有差异，则调之，补不足，损有余，令之若一。“上下相应，左右若一”的诊疗思维，几乎贯穿古典针灸的脉刺法，不仅仅用针平脉如此，临床用药平脉亦如此。

明楼英《医学纲目》：

扪循三部九候之盛虚，视其盛处泻之，虚处补之。

左右相失，而左大右细者，泻左补右；右大左细者，泻右补左。

上下相失，而上大下小者，泻上部补下部；上小下大者，补上部泻下部。

左右上下皆相减而细者，审其何脏之减，以其减脏日时之衰者补其所减经，减脏日时之盛者泻其所胜经，候邪去真复而止。

故曰：刺不知三部九候病脉之处，则诛罚无过，反乱大经，用实为虚，以邪为真，真气已失，邪独内著，绝人长命也。

寥寥数语已然切中“上下相应，左右若一”，诊－疗一体之精髓。

关于何谓**“上下相应”**如本书前文述：**上下相应，一则，上下脉口力度的大小比例，在某一个特定的范围内，若变化太大，则为病；二则，上下脉口的节律相同。**

如：太渊 > 耳前脉，其力度比例约为：太渊为 10，耳前脉为 6~7；（此为张沛霖先生临床经验，可仿此总结其他上下脉口的比例，便于取“独”）

人迎 > 趺阳为顺，反此为逆；（《伤寒论》）

趺阳 > 太溪为顺，反此为逆。（《伤寒论》）

由上可知，人迎大于趺阳，但是趺阳又不可太小，不能小于太溪。

虽然趺阳 > 太溪，但是不能相差太大，比如趺阳远大于太溪，出现明显倍数的差异，也为不“相应”，“上下相应”亦仿此。上下脉口的大小存在一定规律及比例。

然而笔者临床观察“上下相应”：其**上下脉口跳动的节律能否同步也极为重要**；以及在**呼吸时，各自的大小变化是否同步**，也是作为判断是否“相应”的又一主要标准。有些患者可以明显的触及到上下脉口的搏动节律不能同步，此原因必然是“气”之行于脉外者受阻，无法辅助脉内之血气同时运行到远近两处，导致离心脏近的先搏动，远的后搏动；或者近心端的脉口跳 3~4 次，而远端的脉搏动 2~3 次，存在近心端脉搏次数多于远心端的现象。同理，呼气吸气时，两者的力度变化也不一致。

“上下相应”是脉内血气和脉外卫气相荣互根之体现，当经脉、经隧痹结，二者不能互根互荣之时，则近心端的脉搏节律和远端的节律不

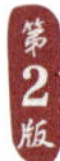

能同步，此也是上下不相应之原因。正如《灵枢·经水》曰："**手之阴阳，受其气之道近，其气之来疾。**"由此文可知，经脉与气道的远近，对其脉道中的血气来往有影响。当元气衰败之时，心脏搏动一次，与之相近的手部脉口多能与之相应。而与之相差较远的足部脉口则需要两次或三次的心脏搏动波叠加才能让足部的脉口出现一两次完整的搏动，并且其脉来时有颤动感，波形不全，力感不稳定（波形在手下起伏感不平顺，多呈锯齿状断落感）。

"上下相应，左右若一"——比较脉之强弱（大小），脉之节律（快慢促结代等），脉之质地（滑涩），脉管壁（紧弦缓），脉之清浊（躁静）。

临床观察一例"上下不相应"的脉征——太渊和太溪不能齐动，此为危症！（纵使病入膏肓，生命垂危之际，若太渊、太溪齐动，三五日内不会去世；若见两脉节律不同步，多在旦夕之间）

患者藏族，吾敬之如师，年86岁，以藏族人而言确是高寿，自觉腰痛，初以为长期打坐或久居高寒之地所致，后CT确诊为胆囊癌拟伴有壶腹部及胰头部转移。因患者拒绝使用全麻，只能局麻插胆管以姑息治疗，以静息休养为主。插胆管一年三个月后，老师要求我亲自为他拔引流管，大家深知他将离世。纵有千般不舍，但师命难违。此时脉象，已从一年前的沉浊不虚脉，转变为"无神"脉，缓甚且平坦无波，脉体大而起伏很小，稍重取则空，太渊50动而太溪30动左右，上下脉口的节律相差很大，收缩压上压50mmHg、下压30mmHg。两日后中午，蓝天熠阳，师于端坐中安然离世。

为医者有太多无可奈何，此一生不知要经历多少次如同战友、亲人一般的患者离世之痛，就像刚刚离去的"曾阿叔"，于生死离别之际，我所能做的只是默默陪伴，观察与记录随着血气的衰亡而出现的种种变化，为他这一生留下最后的痕迹。我不知意义何在，只为再尽一片心。

也曾绞尽脑汁，百般思量，希望他们能"起死回生，枯骨生肉"，终却无能为力！

为医者，难！难！难！

视频 3

脉刺取独技巧（上）

视频 4

脉刺取独技巧（下）

二一、脉有寒热真假辨

热极之脉：寸为阳（太渊－经渠脉动），尺为阴（曲泽脉动）。阳盛者，寸脉大于尺脉；如阳明脉动，脉滑动而实大；且太渊脉的寸关部滑动大于尺部，且尺部脉也实，此时需刺血、下法、吐法攻之。

若寸口脉细弱或无，只有尺中（曲泽脉）脉动数，此时必须要看人迎和趺阳脉，尺中（曲泽脉）动数而寸细微无力，多是真阳欲脱之象，切不可以大针夺气；根据人迎寸口，以毫针艾灸引阴阳相交方可。

热极如寒之症，其脉沉细伏，按之于骨不绝，此是热伏，此时太渊脉的寸关部大于尺部，且多为鼓脉之人；真阳暴露之脉：尺中（曲泽脉）动数如豆，寸已微弱。

曾经陪护一将去世亲人，做过详细脉诊记录，如下：

1. 右趺阳脉，最早消失，左侧趺阳脉时有时无，此时寸口脉见肝之真脏脉，弦如新弓之弦，躁急无伦。

2. 两侧趺阳脉绝，太溪脉动如豆，可以看到皮肤的搏动。

3. 寸口脉，由弦急无伦渐转为细弱无力，太渊小于尺中脉，太渊之尺部脉虚动无根。人迎脉洪大欲脱（此是见过印象深刻的人迎4倍寸口而躁急），此时是去世前一天，患者要吃西瓜、冷饮，汗出如油。

4. 太溪渐弱，太渊绝，曲泽、天府脉皆散大无力。

5. 天府脉绝。

6. 人迎脉绝，寿终。

其中2~3的脉症几乎是同时发生的，5~6的脉象也几乎是同时发生。

笔者临床观察，真脏脉在同一个患者的不同时期，可以出现两种或两种以上的真脏脉，可单行，可左右脉口同见，或同时显示不一样的真脏脉。我曾经连续观测一位肝癌晚期全身多处转移的老年患者，临终前两个月左右时，双太渊的革脉忽然转为“无神”脉——不弦不硬不紧。如古井无波，缺少生气，脉的波峰波谷之间振幅减小，但脉体不小，敦大濡软略散，重按无底。随之胃口大减，中西医用尽方法，仍然劳而无功。临终前十日左右，右手先出现“如钩、如麻豆弹手而无根”且散的心之真脏脉，约七日后，至“癸卯”日“亥”时，忽然血氧饱和度降低至80%左右，因住重症监护室治疗，得以及时救治。翌日，右手仍然是“如钩”散大的真脏脉，左手又见“弦紧弹石”脉在关尺部，又三日后“丁未”日“酉”时去世。

二二、脉有真伪

临床把脉时，患者的双手位置十分重要：若患者坐位时，自然屈肘手掌平面垂直于水平面，取立掌位。如果患者手掌心向上小臂旋外，其桡动脉脉道来处必有肌肉筋膜牵张，经隧脉道阻力增加，必然影响太渊的脉动。

如果仰卧位，针刺之前把脉，应双手自然放松立掌，置于中脘上下，医者双手把脉。

（藏医把脉时，患者的手势：双手放松立掌，前臂自然略外旋 20° 左右，患者的拇指做对掌趋势与其余四指指腹自然接触，如用五指捏撮某物。此法未见于藏医典籍中，但是藏族人示意医生把脉时，自然并拢五指指尖，显然是长期口耳相传的习惯所致。）

若临证对某一些脉把握不清时，应该仰掌、立掌、覆掌（掌心朝下）三个位置取脉，比较不同掌位下的脉动是否有变化，以此来判断脉的真伪。如果仰、立、覆三个体位，各部脉的沉浮、大小相同，此时脉的准确性较高，尤其是遇到危症患者，一定要比较真伪。

如果三部脉象不一致，需要与趺阳脉、太溪脉、神门脉、天府脉、曲泽脉、太冲脉、太渊脉等合参。

《脉经》卷十：寸口脉沉着骨，反仰其手乃得之，此肾脉也。刺肾俞，阴维。（仰手、覆手、立掌充分暴露或牵张脉道，观察脉之形态是否有明显变化以知真伪。仅此一句，便受益良多！）

陶节庵曰：病人若平素原无正脉，须用覆手取之，脉必见也。

天生反关脉之人，多是经虚络满。“经”不可见，深静脉、动脉属于此，属阴，脏之气；“络”可见之浅静脉，腑之气，属阳。

反关脉有后天形成者，多为外伤或惊吓震动心神，脉脱旧道，待年长日久，不能复移。临床见一侧反关脉者，常问是否有外伤或惊仆史。天生反关脉多是双侧。

对于“取独”不精准，或有疑惑时，需要用以上方法进行验证。

二三、针刺补泻与《调经论》探渊

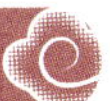

黄帝问曰：愿闻九针之解，虚实之道。岐伯对曰：刺虚则实之者，针下热也，气实乃热也。满而泄之者，针下寒也，气虚乃寒也。

菀陈则除之者，出恶血也。邪胜则虚之者，出针勿按；徐而疾则实者，徐出针而疾按之；疾而徐则虚者，疾出针而徐按之；言实与虚者，寒温气多少也。若无若有者，疾不可知也。（《素问·针解》）

经文先论述了针下温为补，针下凉为泻；又论述了入针、出针之补泻原则。

刺实须其虚者，留针阴气隆至，乃去针也；刺虚须其实者，阳气隆至，针下热乃去针也。经气已至，慎守勿失者，勿变更也。深浅在志者，知病之内外也；近远如一者，深浅其候等也。如临深渊者，不敢惰也。手如握虎者，欲其壮也。神无营于众物者，静志观病人，无左右视也；义无邪下者，欲端以正也；必正其神者，欲瞻病人目制其神，令气易行也。（《素问·针解》）

岐伯曰：经虚络满者，尺热满，脉口寒涩也，此春夏死，秋冬生也。帝曰：治此者奈何？岐伯曰：络满经虚，灸阴刺阳；经满络虚，刺阴灸阳。（《素问·通评虚实论》）

岐伯曰：神有余，则泻其小络之血，出血勿之深斥，无中其大经，神气乃平。神不足者，视其虚络，按而致之，刺而利之，无出其血，无泄其气，以通其经，神气乃平。

帝曰：刺微奈何？岐伯曰：按摩勿释，著针勿斥，移气于不足，神气乃得复。帝曰：善。有余不足奈何？岐伯曰：气有余则喘咳上气，不足则息利少气。血气未并，五脏安定，皮肤微病，命曰白气微泄。

帝曰：补泻奈何？岐伯曰：气有余，则泻其经隧，无伤其经，无出其血，无泄其气。不足，则补其经隧，无出其气。

帝曰：刺微奈何？岐伯曰：按摩勿释，出针视之，曰我将深之，适人必革，精气自伏，邪气散乱，无所休息，气泄腠理，真气乃相得。

帝曰：善。血有余不足奈何？岐伯曰：血有余则怒，不足则恐。

血气未并，五脏安定，孙络外溢，则经有留血。

帝曰：补泻奈何？岐伯曰：血有余，则泻其盛经出其血。不足，则视其虚经内针其脉中，久留而视；脉大，疾出其针，无令血泄。

帝曰：血气以并，病形以成，阴阳相倾，补泻奈何？岐伯曰：泻实者气盛乃内针，针与气俱内，以开其门，如利其户；针与气俱出，精气不伤，邪气乃下，外门不闭，以出其疾；摇大其道，如利其路，是谓大泻，必切而出，大气乃屈。（《素问·调经论》）

上文所得补泻结论：①针下温热感为补，针下凉感为泻；②呼气入针，吸气出针为补；吸气入针，呼气出针为泻；③慢入针，快出针，闭气孔为补；快入，慢出，摇大气孔为泻；④放血为泻，艾灸为补。

［临床使用经验］

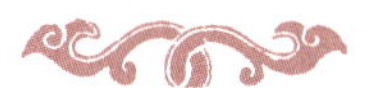

1. 毫针刺气穴补法：跟随呼气，慢慢入针，待针下热，吸气瞬间快出针（去如弦绝），以手闭气孔。虚人先吞气于腹中，再刺之。

针下热感，需暗劲擎针，略顺时针滞针，微微按压筋膜。注意：切不可刺破筋膜，刺破则气不至。

留针时，令患者意守在针，想着针下热，同时让患者呼气快，吸气悠长。

2. 毫针刺气穴泻法：随吸快入针，呼气时慢出针，摇大气孔。

针刺到静脉时微微滞针，令气行，再滞住筋膜之后轻轻回拉，针不能脱离筋膜。

留针时，让患者快速吸满，呼气绵长，同时令患者志在针，引导针下凉感出现。

毫针刺气穴，补泻还应和经络循行的方向配合，顺经络循行方向为补，逆经络循行方向入针为泻。

3. 毫针刺经隧补泻：经隧者，脉管壁及脉管壁外包绕的结缔组织。经脉之外，以行卫气。经曰：气行脉外，血行脉内。刺经隧，以调其气；刺脉内，以调其血。故脉管之力度太过或不及时，以揩摩补泻经隧为主；脉内充盈度太过或不及时，以刺脉内补泻为主。

补经隧，即补气法：令针体尽量沿着脉管外壁，顺着血流方向，让针体和经隧的接触部分尽可能多一些，不可刺穿血管壁，手法要轻，接触后以针体轻轻按摩经隧（血管鞘膜），按摩勿释，移气于不足。

泻经隧，以泻气太过：逆血流方向，揩摩经隧。或针体垂直经隧，针沿经隧外壁之切线方向，垂直脉管走行方向刺入。

刺经隧，于分肉之间入针，属于刺微之例，“黄帝曰：刺微奈何？岐伯曰：取分肉间，无中其经，无伤其络”（《素问·调经论》）。因此，不可刺入血管壁之内，取其经隧，必悬其针，审察卫气。用针之意，“方刺之时，必在悬阳，及与两卫”（《灵枢·九针十二原》）。不可有麻胀感，不可触及经络之内，必游针于（空）巷而悬阳，以候气至。

4. 血太过则泻之，经曰“病在血调之脉”，血太过，则络脉必有曲张，经脉必有坚急。

刺破怒张的瘀络放血，宛陈则除之——此是刺络放血的经典指征。

脉滑动而大，取毫针逆血流方向刺破双层脉管壁。比如脉口之独盛大滑动之时，以此法刺之。

5. 补血不足，血不足之时，必下陷，而肤冷。

下陷之脉可灸之；若毫针补，则以针顺血流方向，针刺入凹陷血管壁第一层，让针体在血管内走行，不能刺破第二层，待血管慢慢充盈时出针，并快速压住针孔，不能使气血外泄。

6.《调经论》：神太过，则喜笑，泻之取微络出血，临床上对微循环放血的方法主要在针挑疗法中有详细记载，如全息诊断、耳针、手诊、背部夹脊穴等微络的曲张诊断，以诊内脏疾病，同时可以于诊断处刺血治疗。

神不足，则悲，补虚络，如补经隧之法，刺之极浅，勿推内其针，按摩勿释，引气至不足之处。

7. 刺动脉手法操作细节：左手为押手，按住将刺之脉，固定，不要让其滑动。笔者以中指和食指并拢按压血管，两指之间恰好有一个间隙缺口，刚好把动脉卡在此空隙间，右手持针刺之。根据补泻确定入针的角度和方向。

泻法：

① 垂直或迎血流方向，刺穿两层动脉壁（外壁层与内壁层）；

② 迎向血流方向，倾斜 15° 左右入针，左手压紧，右手缓缓推入，待针下有助力兼有搏动感的时候，把针再压平一些，让针体和动脉壁尽量接触摩擦——泻经隧。

补法：

① 补血，独弱血管充盈不足时，针顺血流方向，倾斜 15° 左右，缓缓推入，刺穿第一层动脉壁后，压平针体，在血管内再行进少许，且不可刺破第二层血管壁。

② 补经隧（脉口）力不足时，针顺血流方向，倾斜 15° 左右入针，针缓缓触及第一层血管壁时，感觉针下有阻力和微微搏动时，压平针体，缓缓推进，让针体和动脉壁更多的接触和摩擦。注意不要刺穿动脉壁。

[临床医案]

案 1.

患者男，32 岁，抑郁，莫名忧伤。自述高中时失恋，从此即有此症状，渐渐加重，感觉生无可恋，同时伴有胃胀灼热，下利，自诉吃辣加重。查体：其寸口双关郁动，中取弦急，此两病脉皆在阴阳相接之处，故考虑有微络（微循环障碍）。根据寸口关部脉之全息对应，主要查其膈肌、横膈膜等体表投影处，寻其毛脉的曲张，在任脉两旁之肋弓处，有多处红色血丝怒张。用9号注射器尽取之。在挑刺的过程中，尽量挑断毛细血管壁及外侧的结缔组织，刺血之后，自诉如释重负，再以毫针引气调阴阳。一次治愈大半，因为时间紧迫无法予以第二次治疗，让他家人回去用测血糖的刺血笔，散刺拔罐放血，每周一到两次。约3个月后，接到患者电话，告知已如常人。

案2.

患者男，60岁，心烦不安，沉默寡言，每天觉得自己已患有不治之症，每个星期都想去三甲医院做一次身体检查才能安心，偶有心跳加速，伴有濒死感，此人从不相信中医，只相信仪器检查，看到体检报告可安心两日，然后继续如前。

在其儿子威逼之下来诊，来之前，其子已告知病情。来时诊脉，寸口六部脉细弦滑急；查体在阳陵泉、期门、心尖搏动处见大量青紫极细瘀络，尽取之挑断出血。一次治疗情绪好转，无濒死感，此患者共治疗三次，未再发作。

以上两则调神医案，患者都是悲伤、抑郁，当时神不足，微络刺血确有效，故录之。

案3.

临床治疗一例神实喜笑者，小儿多动症患者。

男，9岁，上学时，课堂上不由自主地笑。初时家人以为，因上课时想起动画片的搞笑情节导致，后询问小孩，知不是。去医院精神科做评估和脑电图，确诊大脑皮层有异常放电，家长抗拒西药治疗，愿找中医调理。

来诊时,其眼神不定,喜欢开玩笑,性格倒是开朗活泼,身体发育良好,体格健壮,多毛体征,眉毛浓,头发卷密。诊其脉:六脉浮动滑数,舌尖红有芒刺。知其心火盛,在背部肩胛骨内侧,心、肺的背俞穴上下可见大量瘀络,耳背见红色毛脉,皆取之,挑断出血。治疗后,老师反馈有好转。再诊时,诊其鼻内黏膜有充血,如法刺微络放血,其间让其多参加体育训练,以消耗体力。

经五次治疗,一切如常。再体检,大脑皮层异常放电消失。

此小儿是多血多气体质,毛发密,性格过分活泼,其父亲是飞行员,可能遗传体质较好。

笔者临床只见过此一例神太过的患者。盖因其纯阳之体,天生气血旺盛,却没有得到充分的宣泄,以致神实。

二四、五痹脉法与五体刺法的应用

[曾经的困惑]

以皮治皮,是皮肤有疾,就以刺皮的毛刺法、半刺法刺之吗?这里的"以皮治皮"应该怎么解?同理,以骨治骨,是骨痛或骨病就刺之骨吗?如输刺、短刺之法刺之骨膜?

病在脉,调之血;病在血,调之络;病在气,调之卫;病在肉,调之分肉;病在筋,调之筋;病在骨,调之骨。燔针劫刺其下及与急者。病在骨焠针药熨。病不知所痛,两跷为上。身形有痛,九候莫病,则缪刺之。痛在于左而右脉病者,巨刺之。必谨察其九候,针道备矣。

(《素问·调经论》)

笔者初学《黄帝内经》时看到这段经文,按字面意解之:皮肤病要半刺或毛刺法，刺之皮肤；骨痛以输刺或短刺，刺骨；血病则刺络放血；筋有疾，恢刺，刺之筋急。可是与临床往往相矛盾，比如皮肤病，有刺络放血愈，如放血疗法治疗银屑病，耳尖放血治疗青春痘，夹脊穴或膀胱经循行瘀络放血治疗相应部位的湿疹、皮肤过敏等。也有很多刺筋或肩背部之结筋松解治疗神经性皮炎、青春痘、银屑病之医案；也有以毫针刺之分肉间治愈者，如围刺法治疗皮肤病，以及辨证之后取腧穴治疗者。同理于骨病，放血络、刺体表静脉放血、经刺深静脉放血，或者刺骨而愈者。

怎么才能精确诊断，选用最佳针刺手段治疗？比如：骨痛病，可以刺血愈，或刺筋愈，反而有刺骨不愈者。同理，以皮治皮一定会愈吗？何时以皮治皮可愈，或者说，一病可以多种治法，但是对于某一个人，某一个病，当下最有效的治疗方法是什么？

同一个人，某一个症状的最佳针刺方式，在某一个当下，应该是相对单一的。

因笔者长期在藏族聚居区治病，首先语言不通，再者藏族聚居区缺医少药，患者量大，不可能花费太多时间对每一个患者去做尝试式治疗。

比如来一个胃痛患者，如何选择最快的方法？患者当下的这个胃痛，到底是用半刺法刺皮，还是刺络放血，还是刺经放血（深静脉或动脉刺血），还是刺骨，抑或刺筋，或刺之分肉之间，还是直接刺之胃部筋膜以迫脏？

在没有完善诊疗一体的体系之前，只能一个个刺法尝试治疗，“瞎猫总会碰上死耗子”，反正五体刺法合以九针就这么多刺法：

1. 先寻体表微络放血，不效再取深静脉刺血；
2. 然后体表皮肤反应处挑痧，如果有效则止，不效，继续下一步；
3. 刺筋膜；
4. 刺神经干鞘膜；

5. 刺骨;

6. 再不行则迫脏刺之,以去寒热之深积;

7. 实在不行,补一句针药不及,灸之所宜。

如若再打破砂锅问到底,究竟灸哪里?灸阴还是灸阳?升还是降?本着刺法一个个尝试治疗总有一款刺法适合你的心态,去治疗疾病。着实是无奈之举。

然而这样还有一个问题:你的治疗手段、治疗思路越多,你耗费的时间就越多,患者承受的痛苦也就越多,以至于最后不知道是怎么治好的。这个问题非常可怕。病治不好,不知道为什么,尚且可以理解;很多时候,病是治好了,但是不知道为什么治好,这比前者更可怕。

笔者初学经典时候的思维:首先不去考虑治不好的病案,为什么治不好的可能性太多。而是考虑临床治愈的医案,为什么这种刺法能治好某一种疾病,在经典何处可以找到其理论依据?只有通过治疗有效医案,回归经典,才能让经典变得鲜活。明其根源,继而一隅三反,最终才能游刃有余。因为导致错误的原因有很多,而正确答案本质上没有区别。

不明根源,只能不停地去学习更多的治病手段,治疗方法,“术”非常多的时候,就没有办法治病了。如果只有两把钥匙,开一把锁,最多试两次就知道答案了,打开或者打不开,而且也明白是哪一把钥匙打开的。如你有一万把钥匙呢……

怎么在一万把钥匙之中,找到可以开锁的那一把?这个问题,一度让我感到恐慌和无助,这就是我当时面临的窘境,所以才会急迫地在经典中寻找答案。

手屈而不伸者,其病在筋,伸而不屈者,其病在骨,在骨守骨,在筋守筋。 (《灵枢·终始》)

由此条分析,慢慢有了一些领悟,试分析如下:

"手屈而不伸"——此是病症;"其病在筋"——此是病机;此时可以守筋刺筋,疗手不能伸。

同理:病症是伸而不屈,病机是骨,故刺骨可愈。

"在筋守筋",第一个"筋"是病机,疾病由筋起,故刺"筋"得愈。至此可以同解:以皮治皮,以血治脉,以分肉治肉。

简而言之:病机在皮部,刺之皮。但症状可以是多种多样的,可以是外感身体重痛,可以是胃脘痛,可以是肌肉、骨骼痛。

进而言之,得出如下结论:不管任何疾病,或者任何症状,只要确定了它的病机所在层次,即可选择与之相应的正确刺法。

仍以胃脘痛为例:若其病机是皮痹,则选择半刺、毛刺,或者挑痧等刺之可愈;若病机是在血,则刺血可愈;若由筋痹则刺之筋,故取恢刺法刺之;若骨痹引起,刺骨可愈。

然如何判断病机的部位和具体经络,又尤为重要。看络刺、经刺的选择可知——凡将用针,必先诊脉。

凡刺之数,先视其经脉,切而从之,审其虚实而调之,不调者经刺之,有痛而经不病者缪刺之,因视其皮部有血络者尽取之。此缪刺之数也。（《素问·缪刺论》）

身形有痛,九候莫病,则缪刺之。痛在于左而右脉病者,巨刺之。（《素问·调经论》）

由此可知,病机之判断必与脉息息相关。脉浮者浅刺,若深刺引邪入里;脉沉者深刺,浅刺则躁烦。

一曰半刺,半刺者,浅内而疾发针,无针伤肉,如拔毛状,以取皮气,此肺之应也。二曰豹文刺,豹文刺者,左右前后针之,中脉为故,以取经络之血者,此心之应也。三曰关刺,关刺者,直刺左右尽筋上,以取筋痹,慎无出血,此肝之应也……四曰合谷刺,合谷刺者,左右鸡足,针于分肉之间,以取肌痹,此脾之应也。五曰输刺,输刺者,

直入直出，深内之至骨，以取骨痹，此肾之应也。 （《灵枢·官针》）

五痹应五脏，五痹即以五体刺法调其气血冲和。此是恩师黄龙祥先生以五体刺为五应刺之由来。

总结：凡刺——必由脉而知何处痹结，则针刺何部；此脉又和五脏相应。因此，弄清五痹脉是关键：

知机之道者，不可挂以发，不知机道，叩之不发。

（《灵枢·九针十二原》）

如何通过脉诊，得知五痹，即是解决问题的触机。脉就是从一万把钥匙中选出原配钥匙的关键。

初期以《难经》菽位脉与针刺层次相结合：

脉有轻重，何谓也？然：初持脉，如三菽之重，与皮毛相得者，肺部也。如六菽之重，与血脉相得者，心部也。如九菽之重，与肌肉相得者，脾部也。如十二菽之重，与筋平者，肝部也。按之至骨，举指来疾者，肾部也。 （《难经·五难》）

脉浮沉和刺之深浅吻合度高，经临床验证确有疗效：

比如脉动三菽位者，应肺，肺应皮毛，故刺之皮毛，取半刺、毛刺之法；如六菽之重，与血脉相得者，心部也，刺之血脉；如九菽之重，与肌肉相得者，脾部也，刺之分肉之间；如十二菽之重，与筋平者，肝部也，刺筋；按之至骨，举指来疾者，肾部也，刺骨。

然而《难经》菽分脉法，是横向总体分层定部位，临床使用时，受人体胖瘦、脉道的潜腾（详见本书“〇九、气口九道脉”篇）、脉道的内外移行影响较大。比如极瘦之人，或大病枯槁者，其脉道本身已经低于筋之下方，还能以动与筋平者在肝，刺之筋吗？脉道枯陷于筋之下，可以肉眼观测到皮毛搏动，但此搏动面却低于筋下方，甚至“至骨而动”，此时是刺皮毛还是刺筋骨？

因此，继而需要纵向，寸关尺分部脉法与菽位脉联合运用，如此便能纵横交错，立体定位，应"动"落脏，以便更精准地确定针刺层次。

当笔者读到《中藏经》卷中五痹论时，似乎找到了可以化合的希望：

气痹者，愁忧思喜怒过多，则气结于上，久而不消则伤肺，肺伤则生气渐衰，则邪气愈胜。留于上则胸腹痹而不能食，注于下则腰脚重而不能行；攻于左则左不遂，冲于右则右不仁；贯于舌则不能言，遗于肠中则不能溺；壅而不散则痛，流而不聚则麻。真经既损，难以医治。邪气不胜，易为痊愈。其脉，右手寸口沉而迟涩者是也。宜节忧思以养气，慎喜怒以全真，此最为良法也。

血痹者，饮酒过多，怀热太盛，或寒折于经络，或湿犯于荣卫，因而血抟，遂成其咎，故使人血不能荣于外，气不能养于内，内外已失，渐渐消削。左先枯则右不能举，右先枯则左不能伸；上先枯则上不能制于下，下先枯则下不能克于上；中先枯则不能通疏。百证千状，皆失血也。其脉，左手寸口脉结而不流利，或如断绝者是也。

肉痹者，饮食不节，膏粱肥美之所为也。脾者，肉之本，脾气已失则肉不荣，肉不荣则肌肤不滑泽，肌肉不滑泽则腠理疏，则风寒暑湿之邪易为入，故久不治则为肉痹也。肉痹之状，其先能食而不能充悦，四肢缓而不收持者是也。其右关脉举按皆无力，而往来涩者是也。宜节饮食以调其脏，常起居以安其脾，然后依经补泻，以求其愈尔。

筋痹者，由怒叫无时，行步奔急，淫邪伤肝，肝失其气，因而寒热所客，久而不去，流入筋会，则使人筋急而不能行步舒缓也，故曰筋痹。宜活血以补肝，温气以养肾，然后服饵汤丸。治得其宜，即疾瘳已，不然则害人矣。其脉，左关中弦急而数，浮沉有力者是也。

骨痹者，乃嗜欲不节伤于肾也。肾气内消，则不能关禁；不能关禁，则中上俱乱；中上俱乱，则三焦之气痞而不通；三焦痞而饮食不糟粕；饮食不糟粕，则精气日衰；精气日衰，则邪气妄入，邪气妄入，则上冲心舌；上冲心舌，则为不语；中犯脾胃，则为不充；下流腰膝，则为不遂；旁攻四肢，则为不仁。寒在中则脉迟，热在中则脉数，风在中则脉浮，湿在中则脉濡，虚在中则脉滑。

每一种痹证之症状，几乎可以涵盖身体大部分疾病，其中又以骨痹为最，骨痹几乎累及三焦病症。这也充分说明，通过症状叠加去推导病于何部难度相对较大，而每一种痹证的脉病部位相对单一，较为清晰。由《中藏经》五痹论可知：

皮痹，其脉右手寸口沉而迟涩者；

血痹，左手寸口脉结而不流利，或如断绝者是也；

肉痹，右关脉举按皆无力，而往来涩者是也；

筋痹，脉左关中弦急而数，浮沉有力者是也；

动脉壁属于筋的范畴，《灵枢·寒热病》曰"络脉治皮肤，分腠治肌肉，气口治筋脉，经输治骨髓五脏"。气口，即是动脉搏动之处，治之筋调气口，可知刺动脉壁是"治筋"，"筋"即是动脉壁，又肝主筋，可知肝主动脉壁。

骨痹，寒在中则脉迟，热在中则脉数，风在中则脉浮，湿在中则脉濡，虚在中则脉滑（笔者临床验证：骨痹脉定位以双尺沉部定位贴切）。

《脉经》之各部平人脉与《难经》菽位结合，方能称之为平人脉：

右寸肺脉，浮短涩，兼静缓为平人脉，其应动于1~3菽位，皮毛部；

左寸心脉，浮大而散，兼缓和为平人脉，其应动于4~6菽位；

右关脾脉，中部缓而大，且无他脉相杂，其应动于7~9菽位；

左关肝脉，沉弦长而缓和，其应动于10~12菽位，与筋平（动脉壁属于筋，肝主筋，平于筋，12菽重之异常搏动，可以刺神经干，可以刺动脉壁，动脉壁是神经末梢较密集处）。

双尺肾命门，沉滑和缓，举之有形，按之无形而不绝，应动于

13~15 菽位，与骨平。

应动处，即脉动最大处，脉之力感最显处。

以上为各部平人脉象，需深谙于心。熟知正常脉，才能快速体会到五痹脉。不论针药皆以此为平人脉。

若右寸肺脉，高于 1 菽位动，如洪大搏指于皮毛之外，则肺有余；若右寸脉应动低于 3 菽之下，则为肺不足，即皮痹。肺为浮中之浮，若太过和不及皆为病。

若右关脾脉，应动高于 7 菽，为有余；低于 9 菽，为不足。凡诊右关之脉，乃以不浮不沉居中为平人脉。

若右尺命门脉，出于 12 菽以上动，即为浮，为命门太过；如沉伏于骨为命门、三焦不足，或为积于右下。

如左寸心脉，上出于 3 菽，为心脏太过；低于 6 菽，是不及。太过、不及皆为病。

如左关肝脉，上出 10 菽为有余，或 6 菽 3 菽为太有余；低于筋以下为不足。

如左尺肾脉，上出于 13 之上为浮，隐入骨面为不足。

注意：太过和不及，一定要根据沉取时的有力、无力而定。任按为实，不任按为虚。

[临床应用]

临床诊脉时，可能会同时出现五痹脉中两种甚至两种以上脉象，如出现血痹脉（左手寸口脉结而不流利，或如断绝者是也），又有骨痹脉（寒在中则脉迟，热在中则脉数，风在中则脉浮，湿在中则脉濡，虚在中则脉滑）同时出现，怎么取舍？

方案一：先从尺脉调令其平和，尺脉平再调寸脉；

方案二:《难经》一脉十变之法,寻脉的根结,如左寸部沉涩而紧,此时是肾邪来犯,仍如上法调之;

方案三: 各自与本部菽位比较,取变化最大者先调之。如右寸沉于 9 菽位,左寸亦沉于 9 菽位,按理气痹、血痹皆有,然肺之本部菽位脉在 3 菽,心在 6 菽,故肺部变化较大,先取刺皮之法,治气痹之后,再看脉的沉浮、静躁的变化,决定是否需要进一步刺络放血调整血痹。

经过以上比对之后逐一完成相应刺法,不可杂乱无章,一通乱刺。

笔者的启蒙恩师方中老先生家传针灸,自己研习古典针灸近 70 年,加上几代人家传的经验,常常告诫笔者说: 钉多木烂,针多气乱。笔者大学期间便一直随其左右,其临床善用《难经》五输穴,五行补泻,用针极少而精,临床见神乎其技的医案太多。

[五体针法现代常用针具及针法]

1. 刺气痹,半刺法

半刺相似的刺法: 江西民间传承的“挑娘”,擅长治疗各种小儿疾病,如小儿免疫系统、消化系统疾病,小儿长短腿、膝内翻、鸡胸、肋骨角外翻、外八字、内八字、足内翻等病症,效果极佳,我于数年前在江西鹰潭拜访过吴氏挑娘的传承人吴祥娣,老人家年近九十岁仍然每天治疗各地的患儿数十人。每天她临床诊治,看似轻描淡写的挑治,却凝聚着几代人的经验和自己近 70 年的体悟和坚持,让我心生敬意。

广西壮族的针挑疗法,临床用于各类疑难杂症的治疗,如挑膻中和肩胛骨内侧治疗循环系统疾病,对抑郁症亦有效; 挑大椎、至阳穴治疗高血压; 挑中脘及胸椎治疗肝胆胃肠消化系统疾病; 小腹、八髎等挑治治疗生殖系统和泌尿系统疾病；等等。

主要通过以下方法寻找针挑点：

（1）皮肤温度：通过手掌轻微抚摸，感受皮肤温度的异常点，或热或凉皆可调之。针刺目的，以半刺之法挑刺皮肤，令皮肤潮红发热。笔者见过擅长此刺法者，主要在八髎、小腹，快速半刺、毛刺治疗子宫肌瘤、月经不调、宫寒等。印象最深刻的是他治疗风寒感冒，脉浮紧无汗身体重痛者，在整个肩背部做大面积的快速半刺，确实如拔毛状，可以做到针后汗出则愈，脉亦平和。

随着手机摄像头光学热敏元器件的改进，已经可以做到用随身携带的红外线外接镜头直观地看到体表皮肤的温度，已有医生在临床上广泛使用，其医案涉及内外妇儿多种病症。治疗前，根据红外成像，找到皮肤温度的差异点，刺之后，再拍热成像照片，确有改变，且临床症状改善，甚至消失。

因此也证明，古人对寸口和尺肤的温度比较诊断，指导灸刺的治疗是确切可行的。而医生的手感需要练习，不要因为科技的替代，而忽略手指触觉灵敏度的训练。

体感，没有数据可言，却客观存在。

（2）色素沉着点，如体表皮肤的灰点、白点、褐色点，或者皮下微络细如发丝者，皆是针挑的反应点，以针挑刺，令其肤色趋向正常即可。具体可以阅读《针法穴道记》《痧胀玉衡》《绘图痧惊合璧》，恩师黄龙祥先生最为推崇《痧胀玉衡》。

（3）皮肤表面，毛发的顺逆，皮肤纹理的对称性，皮肤纹理的深浅及瘢痕都是挑治时着重甄别的地方。

2. 刺血痹，络刺、经刺

血痹，脉已病，按理当刺经之大者。络可见，经不可见，脉病则经刺之。主要是深静脉放血，近代放血的名家王秀珍先生著有《刺血疗法》，有体表浅静脉的放血，也有不可见的深静脉刺血医案，值得细心研读。

刺络，取横行之结络，寻经之标本之间见横络者如黍米、如豆，可以尽取之。用三棱针，或者 9 号、12 号的一次性注射针头。

3. 刺肉痹，刺分肉，分刺法

毫针刺分肉治之寒痹。毫针，九针之灵也。毫针虽然是九针之一，却撑起针灸的大半边天。

4. 刺筋痹，刺筋，恢刺法

现代的刃针、干针技术都是在此处进行治疗，主要寻找浅层和深层的筋膜结节进行松解。推荐任月林先生的《实用针刀医学治疗学》，以及神经敏化针刺的方法。

注意，刺筋勿伤肉，以现代医学的观点，看似最多最不要紧的“肉”，却是《黄帝内经》反复强调勿刺、勿伤的重点。

所以笔者个人体会，刺激筋脉和鞘膜时用钝针更好一些，可以增加筋膜刺激量，而不伤及肉。个人针刺筋、分肉时，喜用圆利针。

5. 刺骨痹，刺骨，输刺，短刺，焠刺

笔者临床所得刺骨针具，是粗 1mm、长 40mm 的刃针，或者再粗一些。凡欲善其工，必先利其器。

［五体刺法的临床医案］

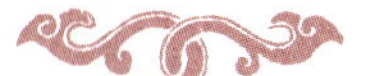

案 1. 气痹，半刺法医案

一女，年 60，来时是夏天，穿棉背心，自诉背部恶风怕冷 3 年左右

（因其丈夫在卫生系统工作，故来诊时神情语言傲慢，吃过很多中药，效果不明显，姑且针灸一试）。偶有头昏和肩膀疼痛，其脉双寸皆沉，气口九道脉诊治，寸脉如外，右关部浮，脉鼓。先解之皮痹，根据脉象，先针其腹部脾胃经及任脉。发现胃脘部冷，且有微微汗出，以0.4mm的圆利针，快速挑刺中脘部如手掌大的区域，快速如拔毛状挑刺，待肉眼发现其皮肤发红，手扪之有热感遂停针。再转背面时，发现背部大汗出，患者自诉背部怕冷已经好转，再寻背部膀胱经触诊，发现其背心冷如掌大一片，确如仲景曰：心下有留饮，其人背寒如手大。再如前法调之，此人一次治疗后，症减六七成。二次来后，脉有转变，以麦粒灸灸中脘和膏肓而愈。再巩固灸法两次，后自己爱上针灸，去上老年大学学习针灸。

案2. 气痹，挑痧医案

男，45岁，口腔黏膜白斑确诊一年余，自诉因前一年吃烧烤之后发作，初期以为是简单的口腔溃疡，后发现慢慢扩大，伴有疼痛，严重时不能正常咀嚼，平时有胃脘部和两胁下胀满，只能吃流食。服用免疫治疗类药物半年无效来诊。脉象左关沉弦有陈瘀脉，两寸部皆低，先按陈瘀脉刺法刺其背部，脊柱相应夹脊穴寻压痛点，取圆利针刺激脊神经根鞘膜，针感传至两侧胁下，自诉有针感传入胃中，出针后左关尺皆由沉弦转向缓和，左寸沉好转，唯有右寸沉弦还在，于其肩胛骨内上角处寻得一个白点挑痧。取全新中号缝衣针，火烧消毒，皮肤局部消毒，反复挑出白色细长如蚕丝的羊毛痧数十根，共粗如牙签状。二诊时口腔黏膜白斑去半，其脉好转，胃部无不适。仍如上次刺法。经过六次治疗基本痊愈。约三个月后吃烧烤后复发，是否有其他原因患者不明，诊时陈瘀脉有余，左关可见，问其生活习惯，熬夜、喝冰啤酒、吃烧烤。再如前法调之渐愈，嘱咐注意饮食。

案3. 血痹，刺血医案①

一女，56岁，主动脉血管瘤，伴有主动脉夹层，血管破裂时导致主动脉瓣撕裂，手术治疗，置换主动脉瓣。但是自此以后，不能久行，久行后左手臂痛。其脉代，左寸沉散无力如欲绝状；查体两侧曲泽穴、神门穴，皆不能若一，右大于左。《灵枢·禁服》曰“代则取血络且饮药”。循其疼痛经脉于左手臂曲泽穴附近寻一瘀络，因其脉虚，用9号注射针头刺血，少出其血，血出如油，取0.12mm毫针刺曲泽、神门两处之经隧，顺血流方向入针，令患者缓吸气，急呼气。针刺后脉转平和，走路后手臂疼痛消失，另以汤药炙甘草汤加减与之。经过多次治疗后几乎没有症状，后来于冬天穿睡衣出去找狗受凉之后复发，见代脉，复如前法，观其脉症，随证治之，至今在维持治疗，没有不适。

案4. 血痹，刺血医案②

男，33岁，银屑病复发。原来在肩背躯干部位，经局部刺血，兼刺夹脊穴脊神经分布节段，以圆利针恢刺治愈。此次是春节后复发，主要在两眉毛、印堂处，其脉沉取弦涩，浮部滑，寸脉沉涩。查肘窝和腘窝，以肘部尺泽穴瘀络明显，以12号无菌注射针头刺之，喷射出血量约200ml以上，一次治愈。

案5. 贯刺医案

女，产后，急性阑尾炎，因哺乳期，其夫妻二人与我素来相识，皆为三甲医院医生，不愿意吃药或手术，故前来试试针灸。当下症状：汗出，右下腹跳痛明显，腹股沟上方可触及条索样结节。以0.5mm×50mm圆利针贯透，且用手法使针体和结节充分摩擦；再循脾经阴陵泉下方寻皮下结筋点，贯刺手法同上，再压右下腹痛几乎消失；再根据寸口脉，五输穴五行生克之法，调之阴阳，痛基本消失。出两圆利针，换取0.25mm×40mm的毫针留针。嘱咐留针24小时，若明日不痛，不必来诊。翌日告知，已愈。

分刺法，以《难经》寸口脉、人迎气口脉、气口九道脉，选取病经气穴调之，贯穿整个临床。刺分肉，调胃气是毫针调脉的精髓。

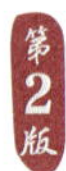

案6. 筋痹医案①

男，藏族，年60余。2015年8月来诊。胃痛胃胀，烧灼痛，反酸，其脉左关浮弦鼓急（藏族聚居区此类脉象很多，盖因高脂饮食导致的肝胆郁热）。按脉当刺神经鞘膜，因脉鼓，当于任脉寻之，其位于胸骨下缘、巨阙穴处有明显压痛，取0.5mm×50mm的圆利针，垂直刺入，遇到明显搏动感时左右缓摇针体，针下无阻力乃继续刺之。忽然患者说，针下有如爆炸感，如太阳一般向此处发射，立刻出针，边出边摇大其孔。七日之后，我于那曲返回拉萨，患者来告知，胃已无不适。

此例刺激的是腹壁上神经节，又称太阳神经丛，是我临床治疗陈瘀脉在寸之下段、关之上半的主要区域。临床对心肺和肝胆胃肠病症都能起到非常好的效果，刺之时手感极为重要，遇到阻力需轻摇针体，慢慢调整方向，针尖下无阻力的时候才能继续入针，触及主动脉时可以用针稍微在动脉壁上按摩一下，因为大动脉壁属肝主，属于筋刺范畴。切记不能强行入针，不要强求针感。笔者在刺此穴时，能达到如此针感的不及一半，但是多能见效，此神经节解剖位置的个体差异很大。

案7. 筋痹医案②

女，藏族，年40余。左少腹痛，在医院静脉滴注一周未果，来时不能直立，需要弯腰手抱腹状，表情极为痛苦。六脉弦数不鼓，左关脉陈瘀脉，令其腹部垫衣服俯卧，于腰部L_2左横突处寻得压痛点，以0.5mm×75mm圆利针刺入，提前告诉她，若针感传达到小腹时，须示意告知。针入后麻胀至小腹，左右上下微微拨动神经干鞘膜，微滞针，留针约一小时，针松弛，出针，症消。

案8. 骨痹案①

女，57岁。右侧股外侧胀痛半年，尤其夜里睡觉时加剧，起床活动后减轻。诊其脉双尺脉浮滑，轻取即有，重按不绝，知其为骨痹。查体：患者髂后上棘有明显骨膜压痛，取 1.2mm × 40mm 的针刀刺入骨面以下约 5mm，并左右摇动针柄，以开其孔，针感传至髋关节，再取股骨大转子刺骨一针，留针，待尺脉平和出针。出针时在没有离开骨质的时候左右撬动一下。翌日其儿子告知已愈。

案 9. 骨痹案②

男，51 岁，深圳人。右踝关节痛，春天来诊。踝关节痛时跺脚反而好转，其间去香港找膏药贴之，贴之后反而疼痛加剧。初来之时，我用关节透刺、横络刺血等法治疗，效果甚微。翌日来之后，再诊查局部，再次重复治疗，仍然无效。第三次来诊，仔细查体，筋膜结缔组织尚好，患者的一句话提醒我，他说夜里痛加重，痛的感觉和牙痛非常相似（静息痛），跳痛，起床活动后可以减轻。我当时诊断应该是骨内压高导致，需要刺骨，当时还没有刺骨针具，遂取 12 号注射针头，从右踝关节下方找骨膜压痛点，局部严格消毒，注射器针头刺入之后用力向深处旋转，钻破骨膜（以至于出针之后在针头的空中能发现骨性物质残渣，我特意手捻之，确认是骨组织无疑）。嘱其不要洗澡，注意伤口，防止感染。翌日来诊，说病痛去六成，不影响睡眠。继刺以前法，再寻骨皮质压痛点刺骨。两次刺骨之后只有刺骨处伤口隐痛，踝关节胀痛跳痛感消失。至此开始留意刺骨痹的重要性。

五痹的治疗仍然属于《灵枢》解结的范畴，此后还需调阴阳，脉平缓和者，其病当自愈。

有些患者阴阳相荣，在解结之后，邪气出，虽然未调阴阳，脉亦转平和。

但对于阴阳不相荣，体质较差，如久病或老人，解结之后，还须以毫针“引”阴阳。即所谓：先解结，再调阴阳。

二五、陈瘀脉刺法

问曰：脉有残贼，何谓也？师曰：脉有弦、紧、浮、滑、沉、涩，此六脉名曰残贼，能为诸脉作病也。 （《伤寒论》卷一）

此六脉知气血状态和虚实，笔者由此入脉法之门，遣药用针，谨遵补不足、损有余之原则，奉为金科玉律。因为长期注重指下动态力感的呈现，对血管壁、血管外围的结缔组织等固定的实质性物体的体会，知之甚少，可以说曾经一度是盲区。

黄帝曰：五脏者，所以藏精神魂魄者也；六腑者，所以受水谷而行化物者也。其气内干五脏，而外络肢节。其浮气之不循经者，为卫气；其精气之行于经者，为营气。阴阳相随，外内相贯，如环之无端。 （《灵枢·卫气》）

经脉者，所以行血气而营阴阳，濡筋骨，利关节者也。卫气者，所以温分肉，充皮肤，肥腠理，司关合者也。 （《灵枢·本脏》）

病常自汗出者，此为荣气和，荣气和者，外不谐，以卫气不共荣气谐和故尔。以荣行脉中，卫行脉外。 （《伤寒论》卷三）

卫者……循皮肤之中，分肉之间，熏于肓膜，散于胸腹。

（《素问·痹论》）

由上可知，血管外之筋膜、结缔组织是卫气循行之处，故血管壁及筋膜结缔组织的物理形态，以及是否畅通，是否有损，对卫气的传导影响很大，而卫气最终归于三焦－膜原之中，直接影响元气的盛衰。

由此可见，血管壁及包裹其外的筋膜——经隧，也极为重要。

触摸陈瘀脉的心得，源于韦刃老先生的临床经验，韦老说陈瘀脉，多代表患者有陈年旧疾，或有隐疾，或有结节，或有肿瘤。

[陈瘀脉诊法]

于寸口(太渊脉动处)重压至骨膜,然后在骨膜平面的内外、上下捻按,感受筋膜结缔组织、双层动脉血管壁、骨膜表面这些实体组织在指下的感觉。如果可以触及如泥沙样颗粒或者纵向条索者即为陈瘀脉,稍用力患者即有酸胀或者疼痛等不适感。参见图 11、图 12。

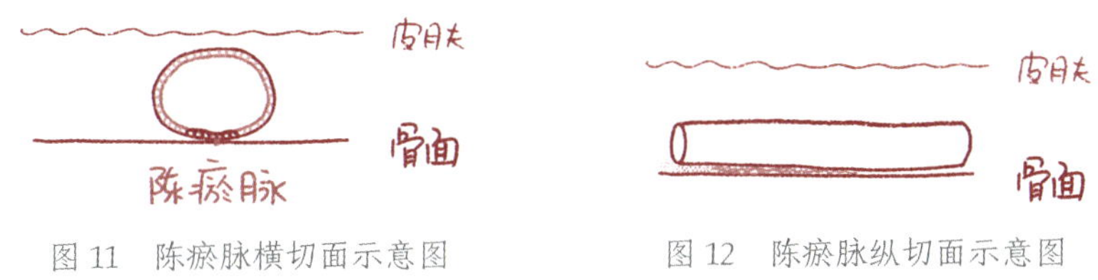

图 11　陈瘀脉横切面示意图　　图 12　陈瘀脉纵切面示意图

韦老善用一味药除陈瘀脉,其效如神。笔者依据先生所用之药的药理毒理、作用机制,以及服药后的脉象变化,经过大量临床实践,得出如下结论:

1. 刺激神经鞘膜,如夹脊穴的脊神经根鞘膜,或神经干鞘膜,或者神经节鞘膜,如星状神经节,即类似于现代神经敏化类的针法。

切记:针刺不可以刺破鞘膜,伤及神经,如果患者出现电击感,说明刺之深度或力度太过,已刺破鞘膜。刺中鞘膜,应如蚁行感,酸胀走窜感,针体应尽量触及摩擦鞘膜,而不刺破鞘膜,可以用圆利针在鞘膜做弹拨状。

具体刺法心得:想象神经是一根包绕胶皮的金属电线,针尖在胶皮上滑动、刮动、弹拨,但不可以刺穿胶皮。若碰到金属线,说明刺之力太过。需要左右手协同,右手控制针的深度,不可太深,也不可以太浅,力度刚好让针紧贴鞘膜，不进不退。同时左手通过拿捏或挤按皮肤和软组织，做前后左右的摆动，针尖摆动频率和患者心跳频率越接近越好。刺主动脉壁则无须此手法。

2. 交感神经募集相对集中的主动脉壁上，如人迎动脉、主动脉弓、腹主动脉、股动脉、腘动脉，如刺激神经鞘膜一样，切不可刺太过，让针体尽量穿梭于动脉鞘膜或外壁，让大动脉自身的搏动去摩擦针体——互参于《调经论》刺经隧的手法。刺动脉，宜用毫针。

临床使用方法：主要根据寸口脉全息定位，某部有陈瘀脉，便在与寸口脉对应全息的身体部位，寻找大动脉，或脊神经根、外周神经干，以上法刺之。寸口脉之气血脉动可以全息于全身气血，故卫气筋膜结缔组织也全息于全身。

[临床医案]

案 1.

女，35 岁，产后抑郁症，胸闷气短，易怒，胃胀，背痛。自诉肋骨下缘如有带状物捆紧感，不能穿内衣，吸气不深，故气急而短。

其陈瘀脉在左侧寸口，左寸为心，当以浮大散为正常脉。寸部全息于人体上部，陈瘀脉在左，故病亦在左。

故于左侧第 6 颈椎横突前结节，寻到压痛点，以左手食指中指于颈动脉和气管之间押开刺道，食指中指之间的间隙，刚好卡住颈椎横突前结节，且深达结节前骨面处固定不动，右手持针刺入，待针达骨面时，患者针感为胀重感，左右手上下左右随其脉动频率摆动，其针感渐渐放射至后肩胛骨，并有蚁行感爬至胃部，当即胸闷愈，如带束缚感消失，吸气可达小腹。再诊其陈瘀脉明显柔和，陈瘀脉部的压痛减约半数。患者再诊，判若两人，两次治疗后无症状。患者要求再针一次巩固疗效。

其丈夫偷偷告诉我，患者回去之后在厕所哭了一个小时，痛哭时伴有强烈呕吐。

临床遇到三例女性抑郁症患者，针完此处后痛哭，哭完之后，心情舒畅，特此录之。针后痛哭和呕吐效果更佳，盖因情绪得以宣泄，或因痛哭和呕吐改变了膈肌、胸廓、颈背部肌肉的筋膜张力，恢复原本正常的筋膜结构状态，因而诸症皆消。故呼吸运动模式、心脏区域的能量代谢和辐射恢复正常，随之对应寸口脉的气血状态转为冲和。其机制与用吐法一致，吐法不但驱除邪气，在呕吐的过程中，亦是膈肌按摩内脏和颈胸廓整体肌群自我调节的过程。

案 2.

男，40 岁左右，藏族。左膝关节内侧痛，病程不详。不能蹲，看他走路步态和表情明显有疼痛感。当患者露出膝关节痛处时，我看到很多针孔，还有几个大大的灸疤。因为语言不通，大概是描述病情和曾经的治疗方案。

其脉沉弦滑，陈瘀脉见条索状于左侧尺部，用力压其陈瘀脉脉上，见其双眉紧锁。令其卧位，查体：左下腹压痛，但是压到股管时，其表情痛剧，并有屈膝屈髋动作受限。

取粗 0.35mm、长 7 寸针，由股管下方，透过股动脉和股神经之间，贯通最痛点，指向小腹痛的方向，其间让另一人站其旁，他用手指出针感的位置，在臀部至腘窝，此时针刺点应在腰丛神经处。针向同一个方向旋转滞针，令气行，并微微做回拔状（此人为实证当泻，故做微滞回拔状；若为虚人当微滞后做推入状），针感强烈，并留针，待其针自然松动时出针（针微滞到其自然松解，是气已过关节的表现，如果针仍然处于滞的状态，此时出针则效果差）。起床后，痛若失。

凡见陈瘀脉位于寸口何部，便于其全息对应身体处寻大动脉壁或神经鞘膜之独动、独痛等处刺之，针的深度、力度、手法需要谨慎，正如古人所说：目无外视，手如握虎，心无内慕，如待贵人。

用此针法，一定要熟悉解剖。如有条件，潜心研习一下教材《麻醉解剖学》，其中对针刺入路、体表定位等细节介绍非常详尽，如有机会多多向麻醉科医生请教。

二六、刺髓

病大风，骨节重，须眉堕，名曰大风，刺肌肉为故，汗出百日，刺骨髓，汗出百日，凡二百日，须眉生而止针。（《素问·长刺节论》）

笔者在针刺初期，只刺气穴、取络脉刺血；渐渐发现动脉可以刺血，动脉壁更可以刺。现在看来，看似绝对的禁刺——动脉，却是古人刺之最多的部位。骨可以刺，脏腑可以刺，甚至“髓”也可以刺。

读到《素问·长刺节论》大风刺骨髓之时，回想起在南京读大学期间，曾经拜访过的一位老医生，是我大学同学的爷爷张克家老先生，先生擅长针刺治疗精神分裂症，一生治疗精神分裂症患者高达30万人次，曾受周总理亲自接见和宴请。笔者经常去学习，老人家将治疗精神分裂症之经验悉数相传：哑门、陶道、无名（T_2棘突下凹陷中）、大椎，以此四穴为主，配合疏风化痰、宁心安神育气血的穴位。但是对大椎、无名穴的针刺深度要求极高，须刺到硬脊膜下方，患者出现四肢抽搐现象方可。

根据针刺后的患者反应，可能是刺激到脊髓硬脊膜之下方可出现的症状。然而在笔者所接受的教育中，所得到的信息，此法是绝对禁止的。故一直非常疑惑，更不敢轻易尝试。

或有异议：此处刺骨髓，并非脊髓。恰恰在研读《黄帝内经》的过程中，再次关注到刺髓的描述。那么看看古人对“髓”的解释：

刺脊间中髓，为伛。（《素问·刺禁》）

骨者，髓之府。（《素问·脉要精微论》）

诸髓者皆属于脑。（《素问·五脏生成》）

此处之“髓”当是脊髓。脊髓在古人看来，只不过与“骨髓”无异。

笔者虽然有幸得老人家传授，但是他当时年事已高，近九十岁，不再临床诊治患者，未得见其刺髓的手法，是一大憾事（本书成稿之时，询问同学，得知先生已仙去，但愿此刺髓篇是对老人家最好的悼念）。但我相信，能在某一个部位重复几十万次的操作，能感受到穿透硬脊膜点刺软脊膜或刺激脊髓是完全可以做到的（现在麻醉科的医生，几乎都可以做到，准确感知突破硬脊膜的针感）。

笔者很多针刺的体表定位、患者的体位、针刺的手感等，都得益于几位麻醉科医生的倾囊相授。尤其是刺星状神经节和脊神经根，对于麻醉科医生来说，如探囊取物一般。

笔者第一次刺脊髓的体验：

一日驾车在省道上，看前车都在刹车避让某物，故留意一下，看到一只被撞伤的小狗，无助地翘着头，躺在马路中央，因车速较快，看清楚状况时已从旁边通过，但是笔者爱人放心不下，嘱咐从前方掉头，回到伤狗身边，将狗抱至路边，发现其大小便失禁，口吐白沫，呼气急促，遂马上微信视频联系笔者的弟弟（动物外科医生），他诊断为内脏出血，脊髓损伤，当时下肢完全软瘫。我把它抱到路边，只能希望它死得不会太痛苦和恐惧。诊其股动脉，有脉律不齐，持续把脉观察十分钟后，发现脉象反见平息，瞳孔无散大，但呼吸仍急促。恰好有三支毫针散落在车上，在其骨盆棘突的连线与脊柱的交点上方（不知何穴），寻一大凹陷，沿脊柱间隙深刺约 3cm（狗的体型非常小，大约 3kg，刺到脊髓无疑）；另一针刺入相当于人类的哑门处，刺较浅，约 1.5cm，此时狗的下肢有抽动；再取一支针，从侧面刺在脊柱前缘与内脏之间的间隙膜原中，针入后微微滞针，回拔，微微抖动，狗的下肢活动次数明显增加，下肢功能在持续恢复。

大约针刺一个小时，联系宠物店的止血药物送达，蝮蛇血凝酶，分别在针刺部位皮下注射，共注射半支，约 1ml。约一个半小时，恰遇其在山上种植果园的主人经过，遂告知原委，把针平刺于皮下，令抱回家，留针至自然掉落为止，并留下电话。翌日询问，其主人告知已经进食，且可以走动；再两日询问，告知已可以满山跑动。

非常遗憾的是，当今人的脊髓损伤，在急性期的时候已经不可能再选择中医治疗。而笔者本书中写到的镇江沈宝铭先生最擅脊髓损伤急性期的非手术治疗（见本书第三七、三八篇）。

笔者云南的恩师，曾经跟随治马的兽医学一方，之后用于治疗白血病；笔者曾在广西柳州学接骨术，师父本来就是一名兽医，治起病来人畜无分；河北有父子二人擅长接骨，治疗骨关节痛病，非常出名，本来就是家传治疗骨伤的兽医；细小病毒，是狗特有的瘟疫，死亡率极高，笔者弟弟以《伤寒论》《温病条辨》辨证施治，治愈率高达 90% 以上，曾经一年治疗二十余例，皆活；笔者善用经方的恩师以控涎丹加味治愈过小狗的卵巢肿瘤，以瓜蒂散治愈过狗的肺炎。

恩师黄龙祥先生让笔者读过《痊骥通玄论》，其中记载大量关于诊脉刺脉的经验。可见当时兽医典籍，对诊疗一体、诊脉和刺脉的贯彻度，远远超过很多中医典籍的记载。

刺髓医案：

案 1.

患者女，73 岁，咯血 4 年余，时有白色泡沫黏痰，自觉气管痒，胸中憋闷，每遇天气骤变或出入空调房加剧，饮食后亦加剧，无气管食管漏，无支气管痉挛，无肺结核，无冠心病，无肺癌（反复住院排查，但病因不明）。自己追溯病史，可能与胆囊炎微创术后相关。食欲可，二便正常。

初诊脉浮长过寸上且滑数有力，取背俞穴刺络放血，肘部瘀络刺血，脉转平息。咳嗽稍减。因其人迎脉右 > 左，又取其右人迎脉洞刺，刺之后咳吐大量白黏痰如果冻状，自述症状大减。

以脉诊针刺，每周一次，且结合汤药以通下，反复四次治疗后，脉渐转为浮紧长而弹手重取无力，因时至初冬，自述每逢此时，病情必加剧。方药以温补通督为主，并予以刺髓，出针后以麦粒灸，灸其针孔处九壮，收效颇佳。

经以上诸法，反复治疗近两个月，症状几消，后期偶有轻度发作，以白参须 3~5g 煮汤送服控涎丹 1~2g，可速愈。两年后因其外孙意外去世，过度悲伤略有复发，复诊一次，随访至今已无大碍。

案 2.

患者女，68 岁，有冠心病、高血压史，近三个月来右肘至手指麻而刺痛甚（已排除脑出血），六脉刚动有力。予以肘部曲泽瘀络刺血，刺血量较大，约 400ml，其疼痛当下减轻，脉与原来相比略缓和。

一周后二诊，予以肩背部浮络迂回部刺络拔罐，症又减轻。

三诊时，右寸如外略细弦不虚，按压其 C_6 棘突右侧可诱发右手麻痛加剧，遂以大刃针（尺寸为 1.0mm × 45mm），沿 C_6 棘突右侧入针，刺其深部结筋，并拔罐放血，泻之。（**按某处，至主症加剧，则泻此处；按某处，令主症减轻，则补此处。**）

四诊时，脉浮略弦，重取不受按，症状已大减，但仍有残余，以刺髓法，取俯卧前屈体位，其椎间隙大而空陷处于 C_5/C_6 之间，入针后依微进微退法，自述有暖流至掌心后，顿觉手部麻痛消失。（偏瘫后遗症患者在刺髓时，患肢也有温热感，如暖流自上而下，缓缓下行。此恰好是针尖突破硬脊膜之后有落空感之时，再下行 2~3mm，且在此处微进微退时容易出现。切忌手法暴力，不求麻电感和四肢抽搐，临床观察有暖流感的针响，效果更好。）

案 3.

患者女，50 岁，藏族，原有颈椎间盘压迫硬脊膜，致下肢无力，椎间盘摘除术后下肢症状改善，但又见新症状手麻无力，持续两年余，其脉浮紧不受按略涩，时取刺髓法，其针响为喉咙下方有一团气转动，胃部蠕动明显，出针后，呃逆数次，呃逆时手部伴有麻电感，继而手部麻而无力感大减。

临床刺髓细节：刺髓取俯卧位，用可分段调节的正骨床，使其颈胸段处于前倾状态，令椎间隙尽量打开，于此处循查棘突间隙较大而空处入针，用 0.25mm ×（50~60mm）的毫针，入针 3~4cm 后，必须采取微进微退的方式，与患者呼吸配合，患者呼气时微退，吸气时微进。进 2~3mm，退 1~2mm 的方式，令针极缓慢、极其轻柔的行进，针后不一定有麻电和四肢抽搐（大部分不出现此针响）。笔者观察以轻柔的手法入针，可有气至病所，针响从脊背部传入体腔内，此时即可留针，并观察脉象变化，确定出针时间，不必久留。

笔者临床，以脉浮长紧空作为刺髓的指征之一。故多采用补法，以极轻柔的手法为宜。以上医案多是有力脉，经泻法，转为浮紧无力脉，再采取刺髓，此时只能以补法。初次治疗，其有力刚动或浮长有力之时，是否可以作为刺髓之脉，予大针以泻之，我临床尚未验证。主要还是从安全性考虑，大针刺髓不敢轻试，尤其是在脊髓的颈膨大处。（腰 4 以下，或经骶骨裂孔入针向上斜刺硬脊膜，常以圆利针刺，尚安全。）

临床以 0.25mm ×（50~60mm）的毫针（酒精灯微烧之，令针尖退火），微进微退并配合患者呼吸，此法刺髓，可以反复揩摩得气，产生各种针响，也确保刺破硬脊膜后，能充分保障软脊膜的安全。

针刺时止息守神，手如握虎，是医者必然的状态。并嘱咐患者身心安静，仔细体会针响，若有刺痛或麻电立即告知医生。

藏医的元丹贡布祖师在讲述针刺脏腑时，有更为生动的描述，要求医生的刺手状态，如同乌鸦盯着有人看守的肉一般。这个场景我切身观察过多次，藏族聚居区有一种牦牛肉的做法，把肉切薄片，放在晒热的石板上烘晒成干。此时必须有人守着，不然乌鸦立刻过来叼走。如果有人在一旁看护，不远处的乌鸦，一直盯着肉，但又不得不防守着人，想走近几步过来吃肉，看到人又不得不退几步，瞻前顾后，小心翼翼，进进退退，反反复复——刺髓时的刺手，亦正是如此！

二七、五输穴之五行生克平脉法

经言：虚者补之，实者泻之，不实不虚，以经取之，何谓也？然：虚者补其母，实者泻其子，当先补之，然后泻之。不实不虚，以经取之者，是正经自生病，不中他邪也，当自取其经，故言以经取之。

（《难经·六十九难》）

经言：东方实，西方虚；泻南方，补北方，何谓也？然：金、木、水、火、土，当更相平。东方木也，西方金也。木欲实，金当平之；火欲实，水当平之；土欲实，木当平之；金欲实，火当平之；水欲实，土当平之。东方肝也，则知肝实；西方肺也，则知肺虚。泻南方火，补北方水。南方火，火者，木之子也；北方水，水者，木之母也。水胜火，子能令母实，母能令子虚，故泻火补水，欲令金不得平木也。经曰：不能治其虚，何问其余，此之谓也。（《难经·七十五难》）

《十变》又言：阴井木，阳井金；阴荥火，阳荥水；阴俞土，阳俞木；阴经金，阳经火；阴合水，阳合土。阴阳皆不同，其意何也？然：是刚柔之事也。阴井乙木，阳井庚金。阳井庚，庚者，乙之刚也；阴井乙，乙者，庚之柔也。乙为木，故言阴井木也；庚为金，故言阳井金也。余皆仿此。（《难经·六十四难》）

此是用五行相生论补泻。实为太过，太过之时，泻其子；虚为不足，不足之时，补其母。阴阳经五输的五行属性有不同，补泻时需要依据脉的沉浮决定阴阳。浮为阳，沉为阴。此处所说刚柔又合五门十变配穴，可以细参《古典针灸大家周左宇医道精要》一书，其中有详解。

曰：脉有阴盛阳虚，阳盛阴虚，何谓也？然：浮之损小，沉之实大，故曰阴盛阳虚。沉之损小，浮之实大，故曰阳盛阴虚。是阴阳虚实之意也。（《难经·六难》）

由上面《难经》经文，知调平寸口脉的关键：

1. 有力、无力辨虚实。

2. 浮为阳，沉为阴。阴阳互生、互克，以与本部的菽位比较知沉浮。

寸口脉五行和菽位：

左寸为火（心，小肠 4~6 菽与脉平），左关为木（肝，胆 10~12 菽与筋平），左尺为水（肾，膀胱 13~15 菽）；

右寸为金（肺，大肠 1~3 菽），右关为土（脾，胃 7~9 菽），右尺命门火（三焦，心包 13~15 菽）。

如左关动在筋 12 菽之下为沉，为阴；若沉而有力，为阴木太过，沉而无力，为阴木不足。动在 10 菽之上为浮，浮而有力为阳木太过，浮而无力，阳木不足。余皆仿此，脉动的层次必须和本部的菽位比较才能定沉浮。

3. 以五输穴的五行生克，以“生”补不足，以“克”损有余。

4. 实则泻其子：母子同实，可泻其子。比如左尺有力水太过，左关木也太过，此时可以取木经的穴位泻之；若木（左关）不实，不可以取木经穴泻之，只能取肾经木穴泻之。

5. 虚则补其母：母子同虚，取母经之穴补之。如右寸金不足，左尺脉水也虚，此时可以确定肾虚，取肺经的经渠穴补不足。若左尺不足，右寸不虚，则不取肺经，只取本经金穴。

［临床应用细则］

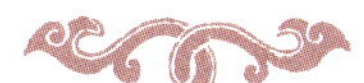

1. 虚则补其母，母子同虚，方定子虚。因母子同虚，故可以补母生子。如：

右寸（金）不足，右关土也不足，可以补土生金；

右寸浮（阳金），阳金不足，当取阴土，脾经土补之；

右寸沉（阴金），阴金不足，取阳土，胃经土穴补之。

2. 实则泻其子，母子同实，方定母实，泻其子，以泻母实。如：

左尺水实，左关木也实，可以泻木，以达泻水太过之症；

左尺浮（阳水），取肝经（阴木）泻之水太过；

左尺沉（阴水），取胆经（阳木）泻之，泻水太过。

3. 某部独大

浮大为阳：①补克我之阴经之本经本穴；②泻我生之阴经之本经本穴；③泻本经子穴。

如独左（木）关浮（阳）而实：①取克我之阴经的本经本穴补之，即取肺经（阴金）补之，肺经本经本穴为经渠穴（金中之金）；②取我生之阴经的本经本穴泻之，即取心包经（阴火），本经本穴劳宫穴（用火用相火，君火不可妄动）；③泻本经子穴，胆经五行属性火穴。

沉大为阴：①补克我之阳经之本经本穴；②泻我生之阳经之本经本穴；③泻本经之子穴。

如独左关（木）沉（阴）实：①补克我之阳经的本经本穴，即手阳明大肠经之五行属性金穴；②泻我生之阳经的本经本穴，即手太阳小肠经之五行属性火穴；③泻本经之子穴，取肝经五行属性火者。余皆仿此。

4. 某部独弱

浮（阳）弱：①补本经母穴；②补生我之阴经的本经本穴；③泻克我之阴经的本经本穴。

如左关（木）浮（阳）弱：①补本经母穴，取胆经五行属性水穴；②补生我之阴经（肾水），取肾经五行属性水穴；③泻克我之阴经（肺金），取肺经五行属性金穴。

沉（阴）弱：①补本经母穴；②补生我之阳经的本经本穴；③泻克我之阳经的本经本穴。

如左关（木）沉（阴）无力：①补肝经（木）之水穴；②补生我之阳经的本经本穴，取膀胱经五行属性水穴；③泻克我之阳经的本经本穴，取手阳明大肠经五行属性金穴。

5. 母不生子，只取两针

①取子经，母穴；②取母经，子穴。

如左尺（水）母盛，不能生左关（木），子弱：取肝经（子经），水穴——取子经，母穴；取肾经（母经），木穴——取母经，子穴。

6. 子盗母气，子强母弱，只取一针

取克子之经的本经本穴。如左关实，左尺弱，即木旺水亏，当取金克木，平之木旺；同时金也生水，补水不足。

相克之时，必须阴阳属性相异；生，阴阳属性可以相同。

以上皆笔者根据启蒙恩师方中先生临床经验所做的整合和总结，我取大意谨录之。恩师针灸临床近70年，一直在参悟古典针灸，尤其是《难经》五输穴生克补泻的用法，以调寸口脉浮中沉、寸关尺的平与不平。

方师认为："克"是"生"的源头，"不克"则无以"化生"。所以在上述1~6条中，若调之脉无变化时，需要着眼于——阴阳“克”的取穴。用“克”之时，阴阳属性必须相反，取“生”之时可阴阳属性相同。

笔者有一亦师亦友的兄长黄晓晨先生，善以五输穴调寸口脉，尊其应允，公布其临床的感悟如下（此是兄长十年前口述，保存于笔记中，为保持原貌，谨录之）：

寸口脉左右互通，平寸口脉法。先分别取左右力感最大处（左右各取大部，其关系非生即克）：

如左右相克

①左关浮大（阳木），右关浮大（阳土），木克土，此时只取阴火一穴即可，心包经火穴。即：阳木－阴火－阳土，此循环建立，可平左右关脉。

②左关浮大（阳木），右关沉大（阴土），先取阴火本经本穴，再取阳土本经本穴。即：阳木生阴火，阴火生阳土，阳土助阴土，以致脉平。左右关皆沉实大，阴木，阴土，取三焦相火之火穴。即：阴木生阳火，阳火生阴土。

③左关沉大（阴木），右关浮动（阳土），三焦火穴，脾经土穴。即取：阴木生阳火，阳火生阴土，阴土助右关浮动之阳土。

左右最大脉感两部相生者

如左寸沉大（母），右关沉大（子为阴土），取之（阳金）大肠经之金穴；左寸沉大，右关浮大（子为阳土），取（阴金）肺之金穴。

左右相生时，只看“子”沉浮定阴阳即可。“子”阳，取其所生之阴；“子”阴，取其所生之阳。

（注：黄晓晨先生定沉浮的方法，首先感知整个脉管的高度找出脉管中心线的位置。脉动的最明显部位，在中心线的上方为浮，在中心线下方为沉。）

[本间祥白之“内伤四针”法]

独弱之脉:①补母经,本经本穴;②补本经母穴;③泻克我之经,本经本穴;④泻本经克我之穴。

仍然以肝经为例:左关,木不足。补母经,本经本穴——补肾经水穴(阴谷);补本母穴——补肝经水穴(曲泉)。

泻克我之经,本经本穴——泻肺经金穴经渠;泻本经克我之穴——肝经金穴(中封)。

独大之脉:①补克我之经,本经本穴;②补本经,克我之穴;③泻子经,本经本穴;④泻本经子穴。

如左关实大为例,木太过:补克我之经,本经本穴——肺经金穴(经渠);补本经,克我之穴——肝经之金穴(中封)。

泻子经,本经本穴——心经(少府);泻本经子穴——肝经火穴(行间)。

母不生子:取子经,母穴;取母经,子穴。

如左尺盛(水),左关不足(木),子弱:取肝经(子经),水穴——取子经,母穴;取肾经(母经),木穴——取母经,子穴。

本间祥白的内伤四针法,简洁明了,很多擅长毫针调脉的同人用之,反馈临床用针效果颇佳。但其中似乎缺乏阴阳互根、互克、互生的应用,而同一时代的柳谷素灵对阴虚阳实的使用体悟更为完满,以“虚实、浮沉、迟数”为六祖脉。

再论阴阳:“克”必须阴阳属性相异,“生”可同性相取。

《难经·六十四难》关于阴阳五输五行互克、互生之佐证:

阴经经穴中井—木、荥—火、输—土、经—金、合—水;而阳经经穴井—金、荥—水、输—木、经—火、合—土。

正是阴阳性质不同，才会有如此分别。阴经之井穴为乙木，即阴性之木；阳性之井穴为庚金，为阳性之金。如此则阴阳始能调和。阳金克阴木。（详见五门十变，化合规律，此不赘述！）

此说在临床上必有某些特别意义，就像经脉有阴阳、五行之分，经穴不只分五行，也有阴阳分别。

根据笔者的临床经验，得知以下几种情形：

左尺中之肾脉沉虚，要补阴谷穴（水），若只如此，肾脉无法显出时，须补足三里穴（阳土），肾脉（阴水）趋向平。

将各经治疗经穴记载如下：

肝虚（阴木不足）——大敦（本经本穴）+大肠经的商阳（阳金穴）。“克”必须阴阳各异。以下皆仿此。

心虚（阴火不足）——劳宫（本经本穴）+膀胱经的通谷（阳水穴），可再取肝经木穴生之，取“生”者可以阴阳相同。以下皆仿此。

脾虚（阴土不足）——太白（本经本穴）+胆经的临泣（阳木穴）。

肺虚（阴金不足）——经渠（本经本穴）+小肠经的阳谷穴（阳火穴）。

肾虚（阴水不足）——阴谷（本经本穴）+胃经的三里穴（阳土穴）。

——以上脉诊各部之脉为沉虚的状态。

若是沉实，即是——细则3之沉实之法，取之相克者，必须阴阳属性相异。

同理于浮脉，以阳经不足，取之阴。如：右关浮虚，阳土胃不足，取之阴木肝经的木穴。余皆仿此，同于阴阳相异方可互“克”，“克”才能“生”。

善用五输穴之另一脉，明朝传至朝鲜的——舍岩道人针灸要诀，不以切诊平脉为要，以症和望诊以定五行，应用五输穴补泻。其应用五输穴的技巧也可借鉴以平脉。

引本间祥白内伤四针，舍岩针法，可取长补短，以深谙五行克生补泻。

《素问·刺法论》诸补、泻法亦可借鉴，具体如下：

独盛则泻之——

①取本经本穴：（某部独盛，且多伴寸＜尺）

——肝木实不升，泻肝经之井（木）穴—大敦；

——心火实不升，泻心包经之荥（火）穴—劳宫；

——脾土实不升，泻脾经之输（土）穴—太白；

——肺金实不升，泻肺经之经（金）穴—经渠；

——肾水实不升，泻肾经之合（水）穴—阴谷。

②取"克我者"阴经井穴，"克我者"阳经合穴：（某部独盛，且多伴寸＞尺）

——心火郁不降，取克火之阴经（肾·水）之井穴—涌泉、阳经（膀胱经）之合穴—委中；

——肝木郁不降，取五行为"金"阴阳两经，肺经之井，大肠经之合。

余皆仿此。

（泻法之**③泻本经或相表里经之荥穴**：司天之气，司化失常，则各泻六经之荥穴。——厥阴不迁正，泻足厥阴肝经荥穴—行间；少阴不迁正，泻手厥阴荥穴—劳宫；太阴不迁正，泻足太阴脾经荥穴—大都；阳明不迁正，泻手太阴肺经荥穴—鱼际；少阳不迁正，泻手少阳三焦荥穴—液门；太阳不迁正，泻足少阴肾经荥穴—然谷。泻法之**④泻本经或相表里经之合穴**：六气有余，则泻六经之合穴，经如上，取诸经合穴即可。③④笔者所用较少，此不赘述。）

独弱者补之——

①先补本经背俞穴，后泻“克我者”之阴经的“本经本穴”：（补背俞穴为阳，再泻“克我者”之阴）

——肝（木）虚，先补肝俞，后泻肺经金穴—经渠（金）；

——心（火）虚，先补心俞，后泻肾经水穴—阴谷（水）；

——脾（土）虚，先补脾俞，后泻肝经木穴—大敦（木）；

——肺（金）虚，先补肺俞，后泻心包经火穴—劳宫（火）；

——肾（水）虚，先补肾俞，后泻脾经土穴—太白（土）。

②先补与其表里的阳经的原穴，后补本脏的背俞穴：

——肝虚，先补足少阳原穴丘墟，后补肝俞；

——心虚，先补手少阳原穴阳池，后补心俞；

——脾虚，先补足阳明原穴冲阳，后补脾俞；

——肺虚，先补手阳明原穴合谷，后补肺俞；

——肾虚，先补足太阳原穴京骨，后补肾俞。

（恩师黄龙祥先生言：此处“心”虚，取三焦经原穴，相应的背俞穴仍取心俞，而不是心包俞，这是因为宋以前文献中，心、心包二经的俞、募穴均为心俞、巨阙。）

③补诸脏本经之“源”，即原穴。

（笔者临床观察：补法①多适用于“脉沉而无力，且‘克我者’之脉相对较实有力”；补法②多适合于脉“沉而无力，‘克我者’之脉无相对实象”；补法③多适合“浮而无力”之脉。）

［临床医案］

案 1.

患者男，43 岁，头昏，胸闷乏力来诊。西医诊断，迷走神经性心律失常。

查体：独以左寸脉沉无力。沉为阴，取之阳。

膻中穴、紫宫穴上下寻络，刺血；取之心包经木穴中冲，胆经木穴足临泣，补。泻膀胱经，水穴，通谷穴。

针后，寸脉渐出，症状去大半，后巩固治疗5次。

案2.

女，胃脘痛。自诉昨日吃醉生蟹，夜里即感觉胃脘嘈杂不适，喝生姜红糖水不减，前来就诊。

其寸口脉，左关浮弦而鼓（其动于筋12菽之上），左寸沉且不足，母不生子，此为胆（阳）木为病，且左三部同取大于右。

补阴金，取之肺金，补经渠穴（左）；泻心包经之火穴，劳宫（左）；泻胆经，火穴，阳辅（左）。

针后关脉浮弦转平和，寸脉沉弱好转，患者胃脘痛立减。

案3.

女，35岁，小腹痛，腰酸，下肢酸胀。西医确诊慢性盆腔炎。

诊其寸口，右寸沉不足（阴），左尺沉实（阴），此为子盗母气，补其母。

取胃经之足三里穴（阳土），因为左尺沉至骨不绝，故刺足三里时，针刺至骨面，磨骨，患者自诉已无痛感，渐觉腹中松快（子盗母气，克其子，克子同时即生其母，如本案：金不足，肾水太过，取土克水，同时土也生金）。再泻肾经木穴涌泉。针后脉平，症消。

此案提示：五行生克时，考虑阴阳的同时，还应该考虑五行生克的整体循环。比如本案，不能把右寸不足和左尺的沉实分离开治疗，需要在五行生克的整体中去综合思考，最终以足三里一穴，巧取枢机。

总结：临床通常不会出现单一脉位病变（独大、独弱容易调整）。往往是一处脉明显大，另一处明显弱，此时应该考虑两者之间的关系，此两处的关系必定是生或者是克，以左关木为例：左太过或不及，皆为木病。与其他五部的关系如下：右寸，金克木；右关，木克土；右尺，木生火（相火）；左寸，木生火（君火）；左尺，水生木。余皆仿此。

两部脉之间非生即克，查脉之阴阳虚实，灵活运用五行生克转化，一气周流的原理，"引"气血由太过之处流向不足之处——此是平脉的唯一宗旨。

不能孤立地去看待某一两部脉的变化，需要视"阴阳经五输五行生克"为一个"环"，而环的任一节段都是非生即克的关系。"生克"即是气血周流分布的动力源头。

取穴之左右选择方法：①根据寸口脉的三部同取、左右互比，取脉大一侧刺之。②将取的两侧穴位，双手分别触之，取之较为松软、空凹感明显的一侧刺之。中气穴者，针如游空巷，故取空而松者刺之。

针言：

脉诊定病经、脏、穴之后，待具体行使补泻时，还需结合局部查体，"揣实处"以泻之，"揣虚处"以补之。若于将刺"某穴"的上下揣之，未见与其补泻相应的"坚痛"或"松陷"之"特异变动"的阳性体征，可能是由于"诊脉定脏、经、穴"之过程有误，需及时复盘纠错——知错能改，善莫大焉！

二八、《难经》一脉十变与针灸应用

曰：一脉为十变者，何谓也？然：五邪刚柔相逢之意也。假令：心脉急甚者，肝邪干心也；心脉微急者，胆邪干小肠也；心脉大甚者，心邪自干心也；心脉微大者，小肠邪自干小肠也；心脉缓甚者，脾邪干心也；心脉微缓者，胃邪干小肠也；心脉涩甚者，肺邪干心也；心脉微涩者，大肠邪干小肠也；心脉沉甚者，肾邪干心也；心脉微沉者，膀胱邪干小肠也。五脏各有刚柔邪，故令一脉辄变为十也。

（《难经·十难》）

原文以左寸心脉为例论心脉被十邪来犯的脉变。

由本文可知：来犯之邪，同气相求。脏邪干脏，腑邪干腑。阴邪来入脏，肺邪干心，肾邪干心；阳邪入腑，大肠邪干小肠，膀胱邪干小肠。

五脏/腑为邪之脉（脉“甚”为脏，“不甚”为腑）：

心邪脉——大（浮洪散大甚为心邪，脉如钩，来盛去衰；洪大不甚为小肠邪）

肺邪脉——涩（短滞涩甚为肺邪，滞涩不甚为大肠邪）

脾邪脉——缓（缓濡而敦甚为脾邪，缓濡不甚为胃邪。敦，敦实，短后而粗）

肝邪脉——急（弦长急甚为肝邪，弦急不甚为胆邪）

肾邪脉——沉（沉紧甚如弹石为肾邪，沉紧不甚为膀胱邪。浊脉为肾有邪，不能封藏故；浊滑略大偏浮多为膀胱邪。**弹石脉**，双手略用力，各持一块如鸡蛋大之鹅卵石于掌心，相互敲击时，掌心其力感即“弹石脉”）

如以右关为例，弦急大为肝邪犯胃；沉紧甚为肾邪来犯胃；缓濡甚为脾邪自干；浮滑大甚为心火犯胃；滞涩甚为肺邪来犯。

［临床体会］

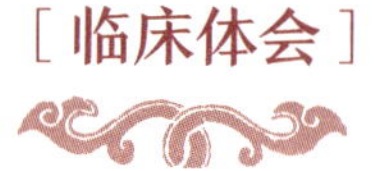

见某邪来犯某部时，需取本经穴，尤其是来犯之经的穴位治之。

如右关弦急甚，是肝邪来犯脾，需取脾经和肝经两经穴治之，尤其是肝经穴为主。若弦急不甚，为胆邪来犯胃，取之胆经穴，随其虚实补泻。

如左寸沉紧甚，是水气凌心，取肾经和心经穴，以及其相应表里的经络穴位刺之，兼取五输穴平寸口脉的刺法，结合《难经·六十七难》从阳引阴，从阴引阳。若沉紧不甚是膀胱经邪气来犯小肠，取之膀胱经穴，随其虚实补泻。余皆仿此。

曰：脉有阴盛阳虚，阳盛阴虚，何谓也？然：浮之损小，沉之实大，故曰阴盛阳虚。沉之损小，浮之实大，故曰阳盛阴虚。是阴阳虚实之意也。（《难经·六难》）

——此论脉，以浮为阳，以沉为阴。

曰：五脏募皆在阴，而俞在阳者，何谓也？然：阴病行阳，阳病行阴。故令募在阴，俞在阳。（《难经·六十七难》）

——此论穴道。从阴治阳，从阳治阴。善刺者，从阳引阴，从阴引阳。

[关于背俞穴（阳）和募穴（阴）的使用]

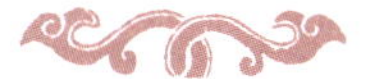

脉浮（阳）缓太过为脾脏邪脉，当刺之阴（脾募穴章门）；浮缓不甚，刺胃募穴中脘。

脉沉（阴）缓太过，当刺之阳（脾俞穴）；沉缓不甚，胃俞穴。

脉浮（阳）弦急太过，为肝邪来伐，刺之阴（肝募穴期门）；脉浮弦不甚，为胆邪来犯，刺之胆募。脉沉（阴）弦急太过，刺之阳（肝背俞穴）；脉沉弦不甚，刺之胆俞穴。余皆仿此。

笔者临床依据浮沉定阴阳，临床使用疗效确切。

日本针灸家付先生善之，其依据《脉经》《三因极一病证方论》结合《难经》一脉十变法：

以左为人迎（阳），右为气口（阴），先比较左右关前一分的大小，取大一侧为病。若右关前一分大（阴），此时见缓甚，即为脾，取之阳，脾俞穴；若左关前一分大（阳），此时见弦急为肝，取之阴，肝募穴期门。

这是付先生多年前口述，笔者凭记忆，敬节录之（为还原《针经》笔记原貌，恐有误）。

日本近现代的针灸流派，与其经方流派一样，亦存在古方派与后世派，前者注重传统经络，后者注重现代科学实证与实验。其训诂一派非常注重对《内经》《难经》之研究与应用，有诸多经验值得学习借鉴。

临床使用细则：

按《黄帝内经》取独之法，确定“独动”之后，再体会独处的脉质和整体脉质合参，依据脉质判定“独动”之处是五脏何邪来犯。

依据沉浮，断阴阳，治之：从阳引阴，从阴引阳。浮为阳，取之募穴；沉为阴，取之背俞穴。

［临床医案］

患者男，46岁，心慌心悸来诊。查体取独：左寸沉紧，此为水气凌心之候。取小肠经原穴补，肾经太溪泻之。针入后症减。再取俯卧位，麦粒灸心肾的背俞穴各九壮。自诉热感透达胸腔腹腔，起身后症皆消。

沉紧实，为阴邪所致沉太过，故取小肠经以助心经之阳气，再取肾经泻之阴邪。详论见本书“三九、阴阳相引”篇关于阴阳相引的针刺设想。

小结：

（1）五脏邪脉，“甚”以应脏，“不甚”以应腑；

（2）从阴引阳，从阳引阴；

（3）浮为阳，沉为阴；

（4）募穴为阴，背俞穴为阳；

（5）某部被邪气来犯，其前提是：本部对应的脏腑之气血不足，故他脏邪盛时，则邪气凑之，呈现越俎代庖的病脉。

二九、《难经》与《黄帝内经》刺之深浅

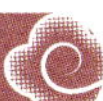

针阳者，卧针而刺之；刺阴者，先以左手摄按所针荥俞之处，气散乃内针。是谓刺荣无伤卫，刺卫无伤荣也。（《难经·七十一难》）

各部脉的浮沉必须与本部的菽分位进行比较，才能知沉浮。沉者，取之相应部位的阳经，引之外行；浮者，取相应部位的阴经，引气入里。

脉浮，刺浅，或深得气浅留针；脉沉，刺深，或浅得气深留针。从阳引阴，从阴引阳。

[各部脉之沉浮的界定]

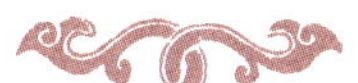

右寸肺脉，浮短涩，兼静缓为平人脉，其应动于 1~3 菽位，皮毛部；右寸动于 1 菽之上，为浮；动于 3 菽之下为沉。

左寸心脉，浮大而散，兼缓和为平人脉，其应动于 4~6 菽位；左寸动于 4 菽之上，为浮；动于 6 菽之下为沉。

右关脾脉，中部缓而大，且无他脉相杂，其应动于 7~9 菽位；右关动于 7 菽之上，为浮；动于 9 菽之下为沉。

左关肝脉，沉弦长而缓和，其应动于 10~12 菽位，与筋平；左关动于 10 菽之上，为浮；动于 12 菽之下为沉。

左尺肾、右尺命门，沉滑和缓，举之有形，按之无形而不绝，应动于 13~15 菽位，与骨平。尺脉动于 13 菽之上，为浮；动于 15 菽之下为沉。

如何界定寸口脉整体脉势之沉浮：

三指同取，平人脉之动处及平处，当于 9 菽之处。若 9 菽之上大于

9 菽之下，则为浮，反之为沉。

以上为局部和整体的平人脉象，必须深谙于心。熟知正常脉，才能快速体会脉之沉浮，以及五痹脉，不论针药皆以此为平人脉。

脉之虚实："虚"必是正气虚，"实"定是邪气实。以虚实，定补泻。

各部本位脉，需和本部的菽位吻合，不吻合称之为"动"，依据浮脉浅刺、沉脉深刺原则选择五体刺法相应者刺之，或依据寸口脉阴阳经五输五行生克补泻的原则取五输穴调平即可。

三指同取，若三部脉位同时下陷，或上凸时，则结合人迎气口脉、扁鹊阴阳脉法确定病经，刺时依据脉动的层次确定针刺的深度。若三部浮动于皮毛，刺相应病经的皮毛或相关脏腑包膜；若三脉俱沉附骨之时，当刺相应病经的骨膜；若脉动于血脉部位时刺经；若动与筋平刺病经的动脉壁；若三指同取动于 9 菽分肉间是平脉。

[关于《黄帝内经》针刺深浅]

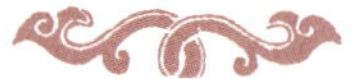

凡刺之法，必察其形气。（《灵枢·终始》）

刺肥人者，以秋冬之齐；刺瘦人者，以春夏之齐。（《灵枢·终始》）

——胖瘦不一，刺之深浅不一。胖者深刺；瘦人浅刺。

瘦人者，皮薄色少，肉廉廉然，薄唇轻言，其血清气滑，易脱于气，易损于血，刺此者，浅而疾之。（《灵枢·逆顺肥瘦》）

刺布衣者，深以留之；刺大人者，微以徐之。（《灵枢·根结》）

——布衣者，气血多实，深刺，燔针，针；大人者，多骨弱肌肤盛，故浅刺，或以药熨。

年质壮大，血气充盈，肤革坚固，因加以邪，刺此者，深而留之……婴儿者，其肉脆，血少气弱，刺此者，以毫针，浅刺而疾发针。（《灵枢·逆顺肥瘦》）

——笔者临床，刺婴儿多以半刺法，针挑皮毛，快速浅刺不留针。

病痛者阴也……阴也，深刺之。病在上者阳也，病在下者阴也。痒者阳也，浅刺之。（《灵枢·终始》）

——须刺邪之所在，此处当仿上文《难经》蒇分脉“动”之深浅。

甚者深刺之，间者浅刺之。（《灵枢·四时气》）

——重症邪盛，治疗以“刺结”祛邪为主，针刺宜深宜泻——募刺法，刺膏肓、膜原，刺之迫脏以除寒热之深居；轻症则宜浅刺，刺激量不必太大，如半刺法治疗脉浮紧之外感症。

夫病变化，浮沉深浅，不可胜穷，各在其处，病间者浅之，甚者深之，间者小之，甚者众之，随变而调气。（《灵枢·卫气失常》）

——针刺的深浅，必以病邪所在的部位深浅决定。

诸急者多寒，缓者多热……是故刺急者，深内而久留之；刺缓者，浅内而疾发针，以去其热。（《灵枢·邪气脏腑病形》）

——急为“紧”脉，寒邪，刺且灸之；缓，为热邪，刺热者如手探汤。寒热之病机，必须依赖脉来确定。

久病者，邪气入深。刺此病者，深内而久留之……

（《灵枢·终始》）

——外邪侵袭，迁延日久，入里痼着，故针刺祛病时宜深刺且留针；新病者，其病程短，邪气表浅，尚未入里，针刺时浅刺疾出即可祛邪外出。久病之人，病邪多入于深层之膜原为“积”，故募刺法，深刺膏肓，刺之迫脏，治疗日久顽疾。

病有浮沉，刺有浅深。（《素问·刺要论》）

——此为针刺深浅的关键。若误刺则正如《灵枢·官针》所云：“疾浅针深，内伤良肉，皮肤为痈；病深针浅，病气不泻，支为大脓。”

补须一方实，深取之，稀按其痏，以极出其邪气。一方虚，浅刺之，以养其脉……（《灵枢·终始》）

——邪气盛则实，实证用深刺法，刺激脏腑筋膜内在正气，提高机体御邪能力将邪气驱出；虚证用浅刺法，激发表部之卫气，加强其固表、排邪之力。

［因四时针刺之深浅］

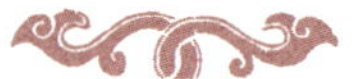

春气在毛，夏气在皮肤，秋气在分肉，冬气在筋骨。刺此病者，各以其时为齐。（《灵枢·终始》）

春夏者，阳气在上，人气亦在上，故当浅取之；秋冬者，阳气在下，人气亦在下，故当深取之。（《难经·七十难》）

浅深不得，反为大贼。（《素问·刺要论》）

天人合一，故针刺深浅要与天地之阴阳相应，春夏季人气在表、在皮毛，邪气所中也浅，故针刺不宜深；秋冬季人气在里，于分肉、筋、骨，邪气入深，针刺亦深，方能中病邪。

然而，归根结底，邪气部位，仍然是需要脉“动”之沉浮来决定的。“诊脉”是临床成败的关键。浮“动”，则浅刺；沉“动”，深刺之。否则不中病邪，徒劳无益。

三〇、《难经》《黄帝内经》寸口诊“独”法及其刺则

如独大，独小，独强，独弱，独浮，独沉，独如外，独如内，独潜，独腾，独弦，独紧，独滑，独涩，独坚，独陷，独热，独寒……

如上之所述《黄帝内经》以“动”一字概之。“动”，改动、变化之意。

凡不与众同，即称之为“独”。遍诊法遵此，独取寸口脉诊亦然，虽然左右寸关尺六部脉，各为常脉时，其脉位、脉力、脉质存在差异，但若为平人脉，同侧寸关尺在9菽位上下，力度相差不大，且脉道应当平直。左右寸关尺互比也应如此，左右对应处力度大小当相仿！

是“动”则病，独处藏奸。凡此“动”处，皆是病邪所趋之使然。

1. 寸口脉位“独”

若寸部独大，病于上焦“郁”太过，当“引气”至不足之处，或“追气”泻之；尺部独小，则肾和命门不足，当补之；

若1~6菽之界见紧者，为表寒；心肺主呼出，主表，主脉浮散之势，故1~6菽者为表；

10~15菽之地，见紧者，为里寒，沉紧者里寒。

肝肾主吸入，主里，主脉沉敛之势。

7~9菽，脾主息，为脾之谷气，胃气，缓和中正，居于呼吸之间，交泰阴阳。脾气主脉之缓而冲和，居于心肺浮力，肝肾沉力之间。

心肺主浮势，主气出，主升。肺动于1~3菽，应于皮毛；若右寸肺脉，在3菽之下动甚，即称之为肺脉沉，如鼓脉，积在阴，可于任脉上段泻之；不鼓脉，病在气不足，不足则以毫针引气至，可以灸督脉的上段；或者毫针刺右侧头面部之气口，补经隧。临床以人迎经隧、面动脉经隧、鼻翼旁小动脉能速效。

肝肾主沉力，主气入，主降。如尺脉10菽之上，力感大于10菽之下，称之为尺脉浮，若鼓，可于任脉的下段泻而治之；或沉于15菽之下，此为附骨脉，以当泻之任脉之下段。

如左关，属肝，其动当与筋平，反此则为“动”。肝脉之动在12菽之下，为沉，脉不鼓，则取之督脉中段；肝脉动于筋面之上，为浮，且鼓者，取之募穴，或任脉的中段，刺之可令脉平。

2. 寸口脉道"独"

脉道内移，心腹有积，取之募。（《素问·脉要精微论》《四海同春》合参）

如右关内移，刺之脾之募穴；若鼓，刺之任脉中段。如在中脘上下寻结解之，或深刺（须两侧同，则病在中）。

如右寸内移，刺肺之募穴；若内移而脉鼓，刺任脉之上段。

脉道外移，主热，刺之背俞穴，或督脉。

如左关外移，泻胆之背俞穴；不鼓脉，可刺督脉中段。

一道家秘本所载太素脉言：脉道之外侧缘，候督脉；脉道之内侧候任脉，结合《黄帝内经》全息，寸、关、尺分别对应任督的上中下三段，膈肌之上为上，膈肌以下至肚脐之左右为中，肚脐以下为对应的任督脉的下段。

用上述之法，查何处独动，可立知任督脉的相应病段，根据脉的虚实补之泻之，以令脉平则愈。

气口九道脉，不但观察内外移行，还应观察脉道的上腾和下潜，所谓上腾，即是脉管整个上抬，导致脉动部高于本部脉的菽位。如左寸为心，当动于 3~6 菽为最大，若左寸的最大动处低于 6 菽之下，即曰左寸沉，用针用药升提之即可。上腾者为阴，下潜者为阳。临床也可以此对应于任督，上腾应于任脉，下潜者应于督脉。

［关于取菽位脉之力感，在同一个人身上的参照物］

肺应于皮毛，故手触及汗毛根部时的力度，是此人的 3 菽重。

心主脉，6 菽重，约以手扪及此人手背表层血络，感受到浅表静脉血管形态清晰的时候，这种力感，约是此人的 6 菽重。若左寸 6 菽之下力反大，可知为左寸沉，此时可以取督脉的上段灸刺之；若左寸至骨脉力感最大，不鼓，则刺督脉上段的骨膜、骨质，鼓脉刺胸骨；若寸沉至筋脉力感最大，则刺督脉的上段筋，“筋”如刺激脊神经鞘膜。但凡见陈瘀脉者，也是如此刺法。

同理，如左关为肝，其脉当弦长且与筋平，若其动处位于筋面之下，按至筋面到骨面的过程力感不减反增，此为肝脉沉，肝经邪气实，应当刺骨治之。

肝脉沉浮的把握最简单，先把中指指腹置于筋之平面，感受脉力，若下移时力增加为沉；上抬力感增加为浮。沉则刺骨，浮则刺血络出血，浮至3菽者，刺其包膜。

脉道的内外移行，上下潜腾，结合《黄帝内经》《难经》全息，取独，菽位，纵横交错定位于针刺的部位和深浅。

临床先定位布指，三指先每一指置于脉动最明显的点，然后三指腹需保证在同一个水平面上，渐渐由皮毛至骨，感受每一指下力感的变化。布指很重要，防止脉道内外移行影响力感。

三指同取在9菽位的时候，寸关尺当相等，此时接近平脉，若有明显某一指的太过或不及，此处即是独处。

心肺主浮，若心肺脉浮于本部，且鼓，是心肺之邪气太过；若不鼓，说明肝肾下潜收藏之势不足。

如心肺沉，不鼓，说明心肺浮力不足，心肺之气不足；若沉潜有力，说明肝肾邪气实，潜藏太过，如水气凌心（可参看本书“二八、《难经》一脉十变与针灸应用”篇）。

同理于肝肾，肝肾浮而鼓，则是心肺邪气实来犯肝肾所致；肝肾浮而不鼓，说明肝肾不足，不能纳气。

肝肾沉鼓，则说明肝肾邪气实，潜藏太过；沉而不鼓，说明心肺之气不足，不能提升肝肾之气。

以上总体治则：刺邪，泻其有余；引谷气至，补其不足！

浮沉上下之间，全依赖于脾气的冲和，若脾气虚则脉躁，胃气绝则升降无以制约，所谓真脏脉。

以上寸口脉的“独”，凡周身气口的“不与众同”亦为“独”，凡独处，即可刺之。详见刺动脉法，此不赘述。

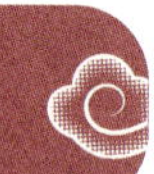

三一、脉之当下，独处藏奸——临床成败医案之感悟

《黄帝内经》《难经》皆反复强调取“独”，然而初期的理解只是简单地认为——病邪藏于独动处相应的经络脏腑等部位；未曾以动态、“当下”之病邪所在去体会。“独处藏奸”——即“当下”邪气至。直到遇到下面这个患者时，才重新结合以往的经验，真正思考这个问题。

一女，研究生在读，盆腔炎4年，小腹、腰骶部酸胀疼痛，每天24小时持续疼痛不减。

初诊：其寸口脉两尺部独大而鼓实，知其病邪在任脉的下段，故而在脐下腹部的深层寻到一个结节——坚动痛的点，针入之后针感如蚁行至病灶处，或者告知如有某物在小腹游走，走遍每一个病处；同时兼取一针太溪，左侧脉动稍大，故泻其左侧太溪。留针两个小时，其针感渐渐消失，出针之后疼痛减大半。

次日来诊，见双关独大郁动而鼓，兼有陈瘀脉感。凭脉诊断，其病邪当下正在任脉中段。因为时隔只有一天，第一次治疗时肚脐之上并未见压痛和明显的搏动点。但是当下的脉感，确是病在任脉中段的病邪郁积。遂于肚脐以上约一寸偏左侧五分的位置寻得一个异常搏动、压痛点。取长针，刺之痛坚动处，针入之后，针感又行至病灶处，留针一个小时左右，出针。疼痛4年的盆腔炎已无任何不适。患者无法相信，便问道：先前针灸治疗过多次，而且主要也是针刺腹部，而且每次腹部都扎很多针，您扎的这两个地方都扎过，而且不止一次地扎过，为什么原来没效，现在您每次只扎一针，且两次症状就消失了？

我竟然无言以对。为什么同一个穴位，同一种长针，同一种刺法，彼时无效，此时有效？因为这句话，让我对“取独”和“当下”及“刺邪气出”有了不同的见解，在此非常感谢这个患者。

思之良久，若有所悟：彼时针之不效，针入之时，邪气不在针下，针未中邪气之所聚，故邪气不散。因为周身气血的运动，邪气在体内的位置亦随之改变。若想知道邪气当下所聚之处，必依赖于脉象当下独动之处。脉者，气血之先见也。

简而言之：诊脉取独——刺邪之当下——邪气散，谷气至而病愈。

凡刺之属，三刺至谷气，邪僻妄合，阴阳易居，逆顺相反，沉浮异处，四时不得，稽留淫泆，须针而去。故一刺则阳邪出，再刺则阴邪出，三刺则谷气至，谷气至而止。所谓谷气至者，已补而实，已泻而虚，故以知谷气至也。邪气独去者，阴与阳未能调而病知愈也。

（《灵枢·终始》）

此是对刺邪气出的最精细描述，邪气稽留体内，随阴阳气血运行而发生变化，针刺之时需刺中当下邪气之稽留之处，邪气才能出，邪气散而谷气可至。

自古有据可循之医家，善为此者，莫过于仓公——淳于意，其医案，皆以脉之当下取独，凡药一两味，凡针一两处，而效如桴鼓。

再后者许胤宗能心领神会，其云：医者意也，在人思虑。又脉候幽微，苦其难别，意之可解，口莫能宣。且古人名手，唯是别脉，脉既精别，然后识病，夫病之于药，有正相当者，唯须单用一味，直攻彼病，药力既纯，病即立愈。今人不能别脉，莫识病源，以情臆度，多安药味，譬之于猎，未知兔所，多发人马，空地遮围，或冀一人偶然逢也，如此疗疾，不亦疏乎！假令一药偶然当病，复共他药味相和，君臣相制，气势不行，所以难瘥，谅由于此（《旧唐书》）。可谓字字珠玑，笔者临床用针用药皆遵此训。

“取独”而明“当下”即是——机道。

知机道者，不可挂以发；不知机者，叩之不发。

（《素问·离合真邪论》）

以脉之“独动”，知当下病机及邪气之所聚，再以针直刺其“结”，“解结”——解病气之所结。

《黄帝内经》的治疗原则必须是先解结，而后调阴阳。所谓“解结”，可以是解瘀络，可以是解结筋，可以是刺骨痹，可以是解皮痹，可以是分肉之“沫”。解结之后，毫针引阴阳以平为期。

临床确有很多疾病，在解结之后脉即平和，而此时未用毫针引阴阳。确如经言“邪气独去者，阴与阳未能调而病知愈也”（《灵枢·终始》）。

凡此类之“结”，一定是“邪气当下”的“结处”。刺之才能邪出，谷气至，脉转平和。故曰：邪独去，谷气至，脉和，未调阴阳而病已愈。

凡将用针，必先诊脉，一言而终。如果不依脉诊作为治疗之司南，用针用药，即是空地遮围，劳而无功。即使偶尔效，也是“偶然逢也”，如此疗疾，不亦疏乎？

若想做到“效如桴鼓”“若风之吹云，明乎若见苍天”，必须诊脉取独——刺邪之当下——邪气散，谷气至而病愈。

［脉“动”之当下与刺邪］

脉者，气血之先见也，亦是“邪气”之先见。若是为“积”，为病邪入里太久，其痛多不可移，其脉沉细附骨，此类脉很难在当下产生巨大变化，久病陈瘀之脉，须多次刺之，脉才能渐渐好转。

若是“聚”，其痛可移，邪气随气血的变化在经络脏腑中移行，故刺其“独”处，脉容易产生变化。如初来之时在尺部郁动，随着气血的运行，须臾可能发生变化，此时定位膀胱经，以子午流注观念，下一时辰即是小肠经的当令，再下一时辰为肾经，所以临床之时，必须以当下脉确立用针的部位。

留针之后28~30分钟，若见脉之“独”处有改变，或转向他经，或由中焦向上下焦转移，本来尺部滑动，刺之后尺部平息；再诊其脉，关部又郁动，需出针，再刺关部郁动对应的经络穴位。一处脉“独”，刺之调平，须臾又见其他“独”脉，此种现象，临床经常出现，那么如何确定初次刺独是否有效？——邪气出，谷气至，脉缓和。（初刺之“独”，须臾虽有再“独”，但整体脉质趋向缓和）

不管根据脉判断邪在何处，只要准确用穴调整，其邪气一定衰，谷气必有所至，脉必由“躁”转“静”。脉见谷气至而冲和，痛虽未减，其病必衰。《黄帝内经》中反复强调“脉和”——“谷气至”，以此作为判断临床治疗是否有效的唯一标准。

若用很多极端的针刺手法，大刺激量，提高人体疼痛阈值，确实可以当下止痛，但此类患者，“脉”多会体现出更躁急现象，虽然当时痛止，但隔一两日必再发作，甚至更剧烈，或有某处疼痛消失，又出现其他症状，皆是因为治症而不调脉，不问虚实，犯虚虚实实之过。

大部分肢体疼痛是人体的自我保护机制，比如关节错缝、筋出槽的疼痛，此类疼痛都是身体在禁止错误的关节运动模式，因此无痛未必就好。笔者在藏族聚居区见过很多藏族群众，用止痛剂治疗膝关节痛，痛虽止，但是一两年之后疼痛加剧，磁共振多显示半月板严重磨损，甚至消失。每次遇到这样的患者，笔者都会详细问诊曾经做过的治疗，无一例外——止痛。

若患者气已大虚，取大针刺之，强刺激，泻之，此为“虚虚”，医家大忌；同理，本为实证，反以毫针或艾灸补之，病亦剧。如筋急为寒，当以艾灸药熨等与之，若以大针强通之，徒伤正气，亦必引邪入里；脉缓为热，当刺血，反灸之，亦加剧。

针刺邪气“当下”之积聚，必依“当下”之脉虚实，补之泻之，方能使邪气出，谷气至。脉“和”是判断治疗是否有效的唯一标准，而不是症状消失。

临床善调脉的医者必有如下经验：

初持脉，若关部“独”，引气之后，其关平和，病症多有减轻。再体会其脉，可能又出现尺部脉的沉紧之寒象，再以针灸调之。如此二、三回合治疗，寸口脉的整体才会出现“平人脉”，病减大半，或痊愈。亦有不减者，比如重疾，虽然当下脉转平和，不可能立刻病愈，但脉和，症虽未减，病必衰去。

临床大部分的患者都会出现某处“独动”，留针之后，脉“躁”虽减，见“静”，却见他处“独”，须出针后，再刺他穴平之。

临床调脉，犹如剥洋葱，一层一层剥出根源，一不小心剥出眼泪。所谓“眼泪”——即犯“虚虚实实”之过。下面是两例印象非常深的败案：

一例，股骨头坏死，男，71 岁，脉阴阳俱不足，当予甘味之药，笔者不予针灸。但是因股骨头坏死针刺治愈的患者介绍来诊，强烈要求大针刺之。无奈刺之，当即晕针，汗出，面色苍白，晕厥，小便失禁。

另一例，男，80 余岁，突发坐骨神经痛。因为有亲属关系，笔者心中焦急，未经思考，于其腰骶部寻结节，以大针解之，以大针通关节。针前不能站立，针后可以步行，患者甚喜，笔者也开心，可以交差。不想第二日，疼痛加剧，卧床不能起身，平卧改变体位都很困难，无奈叫急救车送至医院检查，L_1—S_1 不同程度的膨出突出，因为年龄太大，不予手术，只能保守治疗。经过一周左右手法和物理治疗，几乎无效，无奈笔者再去治疗。此人的脉，笔者一向非常清楚，双弦分裂脉，是元气大虚之脉，但是因病发紧急，只求当下减轻症状，犯“虚虚”之过，明知体虚，反取大针，医家大忌。

再诊方：二十年左右野山参一支约10g、三七3g、肉桂10g、制马钱子1g，共为末，每服0.3g，不计次数，频频含服，若自感肌肉有颤动即停半日，颤动消失如前法继服。再取0.12mm的毫针，取其脉口不足处，揩摩经隧补之，且灸之。三日后来诊，脉缓和，寸口脉之虚损好转，来时自述针后第二天已去参加战友聚会。

3个月后，因家中琐事，上下楼梯（老人家军人出身，行事风风火火，遇事亲力亲为），遂复发再次来诊。吃一堑，长一智，以小针补之脉口经隧不足之处，3~5次治愈。

教训有二：

（1）年岁已高，对误治反应强烈，而年轻人即便误治，反应不大，因为阴阳互根紧密。而老人，阴阳互根已浅，颤颤巍巍，阴阳相吸之力已衰，误引阴阳，则阴阳不能自复。

（2）医者切不可急于求效，不可求针入病消，当以脉平为期。如经言：病三日，一日愈；病九日，三日愈。

笔者临床针灸，皆依诊脉之当下所呈现“不平”者，随机取穴，所以很少完整记录。（初版后应读者要求，补录完整医案。）此案为学生刘雪杨跟诊时所录场景，接近笔者临床实况。

黄某，女，30岁。疲惫乏力，行走约百米，遂心痛身麻欲昏厥，胸闷，动则气喘，无力讲话，心前区闷痛麻木，如有物向上向外顶住，吸气、劳累时加重，长时间不动则双前臂（手腕以上）、双小腿（脚踝以上）麻木酸胀发冷，手脚心出虚汗。入睡困难，起床时心脏难受。平素偶有双颞侧头痛。今年5月西医检查提示“冠状动脉慢血流”“卵圆孔未闭”。

病史回顾：患者咳嗽半年余（2022年12月—2023年8月），以剧烈咳嗽为主。2023年6月身体浮肿，体重逐渐增加10kg，2024年1月出现胸部阵发刺痛。5月确诊为“冠状动脉慢血流”，近两年来经多方治疗无效来诊。

2024年10月20日主诉：心脏抽痛，伴全身无力。

脉诊：浮散如钩数急（笔者注：符合五脏邪气，心邪盛）。

查双神门，右 ≫ 左（右远大于左，左神门几乎无法感知搏动）。（笔者注：此不符合“左右若一”的原则，且相差程度较大，与患者临床表现亦吻合，故调整神门脉，令其左右若一，是临床首要目标。）

查体复核脉诊，并予以针刺：

脐左上深压痛，募刺（笔者注：此处腹主动脉有显著搏动呈躁动状，且压痛明显）。

毫针刺脉法：泻右神门，补左神门。

毫针深刺左颈动脉窦（笔者注：左侧颈动脉躁动且伴有压痛，符合刺颈动脉窦的体征）。

上述针刺过程10分钟左右，心脏压痛缓解，乏力改善，仍有胸闷。再诊脉为沉濡，双神门渐趋等大。脉转沉濡后，查体发现脐下压痛点，故脐上部募刺处出针，再予募刺脐下。

二诊：脉沉浊双尺弱，症状较前缓解，左神门较前有力，但仍小于右神门。

查体左曲泽附近压痛，毫针补左神门，毫针刺泻左曲泽，脐下压痛点募刺。

留针期间出现烦躁，握拳和吸气时烦躁加重，呼气时减轻，仿佛一股浊气在胸腔里往外顶至咽喉，欲吐不得吐，但心前区痛感消失，仍有胸闷。脐下针感向外波浪式传导。左小腿酸胀不麻，左手腕至心脏酸胀感连成一片，手、腹之针感持续涌向心脏。出针后双侧神门渐趋等大，针刺后遗感持续不散。

三诊：毫针补左神门，泻左曲泽，补左足三里，募刺脐下，针感上传至心脏，下传至会阴。

随后患者放松入睡，留针约 30 分钟后突感左手腕至心脏酸胀感较前猛然加剧，左臂不能动，片刻后逐渐缓解。留针约 90 分钟后针感逐渐减弱。出针后患者感觉心脏疼痛消失，胸闷减轻。心脏悬空感，双胁下空虚感，呼气时加重，吸气时正常。嘱服药 2 天后再诊。方：肉桂、甘草、生龙牡、沉香。

四诊：近两日可外出散步，似有受风可能，故晨起时自觉心脏有气直冲咽喉，心脏连颈部肿胀感，四肢酸痛，动则咳嗽，心脏抽痛。

脉诊：双寸上、寸关浮数躁动，关郁动（笔者注：邪结在胸、膈），双尺沉潜不足，神门左 $<$ 右，胸骨至颈前部肉眼可见搏动。

脐下募刺行补法，毫针补左足三里，按压巨阙时，症状稍减，巨阙毫针解结。

募刺后诉脐下有气直冲咽喉，取 0.25mm × 75mm 毫针，刺主动脉弓。针后患者诉气上冲感完全消失，胸闷改善，仅天突针刺处遗留明显痛感，吸气较前稍短，吸不到底，胸前左第二肋间尚有小股气滞。再诊脉，寸关已不浮，尺脉起，左右神门等大不躁。回家，心脏仍有抽痛伴随咳嗽，减至原来四成，但乏力至极。（笔者注：至此后神门左右相差很小，主症基本消失，自诉体力恢复至正常状态的八成。）

五诊：今日晨起心脏没有明显不适感。无气上冲。吸气可以吸到底。未出现心脏抽痛感，胸闷如有物顶压感几乎消失。未出现咳嗽。六脉濡缓不数，左神门搏动较前增大，略小于右。右尺脉弱，脐下募刺，右足三里温针灸。留针期间脐下未出现针感传导。（笔者注：主症几消，无不适，依法补不足损有余即可。）

六诊：同前。

七诊：

脉诊：左寸浮滑外移（头晕，左风池酸胀，圆利针刺，刺之脉平症消）；

寸口脉右 < 左（补右太渊）；（笔者注：第一次出现右太渊 < 左，且右太渊中区呈细弦状）

右脉弦细（查体见右日月压痛，毫针泻之，针感传至右腰）。

双侧沉弱，右尺沉细弱甚。脐下募刺，右足三里温针灸。

八诊：已无不适，遇阴雨天气或气温变化较大之时，偶有胸闷不适。

六脉沉略浊缓，双寸不浮，右尺略沉弱。左右神门基本等大。

双关部应动点稍下移（笔者注：似与膈肌下移相关，嘱咐练习腹式呼吸），查剑突下闷胀，毫针刺膈膜下缘，针感传至双肩、双肋。

右足三里温针灸。诸症几无。

此案之转折点，在第四诊，初诊至三诊寸脉未见浮滑，在募刺时出现气上冲咽喉而欲吐不吐之现象，可能因正气抗邪外出而不得，待第四诊见脉寸部浮滑且主动脉弓异常搏动之体征，故刺主动脉弓，刺之后神门脉及尺脉皆更趋于“平脉”。若刺之当下，“邪气”未呈现于主动脉弓处，则刺之无功。在未刺主动脉弓之前，其神门脉虽然由相差较大渐渐趋向等大，但是始终不稳定。

刺邪气，需要静候自然呈现的契机；补正气，需要等待量变至质变的过程。

诊独—刺脉—平脉，或有“脉平”而“症未去”的现象；或有“此处脉平”，又见“彼脉再独”的现象；或有针后脉平，不待一两日又于原处“独动”；或有依诸般刺法与之，脉无半点改变者……

以针引之，而血气无响应，即便症状减轻，只是暂时之效，不能长久，多见于重、危症。

任何治疗体系的疗效，皆是以患者的气血为基础，针灸也不例外。

针言：

双弦脉，即在太渊脉口一侧经隧中，同时出现两条细弦脉。

临床所见双弦脉，多为元气虚亏，封藏之力不足。

藏医中有“脉如姊妹并行”之描述与之相似，在藏医体系中此脉代表有“虫疾”，狭义理解是寄生虫病。而“虫”在藏医中不单纯是寄生虫，还可以表示其他传染性疾病，如结核类疾病、病毒微生物感染等等。现在香格里拉地区，有些年老的藏族群众仍然把癌症描述成为“虫”或“蛊”，或其他恶性的消耗类疾病皆称为“中蛊”。并有相应方药治之，其中有高山狼毒花的根，用其解毒散结杀虫。

三二、如何训练取独手感

临床如何能够快速感知“独”？确定病脉，需要上下左右纵横互参。

以下为我个人经验参考：

先是在七八岁左右健康且体态匀称的儿童身上去感受正常脉感，上下左右互比，体会正常状态下周身脉口的大小比例，以及静和清的感觉。（笔者长期观察发现，男孩子的太溪脉动和趺阳动脉基本相等，而成人太溪 < 趺阳脉正常，反此为病。）

尤其是健康儿童与老人或重病患者，脉感强烈反差，最能让人体会何谓有胃气、何谓有神的手感，躁和静，清与浊，也了然于心。

再慢慢转换至健康成年人；再到患者，体会病时何脉，不病时何脉；再到确定某经络已病时气口脉感，与其他未病经络气口的脉感。

如此反复练习，感受标本脉动、十二原脉动、人迎脉口、三部九候脉动、遍布全身脉口。

只有明白正常脉态，才能感知独脉，取独才能确定治疗方向。没有诊独,没有治疗。

再者,如经所言,不厌其烦,反反复复强调医者守神,恬淡虚无,手是心的延续。经验:持脉有道,虚静为宝。把脉之时,即便做不到古人要求的止息守神的状态,但医者最起码做到呼吸均匀,尽量不要有太多想法,这样心和手能慢慢相合。把脉如此,古人练拳、练剑,皆是如此。凡援术入道,最后皆归于身心合一。

有长期“内观”体会的人会发现,外在的眼、耳、鼻、舌、身之视、听、嗅、味、触觉都与内在的“心”若即若离。若处于“自觉”的状态,才能体会,“看”不是靠眼睛,“听”不是靠耳朵,“触”不是靠手(身体),而是身心内外如一。也只有处于“止息,守神,自觉”的状态才能身心合一,如此手感才能更清晰更敏锐。身心内外合一,并非阻断内外联系,相反,身体的每一个感官都比平常状态更加敏感。一旦有阻断和摒除外界干扰的想法,此时便有内外分别,真正的干扰亦随之而来。当如《血脉论》所言“动而无所动”,是真守神,守静笃。

指导笔者禅修的恩师,每次闭关之前,都会苦口婆心地告诫:第一,不要想得到;第二,不要分别;第三,一切如是。

把脉也是如此,千万不要刻意寻找独脉,千万不要刻意去分别,而是心身不做任何主观判断地去感知。体感是通过无数次实践,慢慢才能完善到合一守神的要求。

古人以“候”字于脉前,值得深思——其来不可逢,其往不可追,静观花开花落,云卷云舒。

三三、循“病应”刺之

“病应”包括异常脉“动”、筋急、结筋、压痛或按之快然处等。

[揣穴]

1. 阿是穴、天应穴，按之多有剧痛，或者异常结节伴有酸胀感。现代西方徒手疗法，谓之筋膜触发点、扳机点。中医谓之结筋，多用泻法。或刺激某处，可诱导或放大原发病症；或某处病，与另一处压痛呈响应趋势。

如面瘫之后，面神经痉挛、口眼联动症等，以毫针浅刺激整个面部及耳周部，若刺激某处则面神经痉挛发作或加剧，可于此处留针，2~3日后去之，再依前法寻另一处留针，如法炮制。若脉口不足，欲为其留针者，则截取针柄 1~2cm，如“接触针”，胶贴固定于体表，临床亦效。（此法临床对骨折恢复效佳，此为沈宝铭老先生之经验，其多年治疗骨折之经验发现，骨折患者以小夹板固定比石膏固定恢复快，受此启发，每遇骨折者，以竹筷固定于骨折断端连接处，其断端恢复与止痛皆佳。后期吾结合沈老经验，又参考日本的“接触针”，留以针灸针的盘丝柄，对虚症诸疾，确有疗效。）

耳膜塌陷所致耳部“闷胀”不适感，多可以针浅刺激耳道、耳廓和翳风、牵正等穴附近，令产生加重感，可以留皮肤针或“接触针”，视其脉之虚实而定。脉不虚用皮肤针，若脉细弱则用接触针。

可依此法，推及其他疾病——**假设原发病症为 A，刺激 B 让 A 症状加剧，则刺 B 以泻法。**

如四肢的神经根性水肿所致的肢体酸麻胀疼痛等，按压某脊椎两侧，则肢体放射性疼痛加剧，则于此脊柱阳性点处刺血多效。

2. 反阿是穴，即按住此处之后，则病痛消失——按已，刺之；不已，上下求之。即按某处之后，病灶疼痛消失，则刺之，候谷气至，予以补法；若未消退，则再寻之。

总结：A 处不适，若按 B 点，使 A 的症状加剧，则泻 B 处；

A 处不适，若按 b 点，使 A 处症状减轻，则补 b 处。

泻以大针或刺血或久留针等，补以艾灸或以毫针温补法，刺之下安，令针下温。

[具体使用方法]

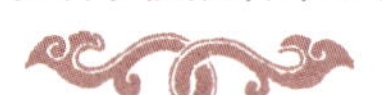

若某处疼痛不适，或肢体，或内脏，依脉或症，知病经之所在，寻将刺处，或是脉动点，或是结筋点，等等，可见多个，如：a 点—b 点—c 点，等等；此时一一按之，按压时询问病灶处的症状是否减轻，取按压之后，病灶处疼痛减轻最多的穴位刺之。

《黄帝内经》谓之“以痛为腧”。揣穴的过程亦是诊脉的过程，经言：凡将用针，必先诊脉。笔者认为：一为诊脉口；二为诊经脉、络脉、经隧、经筋。

揣穴的过程，即是治疗的过程，也是验证寸口脉等脉法诊断是否正确的过程，如果在揣穴的过程中，症状和脉象都没有变化，说明诊断可能有误。

如一个患者的脉弦急，当按其肚脐左下，看是否有异常脉动压痛，同时需按足五里、太冲、期门、膻中、百会，查是否有痛感以验之。若痛感明显，脉法相应，脏腑吻合。在揣穴的过程中，患者的症状得到相应改善，同时寸口脉的弦急也应该转缓和。

若穴揣之，无压痛，脉象和体征都没有改变，说明初时对寸口脉的诊断有误，此弦急可能是少阳之乍大小，乍长短，或因为心脏邪脉的洪大（但素体虚脉细）故而显示类似弦急之象，笔者在临床上会以揣穴的方式验之。

五脏邪脉与肚脐周围的异常搏动多能一一对应，再以相应经络的脉口、郄穴、络穴、募穴一一验证，若能多处相吻合，则刺之多能针入病去。笔者临床以脉诊和经络循诊相结合，屡试不爽。

揣穴不只是压痛，亦有不痛，但见皮下怒张横行之浮络，或皮肤色素沉着，皮肤的纹理异常（如瘢痕，纹理不对称或中断等），或皮下筋膜滑动不利者，以手按之或提拉其皮肤可令症状减轻，凡此类也是治疗的关键部位。

在揣穴的过程中，应该按压和提捏两个方向的力都尝试。有些是**按压时症状减轻，针刺时应滞筋膜之后下压；若提捏时症状减轻，应滞针之后上提筋膜。**

针药之道，易学难精。用针，尤贵少而精。针药之核心都应该是诊疗一体，若诊断不能直接指导针刺用药，即诊断毫无意义。

《针经》之诊疗一体即是，上下相应，左右若一。揣穴也是诊疗一体的重要环节。如按期门痛，考虑肝的问题；肝的问题也应该按压期门。如此相互佐证，简单明了，诊断处，即治疗处。

诊脉口，诊经络，诊寸口脉，诊腹脉，三阴三阳脉，循经查体等应该相互验证。

恩师常言：经典必须推敲、验证。疑惑生，始有悟。古人治学之思维即是如此，经典中有些诊疗体系，大部分都是某一时代的经验推导所得，有些古人已经充分验证，有些尚未验证，需要后学完善。

针言：

病应具有双向性，若能合于色脉，则刺之立效！

笔者临床观察，网球肘患者，局部治疗不佳，依经言“心肺有疾乘于两肘”的规律，可依据“病应的双向性”，肘与心肺体表投影点的**互为病应的**关系，肘痛时可查心肺的前、后体表投影点，多能找到阳性点，刺之多效。(心肺病查肘,肘病亦可查心肺投影部如募穴与背俞穴等。)

若此时患者又表现为寸脉或寸上脉郁动,且"如内、如外"和投影点的阳性结节的"前、后"也能吻合,此为"**病应合脉**",那么刺之必效。

病应的双向性合以色脉,能更好地使用"全息胚"。耳针、手针、眼针、面针、鼻针等等皆具有诊疗一体的特性,但因没有"察色按脉"的缘故,用之时效时不效。

比如手针的全息,拇指的掌指关节对应髋关节,若髋关节痛,盲目地刺拇指的掌指关节不一定有效。其原因有二:

1. 髋关节痛时是否可以在拇指的掌指关节处找到"病应"点;

2. 髋关节痛时是否于太渊"独动"或"寸口脉的寸部脉是否异动"。

如果两点都不具备,则刺之多不效。具其一,有一定疗效。具其二,则多立效。

反之,若拇指的掌指关节痛,依据病应的双向性可以查"髋关节"是否有阳性压痛点,再查对应的"冲门"和"寸关尺三部中的尺脉"是否有异动。有则刺之立效。

仍以髋关节痛为例:"脾有疾留于两髀",面针、眼针、手针、鼻针等疗法皆有"髋关节"的"病应点",此时如何确定刺哪一个全息胚的"髋关节病应点"。当**合以"色脉"缩小查体的范围。**

——髋关节痛,而"寸上脉郁动",此时查上部诸全息胚的"髋关节点",耳针的髋关节点,面针的髋关节点,眼针的下肢点,头针的髋关节点,比较其"最具阳性体征"的部位入针。何谓"最具阳性体征",比如面针的髋部和耳针的髋部都压痛,按压后髋关节不适减轻较多者作为针刺点。

——如髋关节痛,而寸口脉的关部郁动,则查"脾"的前、后体表投影点,以及其募穴与背俞穴。

——如髋关节痛，而寸口脉的尺部郁动，则查脐部平面以下的脉口与经筋及足底反射区的髋关节点，髌骨全息元的髋关节点，等等。

其他病症，皆可仿此。

全息胚作为经过多年临床应用的“病应”部，在不能合以“色脉”之时，很难做到“针入立应”。

全息可认为是局部与全身在“空间”轴向上的一一对应，需结合邪气“当下独动”作为“时间”象限，则更为完善。正如《内经》以脉口、尺肤与身体全息，并结合当下的“独动”，才能更精准定病位。

病应与脉合，则刺之不殆！

三四、遍诊法之病灶触诊

“凡将用针，必先诊脉”（《灵枢·九针十二原》），此诊脉，包括：①诊全身的脉口，取独动者调之；②循经遍诊：审、循、扪、切、按。

循、扪、切、按的过程，也是治疗的过程，在某条经络上的手法诊断时，如确定某个点为治疗点，先体会切按此点之后，标本脉动的变化，转缓和者，可确认为治疗点无疑。

《伤寒杂病论》曰：“欲知病源，当凭脉变；欲知病变，先揣其本。”同理，要想知道脉口变化的原因，须先揣穴，查看是否有“结”，若有结当先解结。循经揣穴时，脉口的搏动也会相应变化。

可做如下简述：经络有结，导致脉变异常；揣中穴之时，脉之异常也会转向缓和，或躁急的程度当有减轻。

在反应点部位上，用手指推一推有阻滞感，用手指重按时有肿硬感，且伴有刺痛感，或特异的酸胀感。刺激这些点后再去感受独“动”处的脉之变化。

以上是遍诊法的常规思维，由脉独动巡查“异动”点。

某处疾病，导致某处脉动的异常——人体做出如此反应，一定是自救的过程，此脉口的搏动一定在向外释放或者接受某种称之为“气”的能量和信息以自愈。所以诊断的脉口也是治疗点。

逆向思维，可以做出如下诊断：刺激病灶点，观察瞬间身体的应激反应，寻查异常动点。

[病灶“切按”与“望审”结合]

因此，加强病变处刺激，出现某一个应激反应动作，或独动点，或者一个筋经筋膜链张力增高，这个应激点即是治疗点。

如胃痛患者，一手由轻到重，慢慢下压胃脘痛处，患者即出现屈髋，屈膝，或握拳，或嘴角抽动等反应，而此类反应性动作一定是身体在规避损伤和自我保护的动作，往往这些表面看似无意识的动作之处，恰恰是效果极佳的治疗点。

如轻轻切按胃痛处，握拳首先出现，考虑合谷，或其上下手阳明经的穴位；如足踝伸屈考虑胃经趺阳脉，或其上下；若屈髋挛缩状，首先刺冲门穴，或其上下穴位；若头后仰考虑胃的背俞穴。先定大体位置，再进一步细诊。

[病灶点的“切”“扪”]

比如外膝眼处疼痛，一手轻轻触及痛处，另一手于其上下左右揣于体表，感受手下有明显筋膜收缩和紧张处，即考虑此处为治疗点；也可以在运动状态下完成：刺激痛点时运动，或以抗阻运动诱发疼痛，观察整体筋膜张力的变化，取异常处刺之。

扪及手下部位与经筋的走行大多有一致性，或者用一手切按病灶，另一手先扪及病灶所在的经筋，再扪及其环抱一周的闭合筋膜包裹区段。

如胃痛，一手在切按痛点时，另一手先触及足阳明经筋循行之上下，再扪及包绕整个躯干的横切面筋膜。如出现明显的筋膜应力增加，即明显“动”，则此“动”处就是治疗点无疑。

尤其是腹部触诊，双手探测腹部内脏器官筋膜的相互牵张而引起的慢性炎症，或者消化系统、泌尿生殖系统的功能失常，极为有效。

具体细节如下：双手整体触及腹部，一手置于病灶或压痛点，另一手整个腹部上下左右游离，需双手协同切按扪寻。尤其在任脉、冲脉、带脉，以及相应脏腑募穴处出现阳性点的可能性最大。医者查体的手，深浅起伏要和患者的呼吸相应。

正常腹部的手感：按之无碍，呼吸相随，不紧不松，绵柔不空，此是元气充足之象。即按之腹部无包块高张力点，随着患者的呼吸运动有相应起伏，腹部筋肉的纹理循行方向及筋膜张力没有紊乱，脏腑与脏腑之间的间隙没有明显粘连感，柔软如棉，按之不竭不革，不硬不痛无异动。

注意：在查体切按、扪寻之前，要求患者放松，医生的手温度不可太低，用力不可太急促，一定要绵长柔软发力。

可先在身体健康体形匀称的儿童腹部练习，细心体会腹软如棉、元气充足的质感。

《灵枢》记载的病灶触诊及针刺思路：

《灵枢·上膈》曰：“微按其痈，视气所行，先浅刺其傍，稍内益深，还而刺之，毋过三行，察其沉浮，以为深浅。”

此处描述，扪切体内某处病灶之体表投影处，则产生牵涉性疼痛，或痛感或气行感在皮下辐射，传到某处——“视气所行”。取其传感尽处进行针刺，**针刺的深浅，依据当下患者脉之沉浮而定**。针入之后，再扪切病灶，观察其第二条循行所到处，再如前法刺之；三次依上法进行诊刺，勿过三行。

如胆囊炎患者，按压其胆囊体表投影点，若第一次按压传至肋骨后缘，则于其肋骨后缘处寻阳性点刺之，依据患者脉的沉浮决定针刺的深浅；针后再按压，可能第一次的传导途径消失，出现第二条，传至中脘部，依脉法刺中脘；二刺之后，第三次按压胆囊体表投影处，可能出现第三条传导途径，再依前法刺之。勿过三行！

此法不但可以用于内脏病灶，亦可用于体表病灶。比如《灵枢·周痹》刺痛游走之时，采取截断方式针刺，以针刺堵截其疼痛游走的方向，进行治疗。此处按病灶，产生痛感气感游走，刺其尽处，与之是异曲同工之妙！

笔者临床观察：内脏牵涉痛的循行路线，按压之后显露无疑，刺之多立效。即便是肝癌晚期的疼痛，**按而知气行所到之所，依脉浮沉刺之！**都能起到非常明显的止痛效果。体表的疼痛或酸麻胀等等不适，对原发点进行刺激，亦可以诱导出传感路线，依法治疗，效果肯定。

补泻技巧：假设原发病灶为A，得到气行点为B。再按B，观察A处，若A的症状减轻，对B针刺时，可以用补法；反之，若按B点，A点痛加剧，则对B针刺时用泻法。B是一个范围，需要再次细致触诊按压，观察A点的反馈，以精准定位B点。

恩师补注：《官能》概括本篇刺痈法特点为："知其气所在，先得其道，稀而疏之，稍深以留，故能徐入之"，这一概括颇得腹部深刺法"募刺法"之要旨也：先知积之所在，再以押手按压撑开"刺道"，刺手缓缓进针，如遇阻力，不可强行推进，稍停留等"刺道"让出再徐徐针至病所。《厥病》所述刺虫积之"刺蛟蛔"法与本篇刺法为同类刺法，具体针具当用长针，如《厥病》所说："心痛不可刺者，中有盛聚，不可取于腧。肠中有虫瘕及蛟蛔，皆不可取以小针。""已刺必熨，令热入中，日使热内，邪气益衰，大痈乃溃”，即《寿夭刚柔》所说之“纳热”法，现代临床也用火针法。同时还提到了精神调节法“恬憺无为，乃能行气”。关于情志因素在胃溃疡等病发病中的意义已被现代医学所认识。然而这一点在现代中医临床有所忽略，深入的临床观察和实验研究也比较欠缺。

《上膈》篇刺法不限于胃痈，同样，《厥病》所述刺虫积刺法也不限于“虫”，只要是腹部肿块皆可用此刺法治之。

[临床医案]

案 1.

女，43 岁，上下楼梯时左膝关节内侧痛，局部有刺络拔罐后的痕迹，患者站立位放松，以手切诊其痛处，缓缓用力，其表现右侧耸肩，查体右肩关节前后肌群：①中后斜角肌之间发现结节，以圆利针松解；②右天柱穴附近压痛，圆利针松解；③右肩胛骨内上缘压痛，松解。治疗后，再爬楼梯，膝关节已不痛。

案 2.

男，33 岁，柔道教练员。左膝关节不能发力，无痛感，躺下直腿，研磨髌骨有摩擦感，伴有疼痛，左手按其髌骨，右手扪及腹股沟韧带处有明显抽动抵触感，在皮下筋膜寻痛点浮针扫散。治疗后压痛点消，膝关节不适消失。

案 3.

女，28 岁，产后小腹痛，痛点在肚脐正下方。左手按之，发现小腹无包块，无抵触感，轻微压痛，左手切于肚脐下方的病灶时，右手在肚脐左下方发现明显牵张感，且有硬结，深度较深，取长刺募刺，针入后，针感传至痛点留针。患者说有一股气在针下至病痛处来回旋转，大约 5~10 分钟循行结束。出针后，脐下痛感消失。

长针的入针一定要注意押手和刺手的配合,同时和患者的呼吸合拍,针下有阻力则停,待针下无阻力,刺道出现时慢慢推进,时刻感受针下的感觉非常重要,否则患者会有剧痛感,针刺效果也差。经曰“中气穴,则针游于巷”(《灵枢·邪气脏腑病形》)。

三五、解结调阴阳之逆向思维

用针者,必先察其经络之实虚,切而循之,按而弹之,视其应动者,乃后取之而下之。六经调者,谓之不病……一经上实下虚而不通者,此必有横络盛加于大经,令之不通,视而泻之。此所谓解结也。 (《灵枢·刺节真邪》)

凡治病必先去其血,乃去其所苦,伺之所欲,然后泻有余,补不足。 (《素问·血气形志》)

先解结,再“引”阴阳,是古典针灸的重要的治疗原则。泻有余,补不足,即“引”太过之处,趋向不足之处。

当用针治病时,当先诊脉,定病经,寻其“横络”所结之处,刺之出血,再调病经的阴阳,此为正向,为王道。

如头痛:若诊脉知其为膀胱经痛,可于后头到足之间寻横络刺之出血。如脉诊无误,其头痛当减轻;再“引”其阴阳。此为正向思维。

[逆向思维 1]

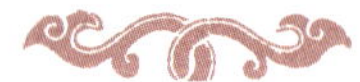

仍以头痛为例,若不精于脉诊,或脉诊误判病经,寻得膀胱经横络刺血无效。此时再寻,若见阳陵泉有横络,刺之出血后,头痛减,知其病经在少阳经。故需再“引”少阳经的阴阳。

若阳陵泉刺血后，头痛仍然未减。再查，在曲泉附近又见一结络，刺之出血，患者疼痛渐减，知是病在肝经之上实下虚，当引之肝经的阴阳，以毫针引气，调之阴阳。

以刺结络除瘀引出的治疗效果，判断疾病是否在所刺之经络，再引其阴阳，此为逆向。“引”阴阳：即查体其（手足一体）标本脉口虚实、起止，或五行生克之法皆可。

笔者在未完善诊疗体系之前，常用此法做试探性治疗。但是在病脉之结不在浅静脉之“横络”，而在深部动静脉之“经”的时候，此法欠佳。因深动静脉刺血痛苦较大，不可轻易试探治疗。

此法，实为亡羊补牢之法，不得已而为之。

若想减少患者因治疗而起的痛苦，一矢中的，还需谨遵——凡将用针，必先诊脉的原则。

[逆向思维 2]

“刺之要，气至而有效。”临床多依据此言而追求“针响”，以期待气至病所。逆向思考一下，如何依“针响”指导下一步针刺。毫针及募刺结合的“引气”，可见本书第 57 篇详解。

临床亦有针家擅长飞经走气手法，论述众多，此不赘述。

依《灵枢·血络论》针刺络脉放血后的反应，也可逆向指导临床。“针响”本身本无好坏之分，它是身体被针刺之后，所呈现的气血运行状态。**针刺后血气的反馈，有助于进一步指导治疗。**

——刺络后晕针昏厥者：脉气盛而血虚者，刺之则脱气，脱气则仆。

“气盛”则需泻之，可寻分间揣“结筋”以泻法；“血虚”当补之，取不足之脉口，揩摩经隧，或灸之凹陷不足处，或皮表微小瘀络刺血，并控制出血量。

——刺络血喷射者：血气俱盛而阴气多者，其血滑，刺之则射。

"滑"为有余，血气足，正邪皆盛，故可依经所言，可尽取之。

——刺络血出黑浊：阳气蓄积，久留而不泻者，其血黑以浊，故不能射。

阳气蓄积，可考虑从督脉及背俞穴刺络放血，刺毛脉微络寻极细如发丝者刺络拔罐出血，效佳。

——新饮而液渗于络，而未合和于血也，故血出而汁别焉；其不新饮者，身中有水，久则为肿。

临床常见刺络放血，血出很快分层，分出如水如油脂如牛奶者。其中分层如水者，即为"新饮"，水与血尚未完全结合，水在分间，多有下肢水肿，可以火针水肿部，水可渗出而病去。

——刺之皮下血肿而血不出者：阴气积于阳，其气因于络，故刺之血未出而气先行，故肿。

分间有邪气，至络脉不畅而"横"，故此时应当以针解决此"横络"附近的"结筋"。"结筋"去，再刺络出血则快然。

——阴阳之气，其新相得而未和合，因而泻之，则阴阳俱脱，表里相离，故脱色而苍苍然。刺之血出多，色不变而烦悗者，刺络而虚经，虚经之属于阴者，阴脱，故烦悗。

此为邪气未与血相合，刺之伤未病之血，正气亦随血出受损。故藏医在刺血之前常服三果汤，以分离邪气与正气，防止放血之时正气随血外夺，致人虚。

——阴阳相得而合为痹者，此为内溢于经，外注于络。如是者，阴阳俱有余，虽多出血而弗能虚也。

此为邪气已全然与脉内的血气相合，已与脉外的气合，刺之虽出血多，也无虚象。

——针入后滞针者：针入而肉著者，热气因于针，则针热，热则肉著于针，故坚焉。

滞针时为针下有热。故临床一些经验丰富的针家，以另外一针刺之旁，予以泻法，泻其热，可解滞针。故经言：刺热者如手探汤。快刺不留针，防止滞针。

[逆向思维 3]

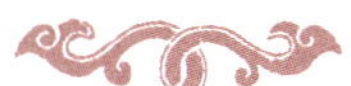

基于“病应点”的常规思维的单向，与其双向性（逆向）。关于“病应之双向性”详见本书第 33 篇。

比如常规思维治疗胃脘痛，首先考虑其“病应点”为：足三里、脊中、两髀（脾有疾其输在脊，乘与两髀），于此三部寻最佳阳性点治疗，往往能针入痛止。

因“病应”具有双向性，故知若患者以下肢胃经循行线不适为主症，或腹股沟（两髀）不适，或脊中的不适，也可以循查胃的前后体表投影点，若此处有强反应点，可以刺之，多效。而此时患者的寸口三部脉，恰好为**关部郁动**则更效。

三六、解结与脉

《灵枢》关于解结，大意是解“浮络”之结，即体表浅静脉的曲张处。审视标本之间经络循行的路线，见“横络”加于“经遂”所循行之处（标本根结之间），此横络谓之结。又以“揣穴”之法，探知皮下筋膜的结筋、经筋、腠理，包括内脏包膜。

再解“邪气结”——经曰“三刺则谷气至……邪气独去者，阴与阳未能调而病知愈也”（《灵枢・终始》）。

[临床解结之细则]

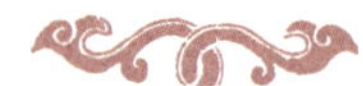

1. 刺皮痹解结：某部脉（除右寸肺脉）脉动于1~3菽时，此当刺皮毛部之结，或者对应脏腑包膜。可寻皮肤异常纹路刺之，瘢痕、毛发之顺逆冲突处，皮肤颜色异常色素沉着处，皮下毛脉紫红色者，皮肤之寒热滑涩，皮纹之突然中断不连续处（此法尤其适合颈部的纹理望诊刺法）。

2. 刺血痹解结：怒张的体表静脉，此是心主。某部脉动于4~6菽（除左寸心脉），静脉回流受阻之时刺之，按压静脉曲张处，其血管无弹性，静脉壁薄，其状如黍凸出。络刺，浅静脉刺血。

3. 刺肉痹解结：皮下分肉中之"沫"。某部脉动于7~9菽（除右关脾脉）。《灵枢·周痹》曰："风寒湿气，客于外分肉之间，迫切而为沫。"此是分肉间的结筋，或如条索，或如椭圆状，受寒则痛剧。

4. 刺动脉壁之结筋：某部脉动于10~12菽者（除左关肝脉）。动脉壁属于筋的范畴，《灵枢·寒热病》曰："络脉治皮肤，分腠治肌肉，气口治筋脉，经输治骨髓五脏。"

气口，即是动脉搏动之处，治之筋调气口，可知刺动脉壁是"治筋"，"筋"即是动脉壁。又肝主筋，又可知肝主动脉壁。肝主筋，结筋时，应当考虑深静脉刺血。

5. 刺骨解结：某部脉动于13~15菽者（除去双尺）。重按至骨膜，寻找骨面的压痛点，可感受到骨表面的骨皮质有凸出不平，如胸骨、枕骨粗隆、棘突、髂后上棘、尾骨、股骨大转子、腓骨小头、胫骨粗隆、跟骨等（X线片下多于骨质中见有椭圆形黑影空腔，多是骨内压高所致）。

[五痹脉]

皮痹，其脉右手寸口沉而迟涩者；

血痹，左手寸口脉结而不流利，或如断绝者是也；

肉痹，右关脉举按皆无力，而往来涩者是也；

筋痹，脉左关中弦急而数，浮沉有力者是也；

骨痹，寒在中则脉迟，热在中则脉数，风在中则脉浮，湿在中则脉濡，虚在中则脉滑。其中骨痹定位笔者认为以双尺定位贴切。

[临床使用]

先以《难经》菽分脉与《中藏经》五痹脉合参，以确定“结”于皮、血、分肉、筋、骨的何处；

同时以《黄帝内经》寸口全息定位法，在人体相应部位节段寻结节刺之；再据脉的浮沉、内外移行分阴阳。

注：上述用法，也可先取独动之后，以全息定位身体何处刺结，可结合内外移行，浮沉合阴阳，鼓脉寻任冲，不鼓脉应督脉，再根据其动的层次，确定“结”于五体之何处，以确定刺之何痹。

[临床医案]

案 1.

男，56 岁，肩背痛，后头痛，头昏，背部僵硬近 3 年，经过多种治疗无效。

查体：双寸皆沉至骨，鼓而不绝。按此脉，可知为刺骨之范畴，因为寸口全息应于身体之上，又因其脉鼓而不绝，当是积于阴。遂于胸骨柄和胸骨体按循，果然觅得一剧痛点，以 1.2mm × 40mm 的刃针快速刺到骨面，然后向下按压的同时在针刃的平面上做小幅度摇摆，针之刺破胸骨第一层骨皮质下方即出针（切记不可太用力，以防刺穿整个胸骨）。在针孔处拔罐放血，出黑血几十毫升。此患者一次愈。

后来遇此脉，用刺胸骨之法，治好过乳腺肉芽肿、顽固性哮喘、心绞痛等多例。前提是符合骨痹的脉，以及对应全息于寸部。

案 2.

女，46 岁，藏族，心慌易惊吓，后头痛，目胀，两侧肩胛骨内侧缘皆紧而酸痛。

查体：双关郁动而鼓，筋层脉弦而急动甚，可知当刺动脉壁解筋痹，双关全息应于中部，故取腹主动脉的痛坚动处，以长针刺之，微转滞针，针感传到肩背，同时取肝经的络穴刺之。留针 30 分钟，双关脉平和，诸症皆消。唯有目胀感少许，次日再刺腹脉，兼印堂一针摩骨，症消。

第一次主要调双关弦急动以应腹主动脉，没有调寸脉的至骨而动，次日刺骨印堂之压痛处，脉平症消，两次愈。

此类医案很多，当时笔者尚未贯通《难经》菽分脉、《黄帝内经》全息脉，以及《中藏经》五痹脉与五体刺法。故每次治疗只挑一主脉调之，以便于脉 - 针 - 症的相互对比，以判断针刺脉、调脉的方向是否正确，进而揣摩古典针灸的路在何方！

笔者很多临床调脉的体会都源于此法——每次针灸只取一两针，调一主脉，再观察邪气出否？谷气至否？部分脉平之后的症状改善情况。这也非常得益于在藏族聚居区的大量实践，因语言不通，恰恰使我走向“诊脉—刺脉—平脉”这种直接朴实的古典针灸“诊疗一体”之路。

也许这就是：种瓜得瓜，种豆得豆吧。一个干净的善念，最终解开了自己的迷茫。自此大可不必把义诊当成是救世主那般伟大，而是真正从内心感激曾治疗过的每一个患者，因为从他们那里得到了印证自我的机会。

针言：

补注《灵枢》水沫痹痛病机，《灵枢·周痹》曰："风寒湿气，客于外分肉之间，迫切而为沫。沫得寒则聚，聚则排分肉而分裂也，分裂则痛。"《灵枢·五癃津液别》曰："天暑衣厚则腠理开，故汗出，寒留于分肉之间，聚沫则为痛。"沫，古意为水或水泡。古人认为，体外风寒湿由表部毛孔入分间，形成水气水泡，此邪遇到寒气则凝聚，凝聚之时则令分肉裂开而作痛。故毫针刺寒痹，以反复揩摩"水沫"痹处，先刺散，则气血至病灶处而痛止。

寒则筋急，热则筋纵。水沫得寒湿而生，遇寒湿则聚，聚则裂分肉而痛作。此是临床针刺揣穴分刺的关键——**结筋**处，即皮下异常的颗粒、条索等高张力阳性点。

三七、针刺寒热补泻手法

刺实须其虚者，留针阴气隆至，乃去针也；刺虚须其实者，阳气隆至，针下热乃去针也。（《素问·针解》）

针下温热感为补，针下凉感为泻。

此补泻法，得益于擅长骨科外伤的沈宝铭老先生。沈老告知，接骨的补泻秘密在于温和凉。沈老擅长手法接骨，如高位截瘫等，效果如神。（详见"三十八、针灸治疗骨折与烫伤——同感嫁接"篇）

手法的温凉补泻和《灵枢》针感的补泻不谋而合。笔者一直琢磨温凉补泻的问题，最终还是回到了分肉、筋膜的刺激方式。

以往一些患者，在针灸的时候，往往会自发地出现温热和凉感的传导。这样的患者效果确实会很好，但是这种针刺传导、温凉感觉却可遇不可求。

烧山火、透天凉手法，又非一日之功可达成。所以笔者临床时，经过反复地参阅借鉴擅长以针刺手法补泻的前辈经验，得出如下临床操作方法，虽不能尽如人意，但尚可用之。

温——针触及筋膜，未穿透筋膜时，顺时针旋转，略感滞针时，持针微微下压，留针。此时针感多为温。

凉——针触及筋膜，逆时针滞针，轻轻回拔，不可回拔太多，否则筋膜脱离针体，则无针感，亦无效（注意：温补、凉泻手法的整个过程要轻柔，针尖不要穿刺破或脱离筋膜）。

临床用针时，尤其是长针，针不离手，手不离针，持以暗劲，不松不紧，不刺破筋膜，不丢掉筋膜，患者针感更明显。

刺分肉（筋膜）温补、凉泻如图 13 所示：

筋膜被压迫，产生热感；筋膜被上提，产生凉感。这也是沈老在骨伤手法上使用的经验，手法的“抓捏”和“挤按”，手法极轻。

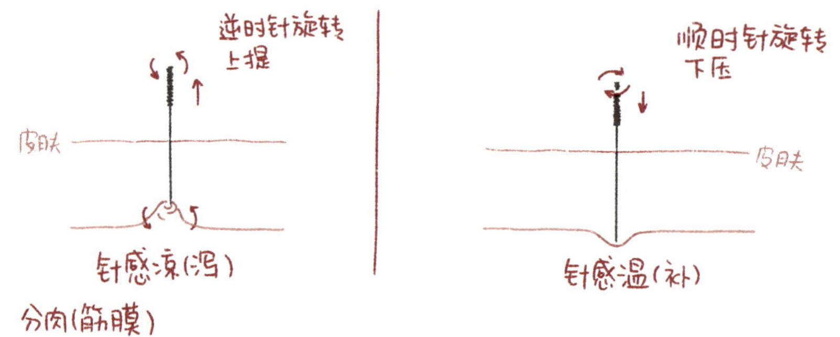

图 13　刺分肉温凉手法示意图

捏如持脂膏，按如折耳。大意就是：抓捏的时候像捏起嫩豆腐的力；挤按的力量，似把耳朵压弯的力就可以。力量大了，反而无效。而且要求医者的手持续保持如此轻柔的力度作用于患处。笔者仿此，临床以针于皮肤表面乳头层，极浅刺法，以得温凉之感。具体操作如图 14 所示：

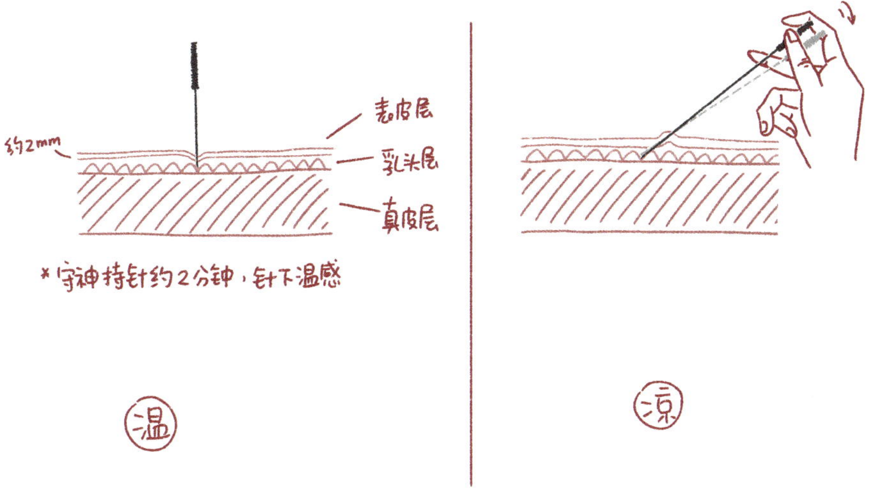

图 14　极浅刺温凉手法示意图

极浅刺，持针静候于皮肤乳头层之上。欲补之，令温，针微微下压，刺破表皮，未达真皮，一般守神持针 1~2 分钟出现热感（有些患者需要时间更长一些），脉浮虚损者效佳！经曰：补曰随之，随之意若妄之。若行若按，如蚊虻止，如留如还，去如弦绝。欲泻则令凉，以针挑之持针静候，深度亦在乳头层之上，脉浮滑数时佳（《杉山真传流》表之卷第四对补泻有更细节描述）。

临床使用：刺凉者，泻脉太过或肤热者；刺温者，补脉不足或肤寒者。

若脉口热，尺肤寒，此为经有余，络不足。治之当取阴经刺之以凉感，取阳经刺之以温感。

若脉口寒，尺肤热，此为经不足，络有余。治之当取阳经刺之以凉感，取阴经刺之以温感。

若标本脉诊之时，见标部与本部有明显寒热差异者：于寒处，刺令得温感；于热处，刺令得凉感；等等。

总则：寒则热之，热则寒之；虚则补之，实则泻之，亘古不变之理耳！

针言：

患者要求进针无痛，故而针工多采用快速进针手法，导致针具生产工艺也不断革新，其甚者又加硅油或其他润滑物质，因此，临床使用旋转滞筋膜的手法时很难达到预期效果。摩擦力小，滞不住筋膜。针芒太过锋利很容易刺穿筋膜，很难守住筋膜候气。（针芒太过滑润，很难觉察到针下的筋膜蠕动感。）

笔者在临床有两个方法对针具进行处理：一则，用2000目左右的极细砂纸擦拭一下针尖部；二则，用酒精灯烧一下针尖，令针尖“退火”，其硅油挥发，摩擦力增加，锋利度亦降低。

曾经的针具，因反复使用，所以针尖没有那么锐利，0.35mm的毫针在手指瞬间发力破皮时，指下可清晰感知“啪嗒”的突破声。现在0.35mm的毫针，破皮如切豆腐，毫无阻力，阻力感太小便失去了层次感，因失去层次，故而无法做到“刺某守某”之原则。摩擦力系数不够，针体与“分间筋膜”揩摩的刺激效应也大幅度减小。

另外，金属材质不一样，摩擦力也不一样。金针的针体摩擦力比钢针要大许多，针尖没有那么锋利，且质地柔软，因此，在募刺或刺脉时首选“金针”。（或镀金针亦可，其摩擦力远大于一次性钢针。）

“进针无痛”于患者而言是慈悲的，但针尖锐利与快入针不是无痛的唯一选择，更不是最佳选择。（毫针快入针，根本无法感知针下气至与否，“神、客”亦必然远离“门”。）

入针的快慢，依何而定？

经曰“寒痹取以毫针”“刺寒者如人不欲行”。由此可知，毫针当是慢入针、慢行针。（笔者曾见宋代医案记载以毫针刺寒痹处，持针进退，且慢行三十六息，大约现在的2分钟。如此之慢，才是毫针刺寒痹的最佳方式。）

经言“刺热者如手探汤”。半刺、拔毛刺如此，刺络放血手法亦如此，刺热需急泻者用快速刺，但是所用针具大多不是毫针。

所以**针刺的快慢，不是患者决定的，更不是针工决定的，而是取决于病机的“寒、热”。**

笔者临床减少入针疼痛的方法：

——可以用针于将刺部轻轻接触，看患者的躲避反应，反应强烈处入针必痛。反应不激烈，入针痛感小。若反应太过，微微挪移针尖（在2~3mm的区域内），探寻不敏感的地方入针。视力好一点的人会发现这个不痛的点，大部分都是在几根汗毛的中心点处（远离汗毛根），或多是皮肤极细纹理沟里。靠近汗毛根部，或皮肤极小突出者，刺之多痛。

——押手辅助刺激针尖周围皮肤，也可以让入针的刺痛减轻很多。

患者自然呼吸，不能因紧张而憋气抵抗，否则痛感也会增加。（极度惧针者，勿针；入针后有濒死感者，勿针。）

——针尖的头部如子弹头呈椭圆者，虽然破皮略显迟钝，但痛感反而较锐利者小。（临床时常发现，0.6mm的圆利针入针痛感，小于细而尖锐的毫针；0.8mm的钝口刃针，其痛感小于0.4mm的锋利刃针。）

三八、针灸治疗骨折与烫伤——同感嫁接

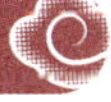

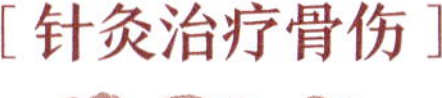

[针灸治疗骨伤]

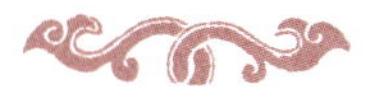

关于针灸治疗骨折，曾经拜访过两位老师，给我的印象最深。

一位是香港的骨伤科医生周老，随父辈避战乱由广州到香港，老人家说：怕是针灸接骨的技术要失传了，因为现代人都是手术，且效果稳定，所以针刺接骨的方法，临床没有机会应用了。但是其针刺治疗骨不连、骨痂形成较慢的方法却得到了充分的发展机会，其针刺方法非常简单，细节如下：

严格消毒后，取大圆利针或刃针，在骨折缝处，沿断端刺骨摩骨，出针后拔罐放血。笔者随其临床观察，针在断骨处做极小幅度高频点刺，其刺法应该是属于《灵枢》之短刺法；在用针刺骨摩骨的过程中，会询问患者是否有热流传到骨髓的感觉，或者沿骨面传导，患者说有即出针，无则继续。出针之后拔罐放血。

笔者临床以周老之法，治愈多例骶骨骨折骨裂者。骶骨骨折后常见腰痛、大便困难（大便时腰骶部疼痛加剧）、漏尿、不能坐软沙发、坐位至站位转化时疼痛加剧、平躺时难以转侧……每遇此类问题，依周老刺骨折断端的经验，刺之并拔罐出血，多可立效。临床以平脉法结合以局部刺骨，对肋骨骨折、胸腰椎压缩性骨折、指骨骨裂、跖骨骨裂、跟骨骨折皆效。临床医案效案极多，不一一陈述。（笔者临床所治皆非开放性骨折，多为骨裂或不完全性骨折或骨折后断端整齐，未达到手术标准，但极为疼痛者。其中一位骶骨骨折患者，骨折后依医嘱卧床休息三个月，但其疼痛反而持续加剧，半年后致生活不能自理，二便失禁，依周老刺骨之法兼募刺约十次而诸症消。此法对骨折术后的局部疼痛亦效。）

另一位是江苏镇江的沈宝铭老先生，老先生祖辈都是外伤名家，20 世纪 30 年代其家族在南京行医颇有声望，尤其擅长治疗外伤导致的脊髓损伤。后因拒绝为侵略者治病举家逃到镇江。

沈老的经验：手法接骨的过程中，热为补，凉为泻。要求手法极轻柔。

捏如持脂膏，按如折耳。大概就是：抓捏的时候像捏起嫩豆腐一般小心谨慎，力度适中，不可大，不可丢。挤按的力量，似把耳朵压弯的力就可以。力量大了，反而无效。强调守神，沈老每天坚持子时打坐，以守静笃。沈老治疗骨折及骨伤的经验简述如下：

1. 新骨折，必先祛瘀血（局部刺络放血），用药之思路：先活血化瘀，再生筋续骨，最后调气血补肾。新骨折，刺络放血，需泻之，令其凉，针刺和手法皆然；陈旧性骨折，需补，以令其温，令其产生温热感即可，针刺和手法皆然。

2. 沈老注重毛窍，其谓毛窍可通骨髓，认为这是外伤真正的秘密。后笔者思考，为何很多骨折方中有麻黄、桂枝？《伤寒论》确实把骨节痛作为表证，如“太阳病，头痛发热，身疼腰痛，骨节疼痛，恶风，无汗而喘者，麻黄汤主之”（《伤寒论》卷三）。以及很多骨痹、骨病方都可见到麻黄、桂枝的身影。皮毛为玄府通骨髓，似乎可以此作为一证。

3. 调气时有三感，补需温，泻需凉，疏通时需有麻窜蚁行感。笔者临床治疗骨折，以针刺的温、凉、蚁行感，代替沈老的手法，亦多有效。

4. 沈老治疗脊髓外伤的经验：首要止痛，可以刺络放血，可以毫针刺；再以手法复位。沈老告知：复位手法没有固定的方法和体位，但是有一个原则——必须令患者的“算盘珠子”（脊椎棘突如珠子高凸）在一条直线上。手法要极其轻柔，配合患者的呼吸和自主运动完成。切不可暴力手法。复位之后夹板固定，患者即可起身活动，但是不可以弯腰。沈老治疗脊髓损伤的经验是，患者越尽早行走，恢复越快，这似乎有违现代医学的认知。

治疗越及时越好，祛瘀血，通经络，兼以内服、外用药。其顺序如前。

外伤治疗之要：①瘀血不去，新血不来；②瘀血淤积，筋骨不生；③久病必虚，当先补，陈旧性骨折先温补之；④新骨折为实，先刺络放血，令其凉感，泻之。

沈老的用药也遵此法，新骨折先予以桃红四物汤加大黄、栀子等；再与之生筋续骨的煅自然铜、乳香、没药、土鳖、蟹骨、三七、马钱子、枳壳等；后期养血补肾，当归、骨碎补、金毛狗脊、鹿茸等。其治疗先后补泻有条不紊，临床效果卓绝。

沈老临床治疗慢性骨关节病之针刺经验：先循关节间隙查体，于关节缝隙处揣得最痛点，以指甲按掐"十"字痕迹定位最痛点并消毒，先以三棱针浅刺其周围皮下5~10针，多伴有淤血流出，此时速取圆利针（视患者的肥瘦而定长度），从压痛最明显处，将针刺入关节缝中，然后用拔罐器，罩住留在体外的针柄及三棱针散刺部，拔罐去恶血。若有寒证或体衰者，出针后再以麦粒灸灸5~10壮，灸于针孔处。临床疗效显著！

笔者拜访时沈老已经退休多年，偶见有手足骨折亲朋好友找他治疗，没有亲见其治疗脊髓损伤的医案，深感遗憾。但沈老尽授其临床经验，笔者只是凭借个人理解敬录之，望有心者用之验之，不枉费沈老将家传之秘外传，以治病救人之愿，吾不敢藏私，知无不言。

笔者治疗脊髓损伤的临床医案一例：

十年前在云南昆明学医，在师父诊所工作的一位师兄，给予我很多照顾，私交甚好，赵师兄老家在腾冲乡下，他父亲因家中修建房屋，从屋顶不慎跌落，颈部恰好摔在一木棍上，遂高位截瘫，手足不能动弹，当地西医诊断 C_{5-6} 脊髓损伤。在当地找草医外用药物止痛，但是手足不能动。辗转到昆明时已是十余天之后，师兄让我为其父亲治疗。

查体：颈部肌肉僵直，疼痛不能触碰，四肢软瘫，手足有麻刺感。

治疗：①针刺：取颈部四周的高张力点松解，患者疼痛减轻；再取颈部的痛点深刺放血，出黑血百毫升左右。②手法治疗：配合患者呼吸，牵引颈部，把棘突偏转、凸出的部分轻轻回纳，最后做颅底骨深层肌肉的静力松解。一次治疗之后，患者有小便感，自己可以控制。

二诊时继续上法，以及深层的筋膜松解，继续手法复位。如此治疗五次之后，患者可以自己扶墙上厕所。

松解筋膜时，滞针、牵拉筋膜向外提，持续以小幅度震颤，初时患者有食管、气管被牵拉的感觉，伴有凉感。大概十次治疗之后，患者可以从家中走到诊所，大约一千米。前后治疗一个月不到，患者如常人，回老家。

至此，把沈老手法温凉补泻的方法转化为针刺，并使用于临床。

[针灸治疗烫伤的经验到治疗带状疱疹的同感嫁接]

在南京读大学期间，跟随一个好友的爷爷学习针灸，当时老人家年近九十，解放初毕业于上海军医大学的中西医结合专业，擅长针灸治疗精神疾病与脾胃病，老人家年轻时曾去西北支边，遇一当地老医擅长治疗烫伤，后授其中医治疗烫伤的方法。中药方：一方陈石灰、生大黄、生栀子等份，混合打粉，外用；另一方取生石灰，浸入清水中，反应后取上面漂浮物，兑麻油，调匀后外用，可以止痛生肌。针刺法：烫伤是热毒使然，烫伤处即为阿是穴，以多针密集围刺边缘，沿皮下向中心透刺，刺之后逆时针旋转，微滞针回拔筋膜，烫伤部位灼热痛感即有减轻，且可以快速消肿；结合局部刺血，取其上下的瘀络刺血；配合血海、合谷、曲池、大椎、肺俞、三阴交、筑宾、太溪、复溜、少海、肾俞等穴位配伍，以养阴疏风泻热去火毒。

笔者遇到最多类似的症状，是带状疱疹发作期，患者来时主诉大多数描述如开水烫伤一样的痛，且带状疱疹的局部也和烫伤相似，遂用围刺法，兼放血，把烫伤的治疗方法嫁接过来，效果极佳。

带状疱疹的后遗神经痛，在对应的脊神经节段毫火针或者圆利针刺激脊神经鞘膜有效。

［临床医案］

某女，39 岁，带状疱疹，其发作期间我恰好在藏族聚居区，此患者居然没有治疗，等了二十天左右，我从藏族聚居区回来，见到患者真是哭笑不得：一是感谢患者对“中医”的信任，算是“骨灰级粉丝”；二是病情加剧，右胸至脊柱疱疹的水疱很小，但几乎已经快过中线，神经痛剧烈如火烧灼，夜不能卧。脉弱，正气虚，邪已入里。此患者向来体质弱，故先补之：毫火针于脊神经之出口闪刺，局部麦粒灸，再刺络放血，毫针围刺，滞针回拔泻之。如此治疗 3 次，症状减大半，5 次治疗后恢复正常。带状疱疹临床医案很多，此例医案印象最深。

一般初发的带状疱疹，可以局部挑破水疱，皮毛瘀络放血，兼以毫针围刺即可，另外，可以外用抗病毒软膏。中医有很多以雄黄为主的外用药治之也效。

彼时临床尚未熟悉古典针灸的辨证精髓——诊－疗一体，只能在学习前辈治疗手段和经验之后进行分解和嫁接，治疗其他症状体感相似的疾病，关于温凉补泻的问题也是在学习经历和临床嫁接之后，再回归《黄帝内经》时找到了答案。

同感嫁接，是笔者初期学习针灸用药的体会——不论是药、针、手法，只要在人的身上产生相同的体感，其治疗效果应该相似。于笔者当时而言，没有比这个更好连接用药和用针的思路了。那时的认知是——“大方脉”和“针灸脉”彼此割裂。

比如：牙齿痛和骨内压高的跳痛、静息痛一致，根管治疗牙痛，骨减压治疗骨痛原理如一；很多外用的止痛药，在人体所产生的热感凉感，如干姜、辣椒碱产生的热感，冰片、薄荷脑产生的凉感，都有很好的止痛作用，针灸所产生的针感温凉、艾灸和刺络放血，最简单直接的就是热敷和冷敷。

再比如马钱子治疗神经性疼痛，根据马钱子中毒的四肢抽搐的神经中毒症状，应该可以和长针深刺大椎穴所产生的四肢麻抽搐现象进行嫁接，其作用部位和对人体的治疗作用应该是相似的（马钱子祛风通络，而《黄帝内经》也言刺髓治大风）。

针药如此，疾病也是如此。烫伤和带状疱疹疼痛感觉非常类似，故知其治疗方法可以同感嫁接。

凡是患者体感相似即称某一类疾病，比如《伤寒论》的六经辨证体系，每一章的第一条皆是描述同一类疾病的体感症状，正因为如此，后期才有古方派的其中一支——方证对应。

针灸和手法的诊疗靶点，以及患者产生的体感更加接近，因此能够更好地使用同感嫁接的方法。如以指代针——指针，又有一说——针是手的延长，尤其用长针深刺之时，要求针不离手，手不离针。

三九、阴阳相引

曰：脉有阴盛阳虚，阳盛阴虚，何谓也？然：浮之损小，沉之实大，故曰阴盛阳虚。沉之损小，浮之实大，故曰阳盛阴虚。是阴阳虚实之意也。（《难经·六难》）

——此论脉，以浮为阳，沉为阴。

曰：五脏募皆在阴，而俞在阳者，何谓也？然：阴病行阳，阳病行阴。故令募在阴，俞在阳。（《难经·六十七难》）

——此论穴道，阴阳互引。

经言：能知迎随之气，可令调之；调气之方，必在阴阳。何谓也……调气之方，必在阴阳者，知其内外表里，随其阴阳而调之，故曰调气之方，必在阴阳。（《难经·七十二难》）

——此论针法：内外表里，阴阳相引——引太过之气，达不足之处，是针刺调气的精髓。凡予针药，脉平为期。

故善用针者，从阴引阳，从阳引阴……善诊者，察色按脉，先别阴阳。审清浊，而知部分……按尺寸，观浮沉滑涩，而知病所生。

（《素问·阴阳应象大论》）

——随其虚实而行补泻，阴阳导引，针药之理一也。

笔者临床用药时以脉之虚实、沉浮、尺寸之比较，用药“气”之升降沉浮以平脉。浮应气之出，沉应气之入；寸应气之升，尺应气之降。故见：脉沉有力，寒者以辛温之药驱寒，“辛温”以令脉气浮出；若脉浮无力，是“入”不足，当与引气归元之药；寸 > 尺，降之；寸 < 尺，升之。依据脉之寒热虚实，以定用药的温凉补泻——如是脉，如是药。

药物，有对应的四气五味，升降沉浮之性。穴位如何，是否同之？

设想穴位有阴阳五行的生克化合，是否可以有升降沉浮相应？细则如下：

五输穴以“络穴”为界，其上主升，下主降；

标本者——标，引气上达于“枝”；本，引气归“根”；

《难经》心肺主“脉浮”，主“呼”，主“出”于“表”；肝肾主“脉沉”，主“吸”，主“入”于“里”；脾为中州，为升降出入之轴，也是阴阳互荣之本，故无胃气则死；

互为表里的经络，阳经行于表，主表部之气血，主气之“出”，脉之浮部应之；阴经行于里，主气血之“入”，脉之沉部应之。

[临床体悟]

同一部脉，浮部是阳经所主，沉部阴经所主。

治疗之时，沉脉，取阳经穴令之浮；浮脉，取阴经穴令之沉——从阴引阳，从阳引阴。

如：左关动于10菽之上，为浮兼弦实，浮为阳，此时当是胆经太过（或兼肝经不足），故治之时，遵先补后泻原则，先补肝经，再泻胆经；取“肝肾”经补之，取胆经之本（足）部穴泻之。引阳入阴，引浮部、表部气血入沉部、里部。

若动于10菽之上无力者，此为入不足，需补肝经，引阳入阴。

若左关沉而有力，取胆经引气上行之穴（络穴之上）、标部（头面）穴补之；取肝经本（足）穴泻之。引阴入阳：引沉（里）部之气达浮（表）部。

若左关沉细无，补胆经。

同理：若左尺沉紧实是阴实，“入”太过，取之膀胱经补之，引阳气上行；取肾经泻之。若沉而无力，取膀胱经补之即可。

以上补泻只限于在某一部的沉（出）浮（入）失司，临床需配合整体的脉质合用。

关于留针的阴阳相引：

曰：春夏刺浅，秋冬刺深者，何谓也？然：春夏者，阳气在上，人气亦在上，故当浅取之；秋冬者，阳气在下，人气亦在下，故当深取之。春夏各致一阴，秋冬各致一阳者，何谓也？然：春夏温，必致一阴者，初下针，沉之至肾肝之部，得气，引持之阴也。秋冬寒，必致一阳者，初内针，浅而浮之至心肺之部，得气，推内之阳也。是谓春夏必致一阴，秋冬必致一阳。（《难经·七十难》）

原文以春夏、秋冬为例论述留针的阴阳相引。

春夏脉浮于表，针先入深部得气，留于表部，此为引阴入阳；秋冬脉沉于里，针在表部得气，再入里留针，引阳入阴。

同理可引用于脉之沉浮，留针以阴阳相引：刺脉沉者，表部得气，留针于里；刺脉浮者，深部得气，留于表。

［临床医案］

女，37 岁，恶寒，全身困重无力，自诉说话舌头伸不直，无力，十余日。

查体：六部脉缓濡不甚，左尺脉沉无力。

此为胃邪来犯膀胱，同时左尺不足亦当补膀胱经，寻枕后动脉处，以针刺之，同时轻轻滞针，持暗劲微压针，患者自诉身热汗出，身轻；再取圆利针刺之足三里（脉缓濡不甚为胃）之解结，针入结散即出针。针后即愈。

四〇、出入升降，针药互通

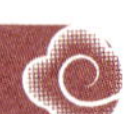

出入废则神机化灭，升降息则气立孤危。故非出入则无以生长壮老已，非升降则无以生长化收藏。是以升降出入，无器不有。故器者生化之宇，器散则分之，生化息矣。（《素问·六微旨大论》）

阳盛阴虚，汗之则死，下之则愈；阳虚阴盛，汗之则愈，下之则死。（《伤寒论》卷二第三）

人迎脉大，趺阳脉小，其常也；假令人迎趺阳平等者为逆，人迎负趺阳者为大逆。所以然者，胃气上升动在人迎，胃气下降动在趺阳，上升力强曰大，下降力弱故曰小，反此为逆，大逆则死。

（桂林古本《伤寒论》）

《伤寒论》所谓六经传变：所出为阳，所入为阴。所出之处太阳为阳开，主升；少阳为枢；阳明为阖，主降。所入之处，太阴为开，主升；少阴为枢；厥阴为阖，主降。互为表里之经络一升一降，十二经大循环也是一升一降。

每一条经络又有升降，双向运动。如胃经，人迎为候其气之所升，趺阳候其气之所降。审查十二经之标本，皆可知每一经之升降，太过与不及。

同理于六经手足大循环之标本，手为标，主升；足为根，主降。

《伤寒论》平脉法中，以寸为阳，主升；以尺为阴，主降。

若寸 < 尺，且脉沉紧时，即阳气被寒邪遏制不得升发，可与之麻黄附子细辛剂；尺 < 寸，无力而散之脉，为气不降，不足以封藏，则为天雄散或肾气丸主之。

指导用针用药的原则全赖脉的寸尺、沉浮、虚实之比较：

脉之浮势，气机由里达表，名之为出；

脉之沉势，气机由表入里，名之为入；

脉寸为阳，气机之升；尺为阴，气之降；

脉之浮者，心肺主之；脉之沉者，肝肾主之。

就经络而言，有标本主其升降，近标部之穴位引气上升；近本部之穴位引气下降；标本诊用于方药：标实本虚，则用引气血下行之药；本实标虚，则用引气血上行之药；寒者热之，热则寒之，实则泻之，虚则补之！五输穴中，络穴上部穴，引气上升；络穴下部穴位，引气下降。

凡用针药，比较脉的寸尺、浮沉，即明气机的升降沉浮太过或不及，配合标本根结即可调之。

如寸不足，取络穴之上或近标部穴位引气上行；尺不足，则取络穴之下或近本部的穴位引气下行。同理，太过则于全息对应处泻之，或刺横络解结，或刺当下“邪之所结”。

如寸部虚不足，查左右人迎脉，取不足补之，寸部脉可以立起；寸部太过，也可泻人迎平之，兼可取趺阳引气下行平脉。

《难经》又以心肺主浮，故脉沉太过，取心肺之气，引气外出。则浮沉相当，以令脉平。肝肾主沉，故脉浮散太过，沉潜不足，取之肝肾，如太冲、太溪等不足之处补之。故，浮部不足，考虑补心肺之经；沉部不足，考虑补肝肾之经。脉“静”缓和之势不足，则引谷气至，可刺毛脉放血解结挑痧。

手足同名经之井穴、合穴的升降应用：

人站立位，双手上举，发现如下：手足同名之阳经，从手走到足，由上而下，其势为降；手足同名阴经，从足到手，由下而上，其势为升。

井穴为出，合穴为入，出入和浮沉相应。

手阳经的合穴，顺手足大循环下行，引气入里；同时，足阳经之井穴为顺应下行之势出。故知：手阳经合穴，引气入里；足阳经井穴，引气外出；足阴经的合穴入里，顺应手足大循环上行；手阴经的井穴，引阴经之气外出。

个人体会：

手阴经之井穴，令阴气出最佳；足阴经之合穴，令阴气入最佳；手阳经之合穴，令阳气入最佳；足阳经之井穴，令阳气出最佳。

五输穴，井出，荥溜，输注，经行，合入，募穴入，背俞穴出，根溜注入各具其特性。经脉与络脉及经脉与脏腑之间的血气出入，皆于脉口的虚实沉浮中体现，故可结合穴位的出入特性，调节诸经脉口的平与不平。药性有升降沉浮，穴性亦然。

出入升降，各有落处。出入升降的应用全在标本脉口、人迎脉口、沉浮、尺寸等等的对比中下功夫。

四一、脏腑、俞、输“互为病应，诊刺一体”

所谓得四时之胜者，春胜长夏，长夏胜冬，冬胜夏，夏胜秋，秋胜春，所谓四时之胜也。东风生于春，病在肝，俞在颈项；南风生于夏，病在心，俞在胸胁；西风生于秋，病在肺，俞在肩背；北风生于冬，病在肾，俞在腰股；中央为土，病在脾，俞在脊。故春气者，病在头；夏气者，病在脏；秋气者，病在肩背；冬气者，病在四肢。

（《素问·金匮真言论》）

此处“俞”，不同于腧穴，不同于背俞穴，当作如是解——五脏受邪，其“输出”邪气的出口。

五脏病邪输出的部位不一，此“输出”部位，姑且可以视为正气排邪的一个窗口，如：

1. 东风生于春，病在肝，其俞在颈项——肝之邪气输出部位在颈部，当病邪被驱除至颈项部的时候，患者可能出现颈椎不适，也可能无不适感，但是于此处多能找到可“解结”之处，可以助正气排邪。临床见弦急脉，病邪在肝之时，大部分患者可在颈项部寻到反应点，或刺血、刺筋、刺骨，随萩分位结合五痹脉定。

临床医案：患者女，39岁，生二胎（剖宫产）后近两个月，哺乳期急性乳腺炎，伴有胃胀反酸。查体：其脉浮弦而数，知其为肝邪。患者不愿吃药，故按：东风生于春，病在肝，肝横克脾，俞在颈项，在颈部果然见大量瘀络，刺之拔罐放血，同时取右期门刺血兼刺肝包膜，针后诸症皆消，后巩固两次而愈。

2. 南风生于夏，病在心，俞在胸胁——心之邪气输出部位在胸胁。大部分心脏病，或者心胸郁闷者，在胸胁部可以寻及反应点，查体见洪大脉、浮大脉时，在此处刺血或者挑痧，效果极佳，临床有太多案例。

临床医案：患者男，大学在读，抑郁症。左寸上脉浮滑，其胸胁部，膻中附近见白点，虚里穴下方见微脉怒张，挑痧兼刺血，3次而愈。

3. 西风生于秋，病在肺，俞在肩背——肺之邪气输出部位在肩背。临床见咳嗽、哮喘患者，在肩背部刺筋、或刺血、或刺骨，效果显著，其脉象亦多为弦涩脉，针刺的深度随脉的浮中沉的层次而定。

临床医案：藏族群众，男，年40余，哮喘甚，来时唇紫色，喘不能卧，吸气急促。其脉沉涩甚不鼓,以右寸为甚,患者坐位,一人于前方辅助令身体前倾,在 T_2 棘突上触及一剧烈压痛点,以大刃针,刺其棘突,针下如有细沙感,稍用力即刺入,出针后拔罐出血,瞬间症减(患者病在骨,此类哮喘非开骨入髓的峻猛之药不可愈,后以鹿茸雄黄类丸剂愈)。

4. 北风生于冬,病在肾,俞在腰股——腰为肾之府,肾有邪乘于腰股,脉见沉紧者灸命门肾俞穴,多效;刺骨,刺髂后上棘的压痛点可愈。

临床医案:一男,30 岁,患者后头痛,兼膝关节痛一个月余,因常喝冰啤酒所致。寸口脉沉紧,左尺部甚。查体在左侧髂后上棘寻一骨皮质压痛点,以大刃针刺入骨皮质之下,针感下传至膝关节,同时枕部觉松,头疼随之愈;针后于针孔处麦粒灸九壮。

5. 中央为土,病在脾,俞在脊——脾胃有疾,治在脊。临床胃痛患者多在 T_7 上下可触及痛点,刺之可愈。临床医案多有记载,如胃痛按压至阳穴愈。等等,此处医案略。

脏腑·俞·输,“互为病应,诊刺一体”:

笔者临床常于颈项刺络放血,去肝邪,治疗胁腹苦满。反之,久治不愈的颈项不适,亦可刺肝包膜或肝腧穴,以迫脏法,恢复肝的固有结构,则颈项部邪祛症消。余皆仿此。

仍以肝有邪为例,若肝之膜胀,可以牵涉到后背肩胛颈项部,在治疗的过程中,应视“肝包膜”与“牵涉部”互为病应的同等关系。比如 A 与 a,互为病应,则刺 A 可以治 a;刺 a 亦可治 A,如何选择,刺 a 或 A,依“察色按脉,审查卫气”的原则,以确定阳性点进行针刺。

以两侧神门脉口“不能若一”为例:神门与心,互为病应。

故脉刺神门,可以治疗心或心经的不适。因针刺神门,可调节心之固有“高低、坚脆、大小、端正偏倾”等,故也可以治疗因其“膜胀”而牵涉痛处,如左肩胛及背部,甚至后头面或牙齿等。因此,若循查得心脏体表投影处有阳性体征,刺之可以治疗“神门”部的不适,或改善其左右不一的现象。

临床常见,刺某处“a”,调整“内脏A”的血气,“A”的固有结构得以恢复,与“A”相“牵涉部b”的症状得以改善。

“a”和“b”之间,没有“经络”联系,也没有“经筋”联系,从筋膜体表链接关系之间似乎找不到刺“a”与“b”之间的因果关系,其实忽略了“内脏A”的中枢转接作用。(而脏腑之间又因膜系而相互影响,如“心系急则气道约”。)

以此临床诊刺时,应确立:“a”“A”“b”是**互为病应,诊刺一体!**

互为病应,诊刺一体,并不是简单的互刺,而是依据**“察色按脉,审查卫气”**而定。即同属“互为病应”的多重部位,探寻**根源,作为针刺处**。

用针平脉如此,用药平脉也应如此,读仓公医案——凡“某脉”,当以“某药”与之,药到脉平症消。

四二、寸口尺肤虚实与灸刺

帝曰:何谓重实?岐伯曰:所谓重实者,言大热病,气热脉满,是谓重实。帝曰:经络俱实何如?何以治之?岐伯曰:经络皆实,是寸脉急而尺缓也。皆当治之。故曰滑则从,涩则逆也。夫虚实者,皆从其物类始,故五脏骨肉滑利,可以长久也。(《素问·通评虚实论》)

——“寸脉急而尺缓”,缓,因热所致,与“紧”“急”相对。

帝曰:络气不足,经气有余,何如?岐伯曰:络气不足,经气有余者,脉口热而尺寒也。秋冬为逆,春夏为从,治主病者。帝曰:经虚络满何如?岐伯曰:经虚络满者,尺热满,脉口寒涩也,此春夏死,秋冬生也。帝曰:治此者奈何?岐伯曰:络满经虚,灸阴刺阳;经满络虚,刺阴灸阳。(《素问·通评虚实论》)

由此文可知:

1. 指导刺血和艾灸的手段，以虚实而定，实则泻之——刺血；虚则补之——艾灸。

2. 脉口和尺肤应该相称，即寸口滑则尺肤滑；寸口脉涩，尺肤也涩。若寸口和尺肤不能相应，即寸尺不相称，此时则病。寸口，主阴经；尺肤，主阳络。

身形有痛，九候莫病，则缪刺之。痛在于左而右脉病者，巨刺之。

（《素问·调经论》）

缪刺者，邪气在表部之阳络，没有入经，故脉无病，此时九候无独动的病脉。若病邪入经，则脉必有动。反之，逆推寸口候深部经脉之疾。阳络的病邪，主要在尺肤进行诊断。

3. 临床应用时怎么看待此处阴阳？

阴：一为深静脉，不可见之大经；二为阴部经络，如足三阴的大经。

阳：一为体表可见的浮络；二为阳部经络，如足三阳经络。

经气有余，寸口热；经气不足，寸口寒。络不足，尺肤寒；络有余，尺肤热。补不足，损有余。

至此，如何运用刺血、艾灸，大白于天下。根据寸口和尺肤寒热比较即可知：

——脉口热，尺肤寒，此为经有余，络不足。治之当取阴经放血，灸阳经，或深静脉刺血，灸浅表浮络之凹陷。

——脉口寒，尺肤热，此为经不足，络有余。治之当取阳经浮络放血，灸阴经。

［临床医案］

案 1.

患者女，胃出血 5 年，每年出血一到两次，每次出血需要住院治疗半月余。近期因饮食不节突发胃出血,大便如柏油状两日,恶寒,心慌无力。

查体:左人迎三倍于左寸口,治之当引阳入阴,引胃经之阳气下行,升太阴脾经之气;同时,脉口热,尺肤寒,当取脾经之大经刺之出血,灸胃部经络体表之浮络。

取胃经络穴之下穴位,寻经找解溪穴、冲阳穴附近浮络,以毫针刺之引气下行,同时以麦粒灸灸之;次取脾经阴陵泉附近横络出血。

持续麦粒灸,待灸处热感上传渐至小腹,再诊其脉已转缓和,诸症好转,腹中有饥饿感,令服米汤一碗。次日出血止。

后食海鲜发作胃脘不适,及时以针药调之,至今三年胃出血未作。

案 2.

偏头痛复发。此人偏头痛原来经笔者治愈,此次复发来诊,未诊脉,直接取以前治疗方案,第一天治疗无效。第二天觉得心中懊恼,头疼失眠,经治疗之后未见好转。

二次来诊,查体:左人迎一倍寸口,当升足厥阴之气,降足少阳;经查:脉口寒,尺肤热,当灸足厥阴,刺足少阳之浮络。取百会穴灸之,让其子拿艾条悬灸百会;取足临泣、地五会之处浮络刺血。针后即愈。

录此医案的目的:为了时刻谨记——凡将用针,必先诊脉。很多时候,因为经验和患者的曾经状态去理所当然地凭着经验和感觉去治病,但往往会被回以一记响亮的耳光。"病走熟路"会出现病症与往常一样,病机却不尽相同,当各随其脉症治之。

笔者临床,有多例医案皆是因为经验治疗而导致失败案,无效再以诊脉指导治疗而效。

所以脉诊指导临床的针刺深度、手法、刺血、艾灸、阴阳升降,可以更加有效,患者所受的痛苦更少。上工少涉,脉平为期。

四三、艾灸一得

针所不为，灸之所宜。（《灵枢·官能》）

针而不灸，灸而不针，皆非良医也。（《备急千金要方》）

《黄帝内经》以寸口脉的皮肤温度，与尺肤的温度比较，以此定艾灸和刺血的部位。

寸口脉为阴经，寸肤热则阴经刺血，寸肤寒则阴经艾灸；尺肤为阳络，尺肤热则阳络放血，尺肤寒则阳络灸之。

十余年前，笔者跟随授业恩师方中先生学习针灸的时候，恩师每逢端午节午时外出采集艾草晾干陈之3~5年备用。师言：端午艾叶，阳气为最；冬至日艾草的根阳气最足，冬至日挖其根炖汤服，以补阳气。

艾灸用火也极为考究，松、柏、桑、枣、榆、柳、竹等引火用灸，必害肌血，甚不可用。

凡取火者，宜敲石取火，或以水晶镜子于日得者，太阳火为妙，天阴则以槐木取火。

取火一法，以太阳为佳。笔者以为，是否可以用放大镜，聚焦阳光于身体某处穴位上治疗，如此是否效果更佳。曾经读过一则医案，寒哮咳嗽，于盛夏三伏天，于日光下暴晒发疱而愈。

紧则灸刺，且饮药。（《灵枢·禁服》）

笔者初期临床，见紧脉者，确实针灸效果不佳，后读《黄帝内经》才知道，紧脉，针、灸、药，三者须合用。

马王堆帛书《足臂十一脉灸经》以艾灸脉口，标本脉法，见寒则灸，见陷则灸。

微数之脉，慎不可灸……焦骨伤筋，血难复也。

（《伤寒论》卷三）

同时，《针灸甲乙经》《千金方》《外台秘要》《针灸资生经》《针灸聚英》《针灸大成》《类经图翼》《医宗金鉴·刺灸心法要诀》《神灸经纶》等多部古代医籍中，都有禁灸穴的记载。任何一种治疗方法，有其适应证亦必有禁忌证。可是现代人似乎谈"刺脉"色变，把灸当成随随便便就可以用的方法，不依脉，不依时，更没有禁用之处。

古人应用灸法，有其相应的诊断标准和使用方法，甚至点火的材质都有严格要求，不可孟浪。

节录《修昆仑证验》之"晒说"——即取"太阳火"，故引之，值得思考：

丁亥年回苏省亲，时年五十二岁，因指麻唇吊，颈项坚硬，筋多瘰疬，肩背有癣，腰作虫行，虽饮食起居尚是照常，惟于阳事不健而已。亲命就名医诊视，云气血两亏，难期脱体，非重用附桂大补气血不可，立方而散。予以向服热药牙必出血，置之。因思气血无不由颈上下，不论所以然，且揉颈项以图目前，不知所谓经络也。幸无甚病，而颈中间亦松软，惟无法净去耳。又每逢行走急促，胸膈作木石碰声，左胁牵痛而喘，逢冬咳嗽吐痰、耳足冻瘃，腰腿间作酸痛，此皆积久蔓延而然；彼时实不知也。一切尚能支持者，未必非乱揉之力也。后以腰腿酸痛，有人传以晒法者，伏天赤身于烈日中晒之，汗如水流，风来凉爽，不觉其热也。惟初晒必脱皮，厚薄则随其病，甚至起水泡，其愈极快，无过二日者，真化工也。自是每伏必晒，诸积病悉不为患，而潮湿拘牵则截然而止，不乞灵于草木者，几二十年矣，今则无分冬夏，晴日必晒，间有微汗，无病故也。晒之功力，可云大矣，壮先天之元阳，滋后天之真阴，神光洞彻，表里不遗，阴翳潜消，营卫无间，即使周身大积，能令伏不为患，非气血充足能若是乎？当积伏也，血足以养之；及积出也，气足以运之，去邪扶正，更云神乎？今见孙真人格言，悟而为之，若有鬼神通之者。遂将六十余年之积期月尽消，内外诸病一扫而清，此正藉气血之充足也，非数年晒功，能若斯之速乎？所谓自天之，吉无不利也。

倘得再假岁月，揉以通气血，而癥去瘕消；晒以分阴阳，而清升浊降，皮骨筋肉更换一番，庶不负此生矣。兹以揉说既集，更以晒法经验附焉。同是君子，求已之易事，实为治病第一之良法。

凡男妇头风、脑漏、牙疼、耳肿、脚气、臁疮、手足腰背筋骨疼痛、风寒湿热虚弱酸软等症，于三伏日巳午未时，赤身于烈日中晒之，不论新旧大小病症，概能痊愈除根，即妇女月事，亦可晒，通天地化育神工，难以殚述。第不可遮盖着衣，及致受热也。

月之未申，岁之伏也；时之未申，日之伏也。急病则随日可晒，亦见奇效。统而论之，增长人之精神气血者，晒也。积虽并育而不害，感伤能散，积解未形，于以见生成之大。除刈积之根本枝蔓者，揉也。人得复元而无赘，中外更新。人须益健。亦以知补助之能并行不怠，互相资益，伫见事半功倍之效。

尝以细虱晒于烈日，行走迅速，生气愈旺，可以证阳生阴长、循环无端之理矣。此以至小者言大，则万物无日不生，言岂有尽耶？或曰：农人终日曝晒何亦有病？曰：是先有内伤，再受外感所致，与晒何尤？设使晒后壮实，风寒且不侵，何有于病耶？自修者曷一试焉？无负此野人负暄献曝之忱也。

关于“太阳火”，笔者有一医案。患者男，46岁，常年头昏闷，身困无力。因此人是好友公司合伙人，聊工作生活情况较为详细。其述：每天早九晚五，不论冬天夏天，几乎都在空调室里。更离谱的是，早上去车库开车到公司，午休在公司，晚上仍然在公司地库取车回家。整天见不到太阳。如此年复一年，曾请很多名医治疗，所服方剂，多予以附子、天雄、鹿茸、干姜、巴戟天、锁阳、鹿胎膏、野山参等温阳固肾之品。服后改善，停药即发。

笔者听后嘱其必须每天中午晒太阳一个小时，尤其是三伏天中午裸露晒背部，晒太阳不可隔着玻璃。此人晒太阳后不药而愈。

录此案与“晒说”的目的，就是因为看到太多患者，都是过着这种终日不见阳光的生活。

太阳火，实为造化之功，恐灸药所不能及。试想，现代人很多所谓文明病，是否与取“太阳火”不足有关？值得深省。

关于艾灸，笔者遵《内经》寸尺寒温比较，知灸刺之阴阳，亦遵《伤寒论》有不可灸之训。我的启蒙恩师方中先生喜用麦粒灸，因此捏艾炷是我每次跟诊的必修课。后来接触过几位擅长悬灸的前辈，以艾灸治疗疑难杂症，对于某些疾病堪称神效。

他们无一例外的是，在施艾灸过程中注重**导引**，**询问**和**倾听**患者描述的灸感，如热传感点的位置，传感的途径，以及传感时间的长短，等等。艾灸时寻找到热敏“传感点”，是艾灸取效之关键。

艾灸的具体选穴定位与针刺略有不同，针刺选穴依据补泻不同，而侧重于对“坚痛”“松陷”等皮下质感的揣度。而艾灸更侧重于皮肤冷热，以及艾灸后热敏传导作为度量重点。

艾灸之前以手轻轻扪及皮肤，寻找皮肤温度较低的部位，作为寻找热敏点的主要区域。临床观察，在皮温低处，容易出现热传导感。

近代沈佐廷先生所著的《沈氏针灸实验录》及周楣声先生的《灸绳》，对于艾灸的使用经验亦有详细记载，读之受益良多。

四四、络刺经刺

笔者推测：络刺，浅静脉放血泻之或毫针刺浅静脉或灸之令其充盈；经刺，深静脉或动脉放血或刺动脉壁，亦随脉口虚实补泻，详见刺动脉法。

络刺泻血量的把控：

1. 依据血色的变化，初为暗紫，后转为红，则可以止血。如经之言：

刺解脉在郄中结络如黍米，刺之血，射以黑，见赤血而已。

2. 临床还应观察脉的变化，由滑实有力或躁急转为缓和者，则可以止血。

3. 或患者身已微微细汗出，语言对答略有迟缓，眼神迟钝微滞时，也需止血，令静卧休息，保持空气流通。或予以糖加盐水 100ml 左右服下，保持右侧卧位。

身形有痛，九候莫病，则缪刺之。痛在于左而右脉病者，巨刺之。必谨察其九候，针道备矣。（《素问·调经论》）

凡刺之数，先视其经脉，切而从之，审其虚实而调之，不调者经刺之，有痛而经不病者缪刺之，因视其皮部有血络者尽取之。此缪刺之数也。（《素问·缪刺论》）

——不调者，即是脉不调，脉病。

邪客大络者，左注右，右注左，上下左右与经相干，而布于四末，其气无常处，不入于经俞，命曰缪刺。（《素问·缪刺论》）

脉为经，病邪未入经，故脉不病。脉不病，则络刺。因病在体表之络，尚未入经，如入经则脉病。因三部九候未病，故知病在表，奇邪刺法，左病刺右，其名为缪刺。

若脉病，则经刺，刺脉病侧“经”。

病症在左身体痛，病脉在右，刺右之大经，即为巨刺；于同侧脉病而言，则为本侧经刺。

缪刺和经刺之区别：

缪刺，刺对侧相应处体表浮络，即刺对侧体表浅静脉，左右交刺，以移其神。

经刺，刺脉病一侧的大经，经之深而不可见者，即刺脉病一侧的深静脉或动脉。

临床经常出现，用刺血疗法时，络刺——刺浅表静脉出血无效；后取经刺——深静脉或动脉刺血有效的医案。

因为缪刺,只能除去病未深入经的病气;若病邪入里在经脉,此时需深静脉或动脉刺血。

脉口虚实与络刺补泻:脉口有力,则泻之,实热直接于迂回之络脉处刺血即可;实寒可用火针刺络放血。若脉口不足,则选择下陷的络脉灸之或用针揩摩络脉外壁使之充盈。

经刺、巨刺的区别:

本质上巨刺就是经刺,只是病痛和病脉不在同一侧的时候,称之巨刺。凡刺,必刺脉病一侧。

临床时,缪刺(络刺)和经刺需要依据脉和气口的变化,细细甄别:

邪气入于经,脉口必“动”。若病已入于经则脉病,刺络放血则效果不佳,脉病需要经刺,取脉病一侧深静脉或动脉放血。

[临床医案]

案 1.

患者女,腰痛。家中开超市,经常搬卸货物,以往腰痛,休息两三天可以自愈,此次腰痛休息之后不见好转,反日渐加剧,以致不能直立。来诊时躺在车后座上,从躺位到座位需要十分钟。痛时面色苍白,浑身发抖伴汗出。自诉上下半身像脱节一般,腰部无法用力。根据患者描述,基本确定脊柱棘间韧带撕裂伤,或者伴有多裂肌、回旋肌等深层肌群的损伤。脉沉弦涩而急。先于局部刺血无效,再取委中穴浮络刺血,横络尽刺之,疼痛未见好转,故考虑深静脉刺血。其左尺脉沉涩弦相对较重,故令患者俯卧,严格消毒左侧委中穴局部,按压两侧委中穴,确实左侧搏动明显,取 12 号注射器针头,于腘窝横纹中点刺入,针入,血射如注,血色暗黑,刺血 5 分钟左右,喷射状渐弱,一边出血,一边诊脉,见

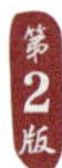

脉转平和缓，弦象消，出针，按压止血。让患者转身面朝上，准备检查其腹部深层筋膜之时，在转身时患者告知痛减大半，稍做腹部深层筋膜的刺法，留针半小时，起床即可直立自行走。此案初期以浮络刺血无效，盖因脉已病，瘀血在深层静脉处，故取之浮络治疗无效，取深静脉刺血立效。

此案再次提醒：诊脉在临床治疗中的重要意义。初时以刺浮络出血无效，再依据脉“动”刺“经”，取深静脉放血则立效。

案2.

女，68岁，哮喘，喘满胸闷30余年，近半年加剧，生活严重受影响，桶状胸，满月脸，水牛背。

查体：左寸口大于右寸口，知邪在左（邪气稽留，故见脉大）；左人迎滑动3倍于左寸口，补太阴，泻足阳明胃经，寸口脉沉涩浊。知其当于左胃经深层静脉刺血，先补太渊，引太阴之气上行，取肚脐右下方之痛坚点以大针刺之。

右手再沿丰隆穴下方寻按压痛点，左手放在趺阳脉处感受，右手按压痛点，左手下方的跗阳穴脉动减弱，以此定位刺血点。

取9号针头，局部消毒后刺之，出血如柏油100多毫升，血出之后，喘满胸闷大减。此患者每一周两次，经过两个月左右的治疗之后，停用所有西药，可以接送其外孙上学，可以做家务。但非常可惜的是，因为特殊原因，无法再继续治疗，后来其家人告知，之后一年左右因大便干结复发。

注：深静脉或动脉刺血时，在刺脉出血之后，一定要随时查看独“动”之脉口，或医者一手始终不离寸口脉，感受脉由“躁动”至“缓和”的变化，待脉转缓和，继而细数或散大之时立刻压迫止血，以防晕厥。慎之！慎之！

笔者临床观察，脉由缓和，刚转为细数或散大之时止血，临床效果最佳。

刺血后,脉之变化:躁而鼓动→缓和→细数或散大。待脉转细数散大之时,大多患者同时伴有头部微微细汗出,心中微烦,回答反应迟钝或问而不答等现象,出现其中任一现象,立刻止血。切记! 切记!

刺血后,如需进一步治疗,先平卧休息,待脉相对平稳后,再凭脉施治。若刺血后结束治疗,亦当稍作休息,待脉息平稳,才可离开。

清淡饮食,注意清洁,防止伤口污染。

四五、脉刺、分刺与迎随补泻

[脉刺]

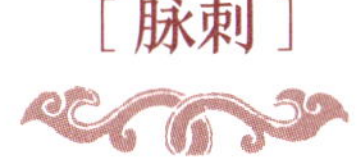

其作用部位在动静脉,脉刺之补泻,应当凭动静脉的血流方向之顺逆刺之。参见图 15。

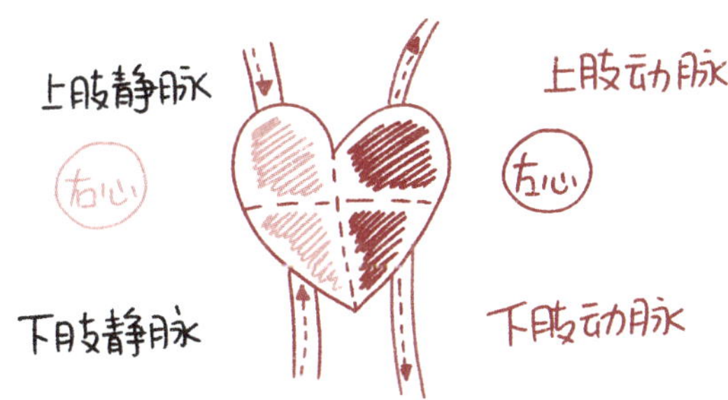

图 15　手足动静脉血流方向示意图

以太冲为例:脉刺,刺动静脉之气血;分刺,刺筋膜,三刺之调胃气。

太冲动脉,自心脏下行而来,若太冲脉动不足,刺脉时当顺应动脉血流方向,从近心端向远心端刺;反此为泻法。

若太冲处之静脉陷下,太冲浮络不足,宜直接灸之;若刺,则顺应静脉回流的方向，从远心端向近心端刺入脉中以补之，待其充盈，出针；反此为泻。

藏医《四部医典》言：呼气时，候六腑之气；吸气时，候五脏之气。脉口的变化，在呼气与吸气时亦存在差异。由此可知，脉口独动，在呼吸时的强弱变化，亦是针刺补泻的参考之一。

[分刺]

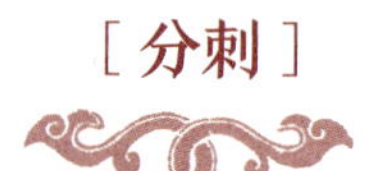

取气穴刺在分间的“筋膜”，分刺应当以“气”之流注方向顺逆而补泻。十二经之手足大循环，举手式，其“气”的运动如下：手足阳经，从手到足；手足阴经，从足到手。参见图 16。

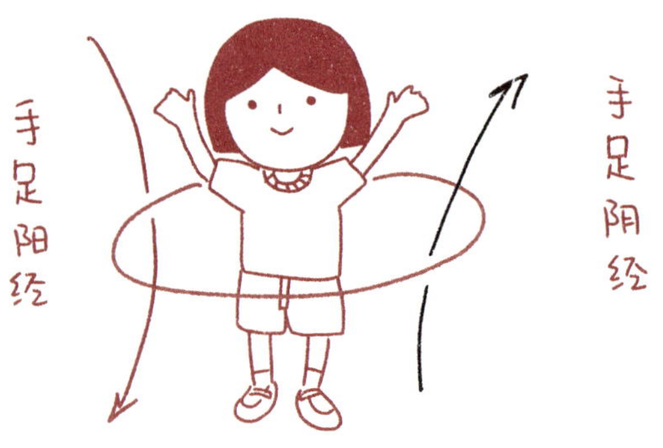

图 16 举手式三阴三阳走行简图

太冲气穴的补泻，足阴经上行为顺，补之当从远心端刺向近心端；反之为泻。

迎随补泻，依据针刺部位的不同，其针刺方向应当不一致。

笔者曾经的疑问：

卫气运行于筋膜，当是刺分肉——气穴之法；脉刺——当是调“经脉”与“络脉”之血气。

卫气与营气的运行是如何协同运动的？读恩师的《中国古典针灸

学大纲》方知：卫气的运行与筋膜、膜原之横行线路较为贴近；营气与“经络”纵向走行关联更大。

看似阴阳有二，却又一气周流，此二者皆起源于冲脉。

营卫之间，阴阳相吸，相互转换。

若无“经、络”营气，则“筋膜”中卫气无以相吸，阴不敛阳，则阳无根，阳（卫气）必涣散。此为荣弱卫强之极也。

若无“筋膜”之卫气，则“经、络”之营气必不能达四肢（动静脉皆循行于筋膜之中，如果没有筋膜张力相助，营气一定无法抵达四肢末梢）。

分刺补泻手法细则：

①分刺之补泻与呼气吸气，息息相关。

——呼气时，从里部向表部运行，呼主气之出，与脉之浮势相应；

——吸气时，从表部向里部运行，吸主气入里，与脉之沉势相应。

此论可由《内经》《难经》中的经典脉法阐述，以及内家拳师和禅修者的实证中得以验证。

故分刺以毫针**补“分间”不足之时，必经揣得“空陷”**之穴，于皮下筋膜“松陷无力”部位入针。针入后，刺手细细体会，应以阻力小如“空巷”者为刺道，令“针游于巷”。针入刺道后，还需配合呼吸，观察呼气吸气的时相，依据筋膜之气行方向“呼时出，吸时入”的原则，行“随”法补之，随气的运行之势“抽添提按，动如豆许”。

——吸气时，气从表入里，故针顺时针小角度微旋90°以内，同时微微下按针体，动如豆大之距离。

——呼气时，气由里外出，刺手略松针体。（补时不必提针，让针自然随皮肤回弹即可。）

再吸气时再顺时旋转90°以内，同时略下按如豆许。

再呼气时又依法如前操作。刺手如此随呼吸运动反复提按，可依古法所言行“老阳之数”等等。

判断针刺补分间是否已成功：其一，最直观的判断是刺手下的阻力反馈，因为补法，必然以空陷处阻力小为刺道，当针下阻力从“空陷无力”转变为“韧劲胶弹”感，则可知补法成，如经之言：补之令实。其二，胃肠蠕动辘辘有声，或针下温（针后腹鸣现象，可视为胃气至的体征之一）。

同理，**毫针泻分间，取筋膜阻力大的高张力点入针**。入针后，以针下阻力感大者，作为针刺方向。

——呼气时，气外出，此时持针下按与之相迎。

——吸气时，气入里，此时逆时针大角度旋转针体（大于90°）上提。

如此往复，提按动如豆许。待针下筋膜阻力减小，由高张力“结筋”转为“软和”时，如经言：泻之令虚，则知泻法已成。或针下凉。

②分刺之时，针下候气与补泻：

将刺之前，押手候气而久久未见谷气、邪气之显现时，可依补泻之需，随呼吸入针，补于呼气之时入针，泻于吸气时入针。针入皮下之后，针芒先触及浅筋膜层，此时针者“必一其神，令志在针”，感受针下极为微弱的蠕动感，此时“手持针力巧，而心守虚静”（持针力过大，则无法感知针下筋膜的蠕动，盘丝柄毫针手感较好，塑料针柄手感应较差）。需持针随患者呼吸时的浅筋膜“收、放律动”而“动如豆许”以**静候**，待针下出现蠕动抱针感，即“如鱼吞钩”感，即为“气至”。

——此时若力感柔和，时下为谷气至，当需补之，需针略顺旋微微按，并持住此力不紧不松，随呼吸时气之出入，针随之而上下为动如豆许，于数息后，力感渐渐“释然”消退。此时患者的脉象，多数转为缓和。若脉未缓和，则针上下提按，抽添如“豆大”，再次去感受“如鱼吞钩”之力，遇则持之，不紧不松，不丢不顶，“知其往来，要与之期”。（顺之为补，呼时刺手略松，针随筋膜反弹力自然抬起分许；吸时气入，针随之微按分许。）

——若此时“如鱼吞钩”并显现躁动感，为“邪气”至，此时持针微微逆旋略上提，与呼吸时的气的出入方向相迎、相逆以泻之。（迎之为泻，呼时气向外，此时手不丢而略松，针被牵拉微微下沉分许。吸时气向内，手微提分许。）

浅筋膜层为“三刺”之“一刺阳邪出”，“一刺补泻”毕后，又随刺道微纳针“二刺阴邪出”的层次，同样以上法，依针下所候之气的“静、躁”而行补泻。再微纳针，候谷气至，脉平和，刺毕也。（脉浮，深得气浅留针；脉沉，浅得气深留针。可仿此法。）

关于“针下候气、如鱼吞钩、气至之时的抱针感”，笔者无法描述详尽，唯儿时一童趣，与之最相符。

记得童年时，每逢初夏，几个小伙伴趴在地上用嫩草芯钓虎甲虫的幼虫（在我家乡俗称骆驼虫、土猴子）。其幼虫巢穴入口如圆珠笔芯大小，用草芯轻轻探入其中，不能太快，如果太快则有点“反客为主”，幼虫认为是外敌入侵，会立刻躲入深部弯曲的岔道中。[正如入针，不能太快，否则“神、客”亦宛如虎甲幼虫一般躲避。所谓上工下工，是手下“明、暗”有别，经言“空中之机……其来不可逢，其往不可追……知其往来，要与之期者……妙哉（上工）工独有之”。故上工者，当以针小心谨慎地引导“神、客”在“门”中呈现，要针与之“期”，即针与“神、客”如期相遇，并予以补泻。所谓“穴”即“神、客之门”。]

因此，草芯探入幼虫巢中要缓慢，不能动静太大。一边深入，一边“如留如还”，如此微细的颤动引起幼虫的注意，令其以为是猎物。在幼虫咬住草芯之前，指下的力感是草芯与巢穴的摩擦力，在反复进退的过程中，其力感可于指下了然于心。当幼虫试探着咬住草芯的时候，力感会突然改变。（针入皮下之后，在微微提按往复行进时，可以分辨出皮肤与针体之间的摩擦力，熟悉这个摩擦感之后，如果忽然加入另一种力，则说明有“神、客”之气至。）

当幼虫刚咬住草芯时，需要微微持住，在咬实之前，不能让幼虫觉得“猎物”太过强大，否则自觉不敌，便立刻松口自保；持草微微上提的力亦不能太弱，一旦让其缓过劲来，便会尝到草的味道（虎甲虫是食肉性动物），非其所好亦会放弃捕猎。在一番虚实较量之后，幼虫信以为真，便可轻易将其从洞穴中钓出。（针刺驱邪客之气、引谷气，皆是如此，刺手提、按之力，稍微太过，则抱针感突然断开式的“丢失”，与持针随呼吸进退其力感缓慢自然“释然”的状态不一样，需细细于针下体会。）

（分刺补泻①法，相对简单，容易重复，有相可寻，仍为“方便法”。渐渐熟练①法之后，自然可以体会到②法，②法其更合乎《灵枢·九针十二原》对针工止息守神之要求：“粗守形，上守神，神乎，**神客在门**……刺之微，在速迟……机之动，不离其空，空中之机，清静而微……**知其往来，要与之期**……往者为逆，来者为顺，明知逆顺，正行无问……迎之随之，以意和之……补泻之时，以针为之。**泻**曰，必持内之，**放而出之，排阳得针**，邪气得泄。**按而引针，是谓内温**，血不得散，气不得出也。补曰，随之，随之意若妄之，**若行若按**，如蚊虻止，**如留如还**，去如弦绝……持针之道，坚者为宝。”笔者感受“持针之道”：手之触、耳之听、眼之视，与心之意，处于融合安住的状态——无染觉知，松弛自在。需以身心体验实践，无法以知识的形式传达。）

注意：因为现代针具盲目追求入针无痛感及破皮通畅感，针尖过于锋利，并且涂有硅油作为润滑，因此刺入后，很难做出古人“抽添动如豆许”的手法，针尖很难守住“靶点”，因为阻力太小，容易滑脱或刺穿，违背“刺某守某”的针刺守气原则。

因此，笔者临床对毫针略做处理，以酒精灯外焰略烧针尖约前5mm处三五秒即可，高温可令硅油挥发，针尖退火，锋利度降低，阻力增加，能充分揩摩经隧，旋转时更容易滞住筋膜。如此制针后，再做“提按抽添”手法，则容易控制针尖守住分间，不脱离不穿破，故而补泻可期。募刺法之长针，如法炮制，亦可增加针体的操控感，提高安全性。

［笔者推测］

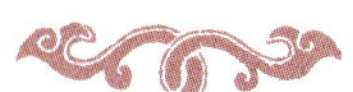

如果只有心脏和动静脉壁的收缩和扩展，不借助筋膜的应力，则微循环必然无法进行。正如经曰“阴阳气不相顺接，便为厥。厥者，手足逆冷是也”（《伤寒论》卷六第十二）。手足逆冷，当是阴阳太过或不及，失于冲和，导致微循环障碍（即阴阳不能顺接）。

卫气运行路线：冲脉→三焦膜原（募穴，脏腑之包膜大会之处）→四肢体表筋膜（主要集中在原穴脉口处）；

营气运行路线：冲脉→脏腑→经脉（脉口）、络脉、孙络（微循环）。

此二者似乎皆起源于同一脉动（冲脉），体现在同一脉口（原穴）；即冲脉和脉口（原穴）之间存在两条路线，一条是“经络”路线，另一条是“筋膜”路线。在循行的过程中，两者相互吸引，相互克制，阴阳交感，冲气以为和。

分刺、脉刺补泻之时，当各随其顺逆而为之；分刺、脉刺、募刺又相呼应，并非孤立存在。

四六、焠刺

慢性无菌性炎症可导致疼痛，那么疼痛是否可以通过人为诱发的可控性炎症去治疗？

带着这个疑问，回溯经典记载的焠刺、燔针劫刺——火针的前世今生。

凡刺有九……九曰焠刺，焠刺者，刺燔针则取痹也。

（《灵枢·官针》）

刺布衣者，以火焠之，刺大人者，以药熨之。（《灵枢·寿夭刚柔》）

由此可知，燔针、焠刺主要用于布衣，即卫气充实之人。

临床主要用于痹证、寒证、经筋证、骨病。筋急为寒，其脉多弦紧，可灸、燔针、焠刺、药熨；筋纵者为热，其脉多缓（脉管壁松缓）或细数（脉率快，脉形不足），不可与之。

似乎在后世的很多注解中，火针劫刺等同为焠刺。

"焠"字解：焠火，将金属加热后浸于水或油中，急速冷却以加强其硬度。

《说文》：焠，坚刀刃也。

《汉书·王褒传》：清水焠其锋。

《文选·司马相如〈子虚赋〉》：脟割轮焠。焠轮，猎获野物之血染红车轮。

至此，我印象中的"焠"似乎与火、与"水"相关。

《史记·刺客列传》：太子预求天下之利匕首，得赵人徐夫人之匕首，取之百金，使工以药焠之，以试人，血濡缕，人无不立死者。

焠针（火针）以药焠之。由此可以揭开焠针之面纱，焠针以药。

笔者推测：烧针，焠药"水"，再刺之，这一过程即时焠刺。

即把针烧红于药汁中焠，焠后，针必带有药性，故而根据患者病情需要，配不同药汁，焠针之后刺之。

十多年前，笔者在云南跟随恩师陈运彪先生学习方药，其间听闻各种奇闻逸事，其中不乏真事，确有猎户焠毒狩猎一事。

有一个患者讲述病情，描述自己原来肩周痛严重，每逢阴雨天加剧，十余年未愈，被一个草医治愈了。根据其回忆，这个草医（大概是当地民间医生的称谓）把针烧红，蘸了一白色粉末，快速刺入肩关节痛点处,从此以后肩关节再也没有痛过。因为当时恰好在思考焠刺的问题,所以反复问了几次,怕细节有所遗漏。听完这个患者的描述后,欣喜不已,更加确信焠针本应该如此:烧针,焠药,刺之。

[临床医案]

第一次于患者身上使用焠针的经验,虽然时过近十年,但至今记忆犹新。来者是一慈祥的老艺术家,年轻时拍马背上的戏份不慎跌落,从此每年髋关节痛一两次,每次发作最少住院一个月左右,多则三个月。

初次见面,双拐加轮椅,坐卧难安,痛到夜不能寐。诊断明确,髋关节陈旧性损伤,因为症状太过严重,当时我没有进行治疗,我对患者讲:容我思考一日。

恰逢当时,笔者训练不慎,股四头肌髌骨上缘因撞击挫伤,用桃红四物汤加味跌打损伤的药物泡药酒,搽药几次效果不佳,当晚便用0.35mm 的毫针烧红,焠药酒,刺在自己伤处试试,不想疗效出乎意料,且未见任何不适。第二天,如上法再次焠刺。

有了切身体验后,遂第一次在患者身上使用,寻结节—烧针—焠药—刺之。每天一次。第六次治疗之后患者可不借助外力步行百米,且能爬楼梯,行走坐卧无不适。众人还是心有余悸,让其小心,注意休息。因老人家工作繁忙,又奔他处,后偶有联系,悉知身体尚好。

自第一医案效果确切之后,对焠针之应用更加广泛,根据不同患者情况,配不同药物,如活血化瘀、接骨生肌、散寒止痛等,根据病机,选用不同的药物焠针刺之,尤其是很多类风湿关节痛患者予以焠针疗效确切。

回到本章开始之疑问:疼痛是否可以通过人为制造的可控性炎症去治疗?答案也源于一个患者。

此人由好友推荐来，病症非常简单，单纯膝关节内侧痛，走路时腿不能屈曲。因是公众人物，步态实在影响形象，心中甚急，多处治疗无效。查体：脉濡而软，病在脾之分肉。经过五次毫针调气，凭脉调气口的方法，治疗后疼痛减轻，但是局部症状仍有近一半未效，步态好转，但是仍无法正常步行。

仔细询问其病发作之前的经过，他说发作之前的半个月时间，在西藏自驾游，连续开车有十多天，回来之后，初只是觉得腿部乏力，后渐渐加重，直到不能正常步行。于他处做过局部处理，效果不佳。仔细检查膝关节，于缝匠肌的附着点胫骨粗隆内侧深筋膜层触及极小条索样痛，定位很精确，用针贯透，揩擦之后，条索消失，当时疼痛消失，以为至此告愈。不想三天之后再发如故。再来，再刺，再症消，再复发如期而至。焦头烂额之际，想到焠针，姑且一试。取可以诱发炎症的药物制成酒精饱和溶液，取五支粗 0.35mm、长 25mm 针，烧针、焠药，散刺于筋膜结节点上留针 15 分钟出针，告诉患者回去有红肿化脓属于正常现象，需要一周左右来刺血一次。三天后，患者告知，皮肤有红肿胀痛，原来深层的痛感消失，走路步态几乎正常。后如期放血两次，疼痛至此之后没有复发。

本医案的思考在于，慢性无菌性炎症导致局部疼痛缠绵不休，再通过人为诱发的炎症刺激，治疗局部疼痛。

焠针治疗医案很多，以此两案意义最大，故记之。

因患者体质差异，故本章药物部分略，只描述个人对焠针的体会和临床使用经验。

针言：

由焠刺瘰疬，衍生针刺淋巴结法。

焠刺治疗淋巴结核的淋巴结肿大：朱砂 5g，硇砂 3g，乳香 1.5g，没药 1.5g，以上为细末，入酒内燃烧，右手持针，将针入酒中烧红，左手捏淋巴结的核，针入核心，小者一针，大者二三针。三到七天针一次，一般三五次可愈。

此法和焠针，烧红针之后再淬药汁，机理相仿。以焠针刺淋巴结，不但可以治疗淋巴结核的问题，还可以治疗诱发淋巴结肿大的相关内科疾病。尤其是腹股沟淋巴结肿大处，以焠针刺之，可以治疗盆腔内诸疾。

淋巴结肿大类似古人描述的瘀核，可以作为相邻部位的炎症反应的诊断部位，此诊断部位也可以作为相应的治疗部位。

笔者临床，曾焠刺腹股沟淋巴结肿大处治疗慢性皮肤病，慢性盆腔炎，子宫腺肌瘤所致的痛经等，多有效；以刃针和圆利针，处理下颌部及颈部淋巴结治疗面部痤疮有效。

诊疗一体的原则：胃癌患者见锁骨上窝淋巴结肿大时也可刺之；桥本甲状腺炎，多有颈部淋巴结可触及，并大部分伴有压痛，在针刺平脉之后，对局部淋巴结进行针刺，也能增加疗效；乳腺炎患者的腋下淋巴结压痛，处理其相关压痛的淋巴结，则乳腺炎好转较快；小儿反复外感低热，多能在耳后触及可活动的淋巴结，在未刺淋巴结之前，我只认为此处为发热之后的正常现象，没有针对性地对其处理，然而把**耳后淋巴结肿大视为“小儿易外感”的阳性体征**，并着手对其进行针刺处理，发现此处淋巴结可以快速缩小甚至消失，且较之前以相同的方式治疗，针刺淋巴结后退热较快，外感不易反复，持续低热现象改善，等等。

圆利针或刃针刺淋巴结具体方法：

《千金翼方》曰：针刺瘰疬，先拄针皮上三十六息，推针入内之，追核大小，勿出核，三上三下乃拔出针。

《针灸大成》曰：针痞块，先将痞根按之，如指大坚硬者，用针频频刺烂，则块易消。（临床见甲状腺实性结节，可依此法刺之。若为囊性结节，可用注射器针头引流，其液体多为黄绿色。二者皆可用药焠针刺之。）

针刺淋巴结时，左手捏住或按压令之不能左右移动，右手持针入皮下后，针尖透过浅部淋巴结包膜刺入淋巴结的内部，反复在其内部提插伴改变方向。

注意，提针时针尖不要离开淋巴结浅部包膜，深刺时针尖不要刺穿其深部包膜。至其**质地由坚硬渐变为松软时可出针**。

针刺淋巴结的常用部位：依病变部位选取与回流有关的输入或输出的淋巴结，并以大而坚者为宜。

——头面部疾患宜选取耳前、颌下及颈淋巴结；

——口腔、咽喉疾患，宜取颌下淋巴结；

——胸腔及胸背部疾病，宜刺颈下、锁骨上、腋下淋巴结；

——腹部疾病，宜刺腹股沟、股内侧及腋下淋巴结，并配合颈部淋巴结做交叉治疗；

——上肢疾病，选择腋窝淋巴结；

——下肢及会阴病，选择腹股沟淋巴结；等等。

凡刺必有宜忌，如《素问·疟论》曰“经言无刺熇熇之热”，当淋巴结炎性反应较重，局部正处于红肿发热期时勿刺！此时可以诊察淋巴结红肿处的局部微络，若有极细如发丝而曲张者，刺络拔罐出血为宜。

刺淋巴结医案：

案1. 柴某，男，45岁，先吃海鲜致右耳道囊肿，整个耳道红肿无缝隙，刚治愈后不久，再喝羊汤、吃烤羊排后上火，鼻孔燥裂，喉咙肿痛。

查体见右颌下淋巴结胀痛，触之稍硬。左手固定住肿痛淋巴结，右手持小刃针快速刺入淋巴结之内，守之内，数刺之，随即出针。硬结即软，喉咙疼痛减轻。（依《针灸大成》之手法：针痞块，先将痞根按之，如指大坚硬者，用针频频刺烂，则块易消。）

二诊，翌日吞咽时有异物感，其状如刺在喉，触诊右侧颌下淋巴结邻近右颈动脉，发现右颈动脉搏动极弱，再触诊双侧颈动脉，皆须深及舌骨两端下缘方可触及微弱搏动。寸口脉右 > 左。依上法刺淋巴结肿大处并与补人迎脉经隧。

问有无头晕，答无。但数日前陪孩子于烈日下踢球后，后项部出现一过性浮肿。查之发现后项皮肤明显增厚，予小刃针行苍龟探穴法松解。处理后咽中异物感消失，人迎脉略有改善。后十天左右复诊，右人迎脉弱之体征得以较大改善，症消。

案 2. 商某，女，20，面部脓疮样痘疹，其脉细弱无力。查体见下颌淋巴结、腋下淋巴结及枕骨多处可触及可滑动的小淋巴结，且伴有疼痛，以 0.35mm 小刃针刺之，以知为数，尽取之。约反复七八次行刺淋巴结术，症状大减，现已如常人。（笔者临床治疗面部痘疹多于大椎、至阳之间及其旁开三寸寻微络刺血效佳，但此人脉细弱，故不与之。）

恩师补注：针刺瘰疬法，《针经》多篇详述，例如《寒热》篇："黄帝问于岐伯曰：寒热瘰疬在于颈腋者，皆何气使生？岐伯曰：此皆鼠瘘寒热之毒气也，留于脉而不去者也。……黄帝曰：去之奈何？岐伯曰：请**从其本引其末**，可使衰去而绝其寒热。审按其道以予之，徐往徐来以去之，其小如麦者，一刺知，三刺而已。"与《经筋》刺寒热瘰疬法相合，"其为肿者，复而锐之"，综合两篇刺法则可得寒热瘰疬刺法之全貌也：以针贯刺其肿上，多刺之，肿尽乃止。其肿如小麦者，可一刺知，三刺而已；大者须多其数也。提示：贯刺法可用于痈、肿、积、瘰疬、结筋等一切表现为"硬结""肿块"局限性病灶的针刺。

后世医籍论贯刺法治瘰疬最详者为《治肿指南》："初作块累一二个，其中挺出者，根本也。即以左手捻块，从旁纳针横入块根，绕针断根。经二三日，又针前针孔，转回针锋，尽取疮汁如豆泡滓状。傅煮竹筒三度以吸出毒气，如是三四度乃瘥。若脓者则针锋初刺亦转回，甚佳；若病人元气盛者，间一日如前法更针；气弱者，间四五日更针。”

四七、滞针与行气

1.《灵枢·官能》曰：“泻必用员，切而转之，其气乃行。”《灵枢·九针论》曰：“员针……主治分间气。”员利针善泻分肉筋膜间的太过之气。

“切而转之”具体操作：

右手持针，向同一个方向旋转滞针，协同左手按切皮肤，微微做回拔状，针被滞于筋膜分肉之中，导太过之气出，针感强烈，针感强烈为泻。

留针，待其针自然松动时出针，滞针到自然松开，是气行或气至的现象。

初学针灸经常用到滞针法，却不知其出处，盖《灵枢·官能》泻必用员，切而转之，其气乃行——为滞针正名正身，师出有名。切而转之，完全是正确应用滞针法之机要。

2.《灵枢·九针论》：“野者人之节解皮肤之间也。淫邪流溢于身，如风水之状，而溜不能过于机关大节者也。故为之治针，令尖如挺，其锋微员，以取大气之不能过于关节者也。”

为何大气不能过关节？《灵枢·经脉》曰：“诸络脉皆不能经大节之间，必行绝道而出入。”

3.《灵枢·九针论》：“九曰大针，取法于锋针，其锋微员，长四寸，主取大气不出关节者也。”

大气不能出关节，以关节中有积故也。因此，临床治疗关节病不但需要引气至，亦要导气出——追气。

4.《灵枢·九针论》:“八者,风也。风者人之股肱八节也。八正之虚风,八风伤人,内舍于骨解腰脊节腠理之间,为深痹也。故为之治针,必长其身,锋其末,可以取深邪远痹。”

由此可知,风邪入于关节,不能出,故成为深疾,此处描述的是为何刺关节腔的原因。

上述之第一条,描述针刺关节的手法细节,以及原因。第二至四条描述了关节病的原因,以及如何刺关节病。

笔者临床治疗气不过关节的体会如下:

取以圆利针,针刺入关节微滞,留针至其自然松解时,是气已过关节的表现,此时才可以起针。如果针仍然处于滞之状态,说明气还未至,此时出针其效果差。出针时机尤为重要。

注意:有时关节本身积滞已经比较严重,针入之即有滞针艰涩感,阻力很大,且针感很强,此时不必再做“切而转之”的滞针手法。

若针刺入关节,空空如也,无阻力,此时当做微微滞针的手法。

但此两者都必须等到针下自然松动感出现的时候才可以起针。

滞针疏通法:

1. 笔者于刺积,募刺法,刺腹部冲脉引气之时,多用此法。“积”为太过当泻之,取滞针法行气导气,“引”太过之“积”,至不足之处。

2. 本章详细描述大气不过关节之滞针导气的临床应用体会。

临床医案:

踝关节痛滞针治疗法,此法适应单侧踝关节,疼痛部位固定者。临床医案太多,取一案简述之。

男,36岁,左侧踝关节痛,最痛点在足跟跟腱和跟骨的附着点上,其职业是大货车司机,自诉:左脚需要不停地踩离合器引发的劳损疼痛,以致无法正常工作,久行亦痛甚不堪,尤其是受凉加重。其病发于夏天,考虑和车内空调温度太低有关,此人有另一症状,每逢冬季即无痰干咳，其寸关脉浮濡、尺脉沉弦，按理病在肾经，比对两侧肾脉左右强度大小，脉幅、脉质一致，左右若一，病不在脉口，再查其经隧，发现左侧复溜穴皮下凸起，和右侧之手感明显不一，取 0.35mm × 75mm 的毫针，针入其中，滞针，针感强烈传至足跟。另取 0.5mm × 75mm 的圆利针从照海下方刺入关节腔，阻力很大故不做滞针手法，留针时，让患者微微活动踝关节，约一小时，再微微拔动圆利针时已经松弛，出针后，疼痛去大半，隔三天再刺之，同上法，两次告愈。

滞针拔出筋膜纤维的方法：

以一例腰痛医案说明之。

女，藏族，一寺庙常住，右腰腿痛十余年。因为当时患者很多，且环境条件也不允许采用久坐、久卧等待气至关节的自然松动，遂让其俯卧位，取 0.4mm × 120mm 的长针，约在右侧腰 4 横突、骶椎与髂后上棘所构成的三角区域，寻找深层的高张力点，针入 90mm 左右，大约触及腹壁后膜的时候，自诉有酸胀感传至下肢疼痛的部位，切肤而滞针，其针感更强烈下传。

待针滞到无法转动的时候，抖动针体，用力外拔多能感受到针下纤维被拉断的感觉，有些纤维出针之后可以清楚地看到——白如蚕丝，缠绕在针体上，纤维断，针即松，可出针。

以此刺法，一次治愈，第二天腰腿无痛，特意再来反复询问，为什么十几年的痛可以一次治愈？

如若觉得纤维断裂不充分，不用出针，再次重复滞针，拔断纤维，以确保纤维断裂充分，拔断时除了针下的手感，甚至于还可以听到“嗑嗒”声。

注意事项：

一定要质量好的针具，0.4mm 左右的针最佳，禁止一针多穴使用，防止断针。

后期笔者又以火针刺入皮下筋膜结节，刺入后留 30 秒左右待火针痛感消退，皮肤放松，再滞针取皮下筋膜结节拉断，甚至可以拉出体外 3cm 左右，粗如牙签，色白，拉断后效果极佳，尤其很多体胖的中年女性，在髂后上棘处的皮下筋膜结节很多很大，甚至如鹌鹑蛋大小，此类患者，腰腹时常痛，腰背酸痛，此处结节不去，很难痊愈。

临床医案：

女，61 岁，常年腰部酸胀，只能行走 300 米，需要蹲下休息，医院诊断椎管狭窄，建议手术治疗。

查体：其髂后上棘处结节左右皆有，小如花生米，大如红枣，每一边有两三个，每次以火针刺之，滞针拔出白色纤维，每次取一两个，反复轮流取之，未用其他方法，每次治疗其步行距离都能极大改善，六次治疗之后已和常人无异。此类医案很多，不再详述。

补注：

1. 滞针时，滞住筋膜纤维时没有痛感，只是针感加剧；若有如切肤之痛时，多是因为右手“旋转”滞针，与左手之“切按”皮肤，没有协同好。正如经之所言，切而转之，须一边提捏、按压皮肤，一边旋转滞针。

2. 拔出筋膜之后，很多患者有如轻微感冒或低热症状，盖因筋膜为卫气之所行，筋膜结节疏通之后卫气抵抗留邪的原因。临床观察多例且都是自愈，自愈后身体明显轻松。

3. 嘱咐患者注意伤口的清洁护理，勿食辛辣。

4. 临床常用针具多为 0.4mm 左右的粗针，细针恐断针，视结节所在之深浅决定针的长度。针需要酒精灯烧去其表面润滑油。增加阻力后，容易滞住筋膜，滞住筋膜之后，不可持针猛然发力。应当像小时候换牙时期，自己给自己拔牙的那般发力——缓慢而持续，感受到筋膜断裂感时，持续用力并轻轻晃动。

四八、迫脏与恢刺法

治寒热深专者，刺大脏，迫脏刺背，背俞也。刺之迫脏，脏会，腹中寒热去而止。（《素问·长刺节论》）

寒热深传，留于腹则为积。可视为刺积之法。

《三国志·华佗传》中记载：下针言当引某许，若至语人，病者言已到；应便拔针，病亦行瘥。

以上短短数十字，经过反复临床的体会之后，才渐渐明白其中深意。

在恩师黄龙祥先生以“募刺”命名之前，我一直没有一个合适的名字去描述这一刺法，姑且取原文“迫脏”，遂一度以迫脏刺法名之。

此文暗藏两处玄机：

1. 募刺——刺“大脏”，笔者认为此处是脏腑的募穴，取以大针、长针深刺，以迫其脏。迫脏，不但描述了针刺的部位，也描述了临床大部分人的针感，以此刺法，很多患者都感觉到生病的脏腑有强烈针感，有逼迫、急迫感——故以“迫脏”名之。（迫脏之二，刺背俞，刺激脊神经根鞘膜，进而刺激神经根前支，亦可产生迫脏感，详见下文恢刺法。此为本篇所述的恢刺法。可知迫脏，有前面募穴阴分入针，有背俞穴阳分入针。）

刺脏腑之募穴，刺激内脏的包膜，如肝包膜，心包膜，胃肠、子宫、膀胱等脏器的包膜；募穴，募集气血以补脏腑气血之不足，或去邪气之“结”，亦名为“追气”。

通过对内脏表面筋膜的刺激，调整内脏的气血，兼以追气散积。针入之后，因针尖迫激内脏筋膜，令筋膜的张力改变，调整“气”的变化，迫使内脏的运动节律、内脏的功能、内脏的空间结构发生相应的变化，以达到解结去腹中寒热之效。

或者直接腹部触诊，寻找内脏筋膜之间的结节，高张力点，尤其是大网膜、小网膜、腹壁后膜，以及内脏的韧带，如子宫悬韧带、肠系膜韧带、耻骨膀胱韧带、肝脏的镰状韧带、正中脐韧带等，这些主要的框架和内脏之间存在着复杂的张力平衡，如果有张力的变化，则说明有气血失衡，即为“动”。

内脏筋膜相互包裹交错融合，相互牵连，无法细分，无法独立存在。

而中医的思维即：在整体观的背景下——“取独”。（依脉法当下“动”处，才是当下的邪之所居，刺入而邪去。）

“取独”不但是全身气口脉动的“是动则病”，也是取“张力”软坚的“独”；寒热取独；皮肤滑涩手感的独；不痛与痛的独——动、坚、痛；等等。皆是刺“独”之处。

腹部触诊：双手探测腹部，因内脏器官筋膜的异常牵张而引起的高张力点，募刺与之。对呼吸系统、泌尿生殖系统、消化系统的功能失常或慢性炎症，极为有效（参见本书“三四、遍诊法之病灶触诊”篇）。

2. 恢刺——刺背俞穴、华佗夹脊穴，刺此产生迫脏的感觉，刺激的部位是在脊神经根前支的鞘膜上，或者说刺激了脊神经根附近的结缔组织，触发了脊神经根前支的鞘膜，进而产生针感，迫激到内脏的感觉。临床确有大量案例证实，皆能“下针言当引某许，若至语人，病者言已到……病亦行瘥”。

脊神经根前支主要是出入内脏的自主神经，控制内脏的运动节律、腺体的分泌及内脏的感觉，刺激到其鞘膜时，有强烈的内脏收缩感，有些患者有热感、搅动感等。

若某部脉沉弦、或陈瘀脉、或脉之独动与筋平时，如右关独动于12菽与筋平时，可于胃之背俞穴上下在脊柱两侧揣穴，针入之后，需守神，根据患者的呼吸，以及针下的感觉，适时调整针刺的方向。

将刺时，提前告知患者：针入以后，待你胃部有感觉的时候，请告知；待针感如期迫急胃脘时即止。如是热证，针出之后出血少许，或者拔罐出血效果更佳；如是寒证，针入之后留针，并灸之更妙。

病部之脉多是陈瘀脉，或者脉独动与筋相平者，此为肝所主病。

刺大脏，即刺脏腑的募穴，募穴即是脏腑筋膜大会之处，刺之后针感入脏，迫激脏腑感觉亦非常明显。

多年前拜访一位针刀界的元老，其临床善用华佗夹脊穴。手法轻盈而灵动，针入皮之后，针在筋骨肉之间，畅快游走，如入无人之境，真如庖丁解牛般通行无阻，针－手－体感优美到令人心生赞叹。针入之后，马上针感传到内脏，有迫脏感之后，前后左右轻轻摆动针体，加强针感，即出针，一气呵成。其行针手法，更是生动演绎了恢刺法："恢刺者，直刺傍之，举之前后，恢筋急，以治筋痹也。"（《灵枢·官针》）参见图 17。

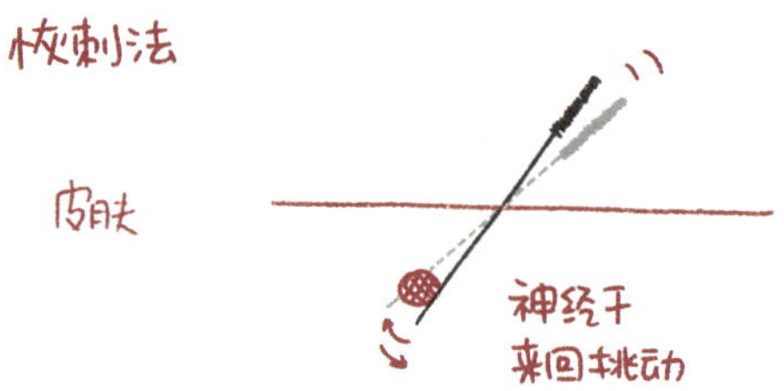

图 17　恢刺刺激神经干示意图

那一刻才真正明白：什么是华佗夹脊穴，为什么华佗善用夹脊穴，以及《三国志》对此番治疗场景的描述。

两个时隔千余年的针刺场景，竟如此吻合，如此神似，恍兮惚兮间，似乎以针跨越时空，与古人神交，心中莫名为之感动。

［临床医案］

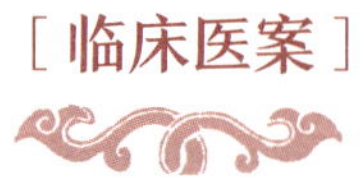

案 1.

女，33 岁，胃脘闷胀，嗳气，食欲不振，胃部有紧缩感。查体：右关弦急郁动与筋平，知其肝气犯胃，以致筋痹。嘱患者俯卧，在背肝俞穴向下夹脊穴揣穴，得一压痛点，取 0.5mm × 50mm 圆利针，由脊柱中轴线，旁开 2cm 左右入针，针斜向痛点，透之向脊神经根，刺入 4cm 左右，患者觉得一股抽搐急迫感传向胃脘部，如恢刺手法，前后举之，出针。针出症消。翌日来诊，告知愈八成，再刺之，后未再发。

案 2.

女，39 岁，乳腺小叶增生来诊，来时疼痛难忍。查体：其双寸口脉沉弦不鼓，按理当取督脉上段，在 T_3 棘突左 1cm 处见一压痛点，圆利针刺之，自诉有抽搐感传到乳腺部，留针 30 分钟，出针痛消，乳腺胀痛硬结已消（此当是气痹，如真是痰痹肉痹，则难治）。

四九、华佗与其弟子樊阿的刺法

《三国志》中记载华佗针刺：下针言当引某许，若至语人，病者言已到；应便拔针，病亦行瘥。

《三国志》记载樊阿：阿善针术。凡医咸言背及胸藏之间不可妄针，针之不过四分，而阿针背入一二寸；巨阙胸藏，针下五六寸，而病辄皆瘳。

樊阿精通针法。所有的医生都说背部和胸部内脏之间不可以乱针，即使下针也不能超过四分深，而樊阿针刺背部穴位深到一二寸，在胸部的巨阙穴扎进去五六寸，而病常常都被治好。

出此可知，华佗及其弟子的刺法，应是募刺迫脏，以及刺华佗夹脊穴的脊神经根的迫激术。

1. 募刺——刺“大脏”，刺脏腑之募穴（详见本书“四八、迫脏与恢刺法”篇）。

卫气为水谷之悍气，行于脉外之筋膜，而胃肠之外，即是募原，筋膜大会之处，也是气之大会处，即为气海，膏肓。笔者在临床使用很久，一度以迫脏、肓刺名之。后在读恩师的《中国古典针灸学大纲》初稿时，发现恩师以“募刺”名之。

2. 恢刺——刺背俞穴、华佗夹脊穴，刺此产生迫脏的感觉（详见本书“四八、迫脏与恢刺法”篇）。

3. 刺太阳神经丛：樊阿善针，巨阙胸藏针下五六寸。此处笔者常用，刺5寸，其深度可以刺激到主动脉、或食管、或迷走神经、或下腔静脉、或膈神经、或太阳神经丛（位置在肚脐上方与胸骨剑突后方的横膈膜穹隆下缘）。

笔者临床上，见双寸部与关部之间郁动而鼓之脉时，多刺太阳神经丛。

入针技巧：一定要在肝的上缘，在剑突骨性的末端入针，如果太下，容易伤及肝脏，因为刺此者多为粗针长针，并非刺包膜时所用的极细毫针；入针不要提插，而是左右小幅度的轻柔摆动，更容易刺激到神经丛，同时也防止暴力直刺刺伤内脏。针刺遇到阻力时不可以强行突破，需微回针，针尖略向上调整，微微做左右摆动，待无阻力、无痛感时慢慢入针。（采取平躺半卧位，为针刺体位最佳。）

腹部深刺法，即刺脏腑内筋膜结节点，直接刺激内脏病灶，和早期的脉刺、分刺从远端治疗内脏治病有所区别。在古代医案记载中，善深刺的即是樊阿。其理论依据，笔者能找到与之相应的就是《黄帝内经》的刺募穴迫脏法。

但凡久病之人，其病邪多由孙络→络→经→脏腑→积于胃肠之外、膜原之间；或者病由体表筋膜直入内脏筋膜，因为内脏筋膜与四肢的四关部原穴、合穴、下合穴等直接相连。故募刺之时，多和四关附近的合穴或原穴配合使用，以揣穴为准。

此募刺法与恢刺法，临床效果极佳，但是对医者守神的要求也极高，针手合一的体感非常重要。

行募刺时要极为细心，止息守静笃，押手和刺手配合，用力需绵长而“持”，手如握虎。仔细感知针下的分毫变化，同时要了解患者的针感，需要患者和医生随时保持交流，患者应随时将针感告知医生，此非常重要。千万不可以大幅度提插以求得气，或一定要求气至病所，否则后果不堪设想。

针工若想明白手如握虎的体验，一定需要在自己身上试针，不是简单地刺一下自己的合谷、足三里、曲池，而是选择自己最害怕刺的穴位。如此，眼、耳、鼻、舌、身、意等身体感官才会发挥到极致，才能真正体会针刺当下的感觉，才能对守神有所感悟。否则根本无法体会手如握虎、如临深渊是怎样的心境。

同样以华佗的一则医案为戒：

一患者徐氏，因病卧床，华佗前往探视，徐说：“自昨天请医针刺胃管后，便咳嗽不止，心烦而不得安卧。”华佗诊察后，说：“误矣，针刺未及胃管，误中肝脏，若日后饮食渐少，五日后恐不测。”后果如所言而亡。

需以此为鉴。

在《四部医典》中关于募刺脏腑之时，描述脏与腑对针刺的应急不一：

——脏器临针，犹如毒蛇袭窠，雏鸟围绕母亲旋转般地扭动，但肝脾肾脏则无此追赶现象。

——腑器临针，犹如风吹围帘般地逃窜，缓慢施针，则会逐步逃避。

由“雏鸟围绕母亲旋转般地扭动”可知，脏器在临针之时，其逃避幅度较小，因此针刺时容易被刺伤，所以对手感与心性的要求较高。

临床募刺脏器包膜时，用金质针或针尖退火之后的针具，安全度较高。

针刺之时，若针下阻力突然增大而有坚实感，且患者极痛有逃避感恐惧感，甚至濒死感，此时多是刺中脏器实质，即速退针！切记！切记！

募刺五脏包膜时，需极其谨慎，若手眼功夫未及，切勿轻易尝试。针刺之时，如临深渊，手如握虎，止息守神，手眼通明。为医者不求有功，但愿无过！

视频 5
膈膜刺法及脉证（脉证）

视频 6
膈膜刺法及脉证（刺法）

五〇、刺腹脉——《难经》腹诊脉诊相参

笔者初期刺腹脉，完全按《黄帝内经》刺腹部蛟蛔的方法，寻腹部的“动、痛、坚”点刺之。

腹脉以肚脐为中心的腹部搏动点为主，以及腹部筋膜韧带的结筋点，如腹主动脉、左右髂总动脉、左右髂内外动脉、肠系膜上下动脉、肾动脉、骶骨正中动脉等（骶骨正中动脉“动痛”患者很多，尤其是女性妇科病患者）。不排除刺及淋巴管、淋巴结、乳糜池、大网膜、腹壁后筋膜、腰部神经丛，以及内脏的韧带及其于脊柱前缘的附着点，内脏与内脏之间的筋膜联结点，等等。

临床观察发现，痛动点往往不止一处，有时刺某一处，其他处反应点随之消失；有时刺一点，还需刺两点、三点、四点……其中原理不明，有过困惑，在研读《难经》之后，渐渐柳暗花明，拨云见日。

一脉为十变者，何谓也？然：五邪刚柔相逢之意也。假令：心脉急甚者，肝邪干心也；心脉微急者，胆邪干小肠也；心脉大甚者，心邪自干心也；心脉微大者，小肠邪自干小肠也；心脉缓甚者，脾邪干心也；心脉微缓者，胃邪干小肠也；心脉涩甚者，肺邪干心也；心脉微涩者，大肠邪干小肠也；心脉沉甚者，肾邪干心也；心脉微沉者，膀胱邪干小肠也。五脏各有刚柔邪，故令一脉辄变为十也。（《难经·十难》）

如以右关为例，弦急大为肝邪犯胃；沉紧甚为肾邪来犯胃；缓濡甚为脾邪自干；浮滑大甚为心火犯胃；滞涩甚为肺邪来犯。

临床体会：见某邪来犯某部时，需取本经穴，兼来犯之经的穴位治之；如右关弦急甚，是肝邪来犯，需取脾经和肝经两经穴治之，尤其是肝经穴为主。

脉有三部九候，有阴阳，有轻重，有六十首，一脉变为四时，离圣久远，各自是其法，何以别之？

然：是其病，有内外证。其病为之奈何？

然：假令得肝脉，其外证善洁，面青，善怒；其内证脐左有动气，按之牢若痛；其病四肢满，闭淋（癃），溲便难，转筋。有是者肝也，无是者非也。

假令得心脉，其外证面赤，口干，喜笑；其内证脐上有动气，按之牢若痛。其病烦心、心痛，掌中热而啘。有是者心也，无是者非也。

假令得脾脉，其外证面黄，善噫，善思，善味；其内证当脐有动气，按之牢若痛；其病腹胀满，食不消，体重节痛，怠惰嗜卧，四肢不收。有是者脾也，无是者非也。

假令得肺脉，其外证面白，善嚏，悲愁不乐，欲哭；其内证脐右有动气，按之牢若痛；其病喘咳，洒淅寒热。有是者肺也，无是者非也。

假令得肾脉，其外证面黑，善恐欠；其内证脐下有动气，按之牢若痛。其病逆气，小腹急痛，泄如下重，足胫寒而逆。有是者肾也，无是者非也。

（《难经·十六难》）

简而言之：弦急甚为肝邪脉；浮洪大甚为心邪脉；缓濡甚为脾邪脉；短滞涩甚为肺邪脉；沉紧甚为肾邪脉。五脏邪脉与相应动、坚、痛处如图 18 所示：

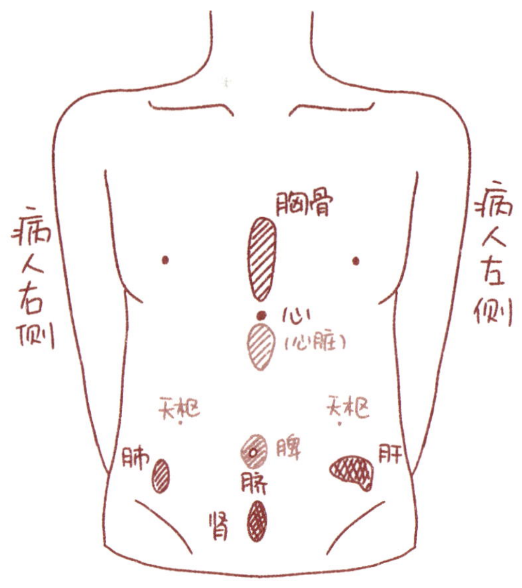

图 18 《难经》五脏邪之所处简图

依据此两难的论述和《黄帝内经》刺蛟蛔的刺法相参，临床时多能快速寻及邪气之所结处，取长针，刺腹部之“动痛坚”处；若需引气以补泻，需取邪脉之经某穴以毫针刺之。

正常腹脉，当动于肚脐矢状线后方 3 寸处，神阙与命门连线上，肾间动气本当于此，凡此搏动有偏转即为病。（**又定位：百会与会阴连线，神阙与命门连线，两连线交点处，即为肾间动气**。）

因此，临床治疗目标亦非常明确，刺腹脉之异动处，将此“动气”导向此处即可——肚脐后方 3 寸。

通过腹诊可以在肚脐周围寻到多处异动点和压痛点，那么这些异常点哪一个才是根结？就像治疗软疣、带状疱疹一样，皮部表面成片的病灶点，如何辨认哪一个是母体，准确辨认母体才能精准治疗。

刺腹脉的关键：①寻“动坚痛”之“母体”；②选择正确对应的经络导气。

最终的疑问还是回归到《灵枢》的精髓——凡将用针，必先诊脉。

依据《难经》第十、十六两篇相互印证，在临床刺腹脉的时候往往能将根结明了于心，一矢中的。

五脏之邪脉，往往是左右六部脉，医者双手三指同取之时指下的整体脉感，如此可以免去调寸、关、尺三部的细节，先从整体脉质入手，刺腹脉往往能够快速令邪气去而谷气至，脉平和（和扁鹊阴阳脉法指导标本脉动的应用临床诊脉手法类似，笔者临床时常穿插使用，刺腹脉解结，再取之标本引气）。

刺腹脉之后，若寸、关、尺仍有不平之处，再以阴阳五输穴五行生克补泻的方法，调理气血阴阳。

笔者在临床已经习惯先调腹脉气口，再调四肢气口。

曾拜访过擅长腹部诊断，再取四肢末端相应经络穴位治疗的医家，刺相应肢体穴位（揣穴）之后，腹部异常压痛和阳性点随之转阴。（胸腹与四末互通，故针刺引气能调其虚实！）

腹部为邪气久结之处，以长针直刺其结，切而旋之，其气（邪气）乃行，此谓之“追气”。

依据寸口脉整体脉质，以确定腹部病气大会之所，长针刺之解结，一刺阳邪出，二刺阴邪出，三刺谷气至。

[临床体会]

临床见整体脉象为沉紧之时，知此为肾邪之脉，此时多于肚脐下方寻得的“动、痛、坚”阳性点，为“母体”之所在，刺之后，肚脐周围的其他点多能消失，此时还应取肾经的穴位协同治疗；

若整体脉象弦急脉，当知肝为邪，取之肚脐左侧“动、坚、痛”阳性点刺之，配合肝经的标本或者气口刺之；

整体脉滞涩者，得知肺为邪，取动于肚脐右侧“痛、坚、动”之阳性点长针刺之，配合肺经的穴位刺之；

整体脉洪大或结代之时，心邪来犯，取肚脐上方的“动、坚、痛”阳性点刺之，兼取心经或者心包经的穴位刺之；

整体脉缓濡之时，脾邪来犯，此时异动常位于中脘附近，寻及“动、坚、痛”阳性点刺之，兼取脾经之穴位刺之。

五脏（腑）邪脉的临床体会及使用技巧：

心之常脉浮散大，当位于左寸。若多处或整体脉都呈现浮洪散大的脉象，即为心邪主病。稍取之脉道粗大，脉道濡散，此谓之浮散大；另笔者观察，结代脉按心邪调之多效。

肝之常脉弦长且居于脉道的中下方（与筋平），偏于沉部，位于左关为正位。若多处脉位出现弦长急的脉象为肝邪主病。脉与筋平，脉道如筝弦挺然冲和且长于本位，为弦长解。

肾脉沉濡滑曰平，若肾脉太过沉紧如石之象，且多脉位或整体脉皆如此，即为肾邪主病。

肺脉浮短涩于右寸，按之三菽可得为浮，稍用力则脉道不利曰涩，再稍用力则脉道入于关中，上半指不动，下半指动为短，此是正常的右寸脉。若三指同取整体脉感为浮、短（三部都不及或尺寸不及）、涩，即为肺邪为病。

脾脉缓大于右关，脉如微风拂柳，如鸡践地曰缓（如雀啄则胃气败，死脉），稍用力感受其脉道大而敦实曰平，故谓之缓大。若缓大太过，且多处脉位皆然，是脾邪主病。

临床肺之涩甚和脾之缓甚，经常难以鉴别；肝之弦急与肾之沉石亦难分。笔者反复体会如下：肺脾之区别，肺浮（3 菽位）脾居中（9 菽位),肺邪脉短涩小,脾邪脉缓大;肝肾邪脉比较,肝邪弦多细长,肾邪石而坚,简言之,弦比紧长,紧比弦粗力大。

临床刺腹脉的手法细节:

——①左手为押手,绵柔用力旋按压至结节点的最深处,轻轻旋转左手的指尖,以押开刺道,让腹内的脏器从押手下方移开,待触及将刺的阳性点之时,左手保持原有力度及位置,右手持针快速入皮之后稍等三五秒钟,再轻轻刺入,若遇到较大阻力即稍改方向,第一次阻力来源于腹直肌肌腱,尽量避开肌肉,选择肌肉的间隙入针。

——②突破此阻力之后,如果押手刺道显示充分,即无再次阻力。如果遇到第二层阻力多是因为刺到内脏,患者多有剧痛,此时当稍微回针少许,不可快速强行突破,轻轻震颤,待内脏自行躲避,刺道再现,无阻力方可刺之(针中气穴,如游空巷。**脏腑间隙之刺道出现时,针下几乎无阻力感,且有轻微被吸入感。刺手持针正指刺道,用极小力微推即可,宛如针是被刺道“吸”入,而非针工刺入**)。若此时针感恰好为患者病痛时症状,即于此处先留针,待针感消失后,再刺结节点。

——③待刺中结节时,或有如一物动于针下,质地黏腻滞涩,此时押手渐渐松开,右手微微震颤感受针下之搏动或抱针紧致的针感,作微滞针的状态,以令气行——“追气”。此时针感走窜更为明显。

刺腹脉的体感甚为奇特,很多患者告知病灶处有阵阵气来冲击之感,没有冲开之前,每一次如物撞击时病灶处都有疼痛或酸楚不适感,待到冲开之后,只有气行感,没有针刺感和痛感。大部分患者都有此体感,故笔者刺腹脉之时,提前告知患者,待针感气行至无酸胀痛的时候可以起针。

笔者初次在自己身上刺腹脉,当时肚脐左侧有异常痛点搏动,第一次用刺蛟蛔之法时,非常担心,因为没有人告知刺腹脉的感受经验及注意事项,自己的押手又不足以押开内脏,因刺道不畅,所以上述每一种可能的痛感都亲身体验过。但是当时身体并无不适,或者是因为自己没有此种病结的原因,并未出现有特殊的气感。后由多位患者渐渐补充,才逐渐有所体会。

通过反复临床观察,留针至针感自然消失,效果最佳。此留针方式亦是患者告知的。用心倾听患者的针刺感受,定会受益良多。

医者守神——针手合一,医患两感互通,对于用针而言极为重要。医者心、手、针当下体感,结合患者的当下针感,如此反复训练印证,医者才能在止息和守神的状态下得到真正的成长。

[临床医案]

案 1.

女,50 岁,左半身麻木无力,短气头昏,3 月余,每天下午加重。自己描述:吃饭和喘气的力气都不够。面色黄,动则汗出,浮肿面貌,体胖,腹软无力。西医检查排除脑血管病变。

查体: 寸口脉六部缓而无力。病邪在脾(当刺神阙),查其中脘确有阳性点,取 0.35mm × 120mm 长针,刺之中脘,同时在左侧脾经的阴陵泉、冲门处有压痛,刺之后,患者描述针感沿着麻木的左侧肢体一遍遍循行,针后诸症若失。后因早晨锻炼后受风再次发作,用同法治愈。此患者早年因眩晕症来笔者处治疗,眩晕严重,多方治疗未果,以五输穴的调脉法治疗五次左右愈之。后常来毫针调理,其脉一直以缓而无力为主,后因移居国外一年患半身麻木症状,来诊时笔者恰好在琢磨整合刺腹脉。此患者也是我第一例以寸口脉法指导刺腹脉的患者,在此次刺腹脉之前也以五输穴调之三四日效果不显著,总有隔靴搔痒的感觉,虽然不排除初期毫针的疗效,但是对于整体脉质的调整,笔者体会确实以刺腹脉为首选。

案 2.

患者女，76 岁，左腰骶骨、踝关节痛半月余，保守治疗十日不效，来诊。查体：其寸口脉六脉弦急，素有高血压、冠心病，肝主筋、主风，脉症合。此患者肚脐上的搏动压痛点明显，肚脐左侧的压痛点较深，动痛不明显，依据寸口脉刺肚脐左侧的阳性点，同时刺箕门穴的压痛点，针入后针感至病所，出针后病去大半，次日如前法再刺一次，告愈。

案 3.

患者女，56 岁，右侧乳腺癌局部全切，右腋下淋巴全扫术后并发症，右上肢肿大如小腿（目测比小腿粗），皮肤坚硬如革，冲击波治疗一年余，不效反剧。来时小臂比大臂粗，右侧伤口处又见淋巴结肿大结节。

查体：寸口脉滞涩甚，取之肚脐右下腹一腹脉痛点，再刺之云门穴。刺肚脐右侧点的时候患者便非常惊讶地对她先生说，这次肯定可以治好，因为她感觉到右臂有明显气动（原来麻木，感觉失常）。再取右云门，留针两小时，待针感消退出针。发现右手臂原本僵硬如革的皮肤可以晃动，切口处的淋巴结松软。

经过约 4 次治疗，寸口脉整体转为缓濡无力之象，滞涩的脉感完全消失，患者的手臂症状恢复一半以上，淋巴结恢复正常。再取之中脘、太白如法刺之，配合局部火针，出大量黄色液体，每次出一两日不停，需要大量纱布包裹。后教患者家属简单火针刺法，一直至今在家用火针刺法，手臂恢复七成左右，虽未完全康复如常，也无大碍。

注 1：脉缓甚脾邪为病，当刺肚脐之正中，但有神阙禁针之畏，故临床多取胃之中脘代之。但笔者临床时，亦常常以 0.25mm × 120mm 的针刺神阙，未见患者有不适，再看腹针、脐针都有刺神阙的经验。用或不用，仁者见仁，智者见智吧。

注 2：虚人需刺腹脉，刺腹中积聚之时，当先吞气七八口于腹中，再刺之。恩师于《中国古典针灸学大纲》一书中有记载。

针言:

腹主动脉自主搏动点的常与变:

——腹主动脉搏动点的最理想搏动位置,以神阙与命门连线,百会与会阴连线,此两条连线相交的部位。(在立体空间上此二者可能不相交,但是比较接近。)此是肾间动气,原气所发出部,姑且命名为——“原点”。反此,若腹主动脉的脉动点,离此“原点”越远,则说明其变异越严重。(此结论与临床观察吻合,肺心病或癌症晚期多见腹主动脉搏动点在中脘穴之上。)

因为腹主动脉在脊柱左前缘,临床多见搏动点略偏“原点”左侧些许,临床无症状,若偏左太大则多为“肝邪”偏盛。腹主动脉搏动点与“原点”偏离越远,则变异越大——异“动”且多具压痛而坚实的特征。

针刺腹脉之目的,令腹主动脉的脉动点,尽量接近“原点”,且由躁转为缓。

五脏邪气盛时,脉于寸口诸部的体现(独有脉质脉形,除本位之外,涉及其他多个脉位者):

心邪盛之脉——浮洪散大甚为心邪,脉如钩,来盛去衰,重取多为无力之虚散脉,散大无根(偶见实大)。

肺邪盛之脉——短滞涩,临床多见沉短涩无力,脉形小,多于寸部短涩无力更甚。短涩滞有力者较为少见。

脾邪盛之脉——缓濡而敦,脉体短粗,而脉起伏较小,脉来缓濡。敦,**敦实,短厚而粗**。

肝邪盛之脉——弦长急,脉位多居沉部,弦长满指,略细而躁为急。

肾邪盛之脉——沉紧甚者如弹石或沉浊。(浊脉为肾有邪,不能封藏故。)

弹石脉之手感：双手略用力各拿一块如拳头大小的石头，相互撞击，因撞击而产生的反弹力，弹及掌心，掌心所感受到的力感，即是指下真真切切的“弹石脉”之力感。

某脏对应脉位，其特有脉质脉形，侵入其他多处脉位且伴有“甚”兼“躁”时，则为某脏邪盛。

——如肝脉弦长在左关之筋部且柔和者，为脉位与脉质脉形吻合。若六部脉或两部以上皆见弦急长者，则为肝邪甚。

——脾脉敦实缓在右关为常态，若见于多部，缓而濡敦者，则为脾邪甚。余皆仿此。

以上诸脉，实则泻之，虚则补之。

五脏邪脉亦有虚实，在刺腹与刺四末时应当考虑引气出入的宜忌，可参考本书“五六、针刺引‘气’”篇。在综合使用募刺、分刺的时候，应该考虑各自的补泻手法，以及针刺顺序，先补后泻。

五脏与五体相应，五应刺可针对五脏行补泻。邪散大有力心邪盛，因心主血脉，故刺血脉出血泻之心邪；脉见沉紧弹实，则取对应实处，刺骨泻之肾邪，临床多能针入脉平；同理，脾邪甚，泻分间；肝邪甚，泻筋；肺邪甚，泻皮毛；等等。虚则补之五应部。

见五脏邪盛脉时：脉实易治，因邪气盛，正气不虚故；脉虚难治，邪气盛而正气虚故。

腹主动脉的自主搏动点偏移与寸口脉的五脏邪盛脉，在临床中需互参使用，相互验证。五脏邪气脉，可快速定“经、脏”，再通过诊察“腹脉的自主搏动点”于局部细微处复核。笔者长期观察验证，其吻合度很高。

如此临床其意义在于，对医者**脉诊与触诊之“对、错”当下反馈，“手感”可得以及时纠错**。

以实践检验、完善理论。理论与实践，孰轻孰重之争，自古不休，各执己见，然《素问》有言“治不能循理，弃术于市”！

因长期实践，并对经验进行总结，继而成为理论，有理论方可传承。无理论则必然被世人所遗忘——终被“弃之于市”！

而理论也不是“绝对真理”，还需“后来人”以实践对其反复“验证、修正”，这也许就是“代代传承”的真正意义所在吧！

正如经言“令可传于后世，必明为之法。令终而不灭，久而不绝，易用难忘，为之经纪……先立针经”。

五一、“鼓脉”与“不鼓脉”

鼓一阳曰钩，鼓一阴曰毛，鼓阳胜急曰弦，鼓阳至而绝曰石，阴阳相过曰溜。（《素问·阴阳别论》）

三阳俱搏且鼓，三日死。（《素问·阴阳别论》）

太阴藏搏，言伏鼓。（《素问·经脉别论》）

烦则心下鼓。（《素问·痹论》）

心脉满大……肾脉小急，肝脉小急，心脉小急，不鼓皆为瘕。（《素问·大奇论》）

脾脉外鼓，沉为肠澼。（《素问·大奇论》）

胃脉沉鼓涩，胃外鼓大，心脉小坚急，皆鬲偏枯。（《素问·大奇论》）

脉至如涌泉，浮鼓肌中，太阳气予不足也。（《素问·大奇论》）

帝曰：脉从而病反者，其诊何如？岐伯曰：脉至而从，按之不鼓，诸阳皆然。帝曰：诸阴之反，其脉何如？岐伯曰：脉至而从，按之鼓甚而盛也。（《素问·至真要大论》）

三阴者，六经之所主也，交于太阴，伏鼓不浮。（《素问·阴阳类论》）

一阴独至，经绝，气浮不鼓，钩而滑。（《素问·阴阳类论》）

鼓，为邪气实，脉有力任按而躁。如《金匮要略》曰积脉，皆沉而附骨不绝。

“鼓”邪气实于里；“不鼓”之脉，为正气虚。

临床鼓脉与不鼓脉使用之意义重大，何谓鼓脉？何谓不鼓脉？

鼓脉：不论脉之强弱，从皮毛，一丝丝渐渐按至骨面，其间脉动感皆于指目正下方力感明显，无中断；

不鼓脉：不论脉之强弱，从皮毛，一丝丝渐渐按至骨的过程，会在某一个层次出现，指目正下方没有力感，其应力在指目两侧，左右弹手（压断之后，脉来之方向有冲击感，不在此类）。

临床用寸口脉和任督脉全息时最为重要，鼓脉在任脉，不鼓脉对应督脉。

三部俱浮，直上直下者，督脉也。动苦腰背强痛，不得俯仰，大人癫，小儿痫（笔者临床以三部浮紧空之不鼓脉为督脉动之病脉）。

三部俱牢，直上直下者，冲脉也。苦，胸中有寒疝。《脉经》曰：脉来中央坚实径至关者，冲脉也。动苦少腹痛，上抢心，有瘕疝，绝孕，遗矢溺，胁支满烦也（任脉、冲脉同行，故任脉病应以鼓脉为主）。

针刺之后，脉的沉浮凸凹，内外移行，多能调平，但鼓脉和不鼓脉的脉质几乎不能改变。也就是说，有些患者病之根本一定归于任脉，有些患者生病一定源于督脉。

临床见不鼓脉，见双侧同部动时刺督脉；见鼓脉，双侧相同部位动，刺任脉。

[临床医案]

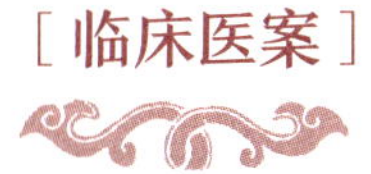

案1.

男，肩颈痛，不能屈伸，肩部坚硬。诊其脉：双关郁动而鼓。按寸口任督对应的刺法，于其中脘上部寻得一明显压痛点，左手深按，右手持长针刺之，待刺入约5寸，患者自觉针感由胸椎上传到肩胛骨，且有温热感。留针约一个小时，关脉的郁动平缓，出针，大部分症状消除，只有一些局部结节有不适，以小刃针解之症消。

案2.

女，44岁，头昏，前额至后头皆痛。查体：双尺部脉浮动而不鼓，按五体刺法，当刺其骨膜，脉不鼓而尺双郁动，当取督脉下段刺之。嘱患者俯卧，于督脉下段寻一骨面压痛点，取0.5mm×75mm圆利针刺入，摩擦骨面，身有微汗出，汗出时有微微头晕，留针半小时出针，头晕无，起身头疼消。

五二、仲景刺期门与刺内脏包膜

伤寒，腹满谵语，寸口脉浮而紧，此肝乘脾也，名曰纵，刺期门。

（《伤寒论》卷三）

——今肝气纵行，乘克脾土，故取肝之募穴期门。《脉经》有云：浮而紧者名曰弦，弦为肝脉。

伤寒发热，啬啬恶寒，大渴欲饮水，其腹必满，自汗出，小便利，其病欲解，此肝乘肺也，名曰横，刺期门。（《伤寒论》卷三）

——刺肝之募穴期门，以泻太过之肝气。

太阳与少阳并病，头项强痛，或眩冒，时如结胸，心下痞硬者，当刺大椎第一间、肺俞、肝俞，慎不可发汗；发汗则谵语，脉弦。五日谵语不止，当刺期门。（《伤寒论》卷四）

妇人中风，发热恶寒，经水适来，得之七八日，热除而脉迟身凉，胸胁下满如结胸状，谵语者，此为热入血室也。当刺期门，随其实而取之。（《伤寒论》卷四）

阳明病，下血谵语者，此为热入血室，但头汗出者，刺期门，随其实而泻之，濈然汗出则愈。（《伤寒论》卷五）

——期门为肝之募穴，肝藏血，又与少阳为表里，此阳病阴治也。从肝之募穴针引阳气出，以泻少阳之邪热。今邪入血室，故刺期门，随其血分实热而泻之也（似乎期门刺血泻热最快）。

阴维起于诸阴之交……循胁肋会足厥阴于期门。

（《奇经八脉考》）

——期门穴位于乳头直下，第6肋间隙，为肝之募穴，又是足太阴、厥阴、阴维脉之交会穴。

肝脏之体表投影：肝上界在右锁骨中线第5肋骨，右腋中线平第6肋骨处；肝下界与肝前缘一致，起自肋弓最低点，沿右肋弓下缘左上行，至第8、9肋软骨结合处离开肋弓，斜向左上方，至前正中线，到左侧至肋弓与第7、8肋软骨之结合处。

《伤寒论》中，用针刺穴频次最高者，就是“刺期门”。

大部分针灸典籍中，也都记载期门的针刺深度为5分，刺法多以斜刺、平刺为主，尤其是左期门，怕伤及肺、肝等脏器实质。

后来走访民间一些医家，治疗肝胆疾病时，发现刺右期门时，其深度都达1.5~2寸，必然刺到肝包膜。也见到过右期门有深刺2寸的记载。

临床多见于：左关脉独浮弦而郁动时，取0.12mm×40mm的毫针刺入右期门1.5寸左右，刺到肝脏包膜之后，患者多能感觉整个肝区有迫急感。

古人刺肝包膜、期门之启发：

《妇人大全良方》卷六“热入血室……凡妇人病，法当刺期门。不用行子午法，恐缠脏膜引气上，但下针令病人吸五吸。停针良久，徐徐出针。此是平泻法也。凡针期门，必泻勿补。可肥人二寸，瘦人寸半深也。”

1. 针入之后至肝包膜时，借助呼吸时的脏腑被动和主动运动，以脏腑去揩摩针尖部，此处与笔者刺人迎脉认知一致。针至病处后，持针以候，借助脏腑或血管的自身运动，以揩摩针体，随之自行产生针响。如此更为安全，针响的气行反应比主动针刺更丰富。

2. 子午捣杵法可滞住脏腑的包膜，可引气上行。虽然原文言此不可用，但“滞脏腑包膜，引气上行”的特点，临床使用价值很大，尤其是因肝硬化或肝癌引气的胁下痛，以“缠藏（脏）膜引气上行”的方法，效果较好！

3. 笔者临床治疗胃下垂、子宫脱垂等利用“滞包膜，引气上行”的机理，多能速效。当脏腑固有“高、下”病变，呈“向下移行”时，此时所致的症状，皆可以此法治疗。脏腑“下移”主症详见《灵枢·本脏》篇。

4. 刺期门“必泻勿补”，抑或“平补平泻”，笔者临床一律以“平补平泻”为主。

刺肝包膜时入路之一：定位在第六、七、八肋间隙，在右锁骨中线附近寻找压痛点刺之，刺后左关的弦浮动感多能随之缓和。

刺肝包膜入路之二：右侧肋骨弓下缘，寻阳性点入针，沿肝脏与肋骨间隙作为刺道，斜向上轻微刺入此间隙，针微进微退，如留如还，其针响多传导至肝后缘，沿肋骨弓传到胸肋关节等。

刺肝包膜入路三：升结肠右曲与肝脏下缘之间的凹陷中，约右肋骨弓与锁骨中线交点下 2cm 左右入针，沿横结肠上缘，刺向小网膜，至胰腺方向，其针响至中脘或左胁下。（临床多用于所谓“肝气犯胃”之症，“肝气犯胃的本质”或许就是小网膜拘急，导致“肝－胆与胰－胃”之间的间隙过窄或固有空间结构变异。笔者临床见右关弦急郁动，刺之多能脉平症消，不局限于肝胆脾胃症。）注意：押手必须押开刺道——肝与横结肠间隙。针的整体走势为：右肋骨下缘，刺向胸椎前缘。其针刺进退必须符合募刺细节，此不赘述。

临床有一医案，患者的自身针感生动说明了刺期门治疗热入血室的治法。

患者女，26 岁，子宫盆腔疼痛一年，不分昼夜不间断疼痛，经西医、中医各种方法治疗，甚至包括经阴道、直肠的直接手法，但终不效。

查体：左右尺脉浮动而鼓，知任冲两脉的下部有邪气结，当有动痛坚处。在小腹中轴线极深处贴近脊骨处触及一条索，按之痛有放射感，左手固定，右手引针刺之，针感传至腰骶部、肛门及整个盆腔，初次针后症减六成。再来时，尺脉浮滑鼓平息，见左关浮动于 1~3 菽之处，按气口九道脉之上腾治之，心包经取穴治之无效。

三诊时，仍见左关浮弦，沉取时见紧象。先取肚脐左侧搏动处，再取之右期门，肝区体表区域内寻压痛点，用 0.12mm × 40mm 的毫针刺之，刺激到肝脏包膜，患者自诉刺入时，针感直接传入小腹，子宫盆腔的痛感当下消失。此刻才恍然忆起，《伤寒论》关于热入血室刺期门的论述。

本案之思路：左关独浮动，肝之动，当与筋平，此处动于 1~3 菽，是皮毛腠理，故刺之肝脏包膜而愈。

据此可推理：胃、肾、膀胱、肠等相应部位，凡是其脉浮动鼓于 1~3 菽，当刺其相应部位的皮毛阳性反应点，或者内脏包膜的张力紊乱处。纹理不畅，气血不通，故为病。凡病，脉必见“独”，此即《难经》《黄帝内经》取独之意。

医者诊脉，由脉不平，知病气之所结，一刺邪结，再调其阴阳，是治本也。看似只为调脉平脉，实为调气血之不和。

关于腹部内脏与内脏之间的关联，可以用中医“五行生克”解之；可以用藏医的三脉七轮的能量生化解之；也可以用西方手法学的内脏运动节律、轴向模式的变化解之。

以本案为例：

中医认为：其脉左关浮弦动，为肝胆郁实，肝主血亦主宗筋，郁结则热，女子以肝为先天，故肝郁血热，入于血室。

藏医可解为：肝区太阳轮之能量淤积，不能越膈肌上入心轮，导致太阳轮肝区能量过高，以致海底轮、脐轮的能量不能相互撞击，故无生克化气之功，太阳轮淤积导致海底轮病（密宗脉轮之大海螺脉与小海螺脉，更能精准描述此病机）。

西方内脏筋膜手法解：肝和升结肠之肝区部运动障碍，诱发肠道腹部网膜、腹壁后膜等运动或张力紊乱，进而导致腹部的肠韧带、子宫韧带等错构，累积淋巴动静脉血管回流不畅，自主神经的功能紊乱，运动模式的改变还会导致内脏之间过度摩擦形成伤害，慢性无菌性炎症形成粘连，继而疼痛绵绵无绝期。

脏腑之间的运动和骨骼关节一样，故谓之内脏关节；如果内脏之间的关节紊乱，那么运动模式和节律都会随之改变，两者相互影响。内脏关节和运动节律或轴向偏转，会引起内脏的实质受损，或内脏筋膜的结节，筋膜相互粘连，牵一发而动全身。

西方内脏筋膜手法中有医案记载：肾脏韧带松弛，肾脏下垂可以引发高血压，把肾脏推动到正常位置，高血压不治而愈（以超声按摩肾上腺，治疗高血压确切有效）。西方的内脏筋膜手法和中医的募刺腹诊方法确有异曲同工之处。其不同之处：西方筋膜手法以外力调整内脏筋膜引导错位的内脏关节复位；中医的募刺法，以针迫脏，让内脏自身的运动改变，调整紊乱的筋膜张力。

不论中医、藏医、西方筋膜手法，其根本都在于精准的诊断和治疗。

古典针灸以脉决定用针的大小、针刺的深浅、针刺的部位、针刺的补泻、留针的时间、治疗的频率，甚至治疗的预后都是以脉作为标准。

五三、内脏包膜刺法与脉诊、腹诊

笔者大学读西医，在大学时期，有个胸外科老师在讲课的时候，讲了他在知青学农时期的经历：某日中午收割小麦，突然一个男青年心脏骤停，于是他用镰刀开胸，手指按摩心脏，救活此人。听后觉得非常震撼，印象深刻。之后特别留心关于开胸心脏按摩急救的案例。如《战地急救手册》关于开胸按摩心脏的细节，以及脑部贯透伤并发心脏骤停的开胸按摩急救的医案。

后来在广西学医时，一朋友领笔者去见一老妪，擅长金针刺心包膜，专治心脏病，看到其治疗过程首先想到就是大学时期老师的那个故事，几乎同出一辙。具体操作如下：在第3—4肋间隙紧贴胸骨的外侧缘寻按，以一锋利的剑针破皮，先在皮肤表面开一个小切口（由此推断：所用金针应是钝针，其原因是防止刺穿心脏包膜，伤及脏器），其金针的形状有些怪异，手柄很像北方人纳鞋底的锥子，结构和大小差不多，只是针换成了金质，针体粗约1mm、长约50mm（金较柔软，金针临床效果也确实优于银针和钢针，《神农本草经》谓之能镇心安神），针沿第3—4肋间隙、胸骨左侧边缘入针，垂直刺入后略倾斜向中轴线方向刺入。笔者发现在患者的左胸骨约第3—4肋间隙边缘都有治疗痕迹，据患者说每次一针，一周左右一次，原来心绞痛明显，走路加剧，3次治疗后可以爬山，可以干轻体力活。

以上两则医案皆是刺激心脏包膜的方法。“心”君主之官，主神明，心尖搏动处之虚里，又是宗气之源。如此重要的部位可以针刺，那么其他的脏器包膜呢？

笔者某次和一肾内科的朋友聊天，谈及中医针刺内脏包膜治疗疾病的时候，他很兴奋地描述在临床肾穿刺组织活检之后，患者的各项即时指标明显好转（临床几乎半数以上的患者肾穿刺之后，半个月内肾功能好转，体力恢复，人倍感轻松，更有患者主动要求再次肾穿刺），以下两则医案由余姚市人民医院肾内科姚盛华医师提供：

案1.

患者，皮某，男，50岁，因“发现尿检异常7天”入院。查体：意识清，精神可，两肺呼吸音粗，双下肺未闻及明显干湿啰音，心律齐，未闻及明显病理性杂音。腹平软，全腹无压痛，肝脾肋下未及，移动性浊音阴性，掌指关节无明显肿胀、压痛，双下肢无明显凹陷性水肿，无压痛，四肢肌力、肌张力正常，病理征未引出。

入院后辅助检查：2018年4月17日，尿常规（URT）：尿蛋白（干化学）++；尿微量白蛋白4390.00mg/L，尿免疫球蛋白IgG 209.00mg/L，尿α_1-微量蛋白75.30mg/L；24小时尿蛋白定量4248mg/24h；生化筛查常规：白蛋白33.1g/L，总蛋白56.9g/L，肌酐74μmol/L；前列腺：前列腺增大伴结石。

入院后排除禁忌证，于4月20日超声引导下行右肾穿刺活检术（肾组织自动枪穿刺活检术），术中以16G活检右肾下极，共穿2针，得淡红色组织2条，长度10mm。术程顺利，术后病理提示膜性肾病（Ⅱ期）。

2018年5月3日，生化筛查常规：白蛋白33.3g/L，总蛋白55.5g/L，肌酐69μmol/L。尿常规（URT）：尿蛋白（干化学）++；尿微量白蛋白1810.00mg/L，尿免疫球蛋白IgG 123.00mg/L，尿α_1-微量蛋白52.1mg/L；24小时尿蛋白定量1783mg/24h。2018年7月5日生化筛查常规：白蛋白38.7g/L，总蛋白64.1g/L，肌酐74μmol/L。尿常规（URT）：尿蛋白（干化学）++；尿微量白蛋白1690.00mg/L，尿免疫球蛋白IgG 125.00mg/L，尿α_1-微量蛋白56.9mg/L；24小时尿蛋白定量1550mg/24h。其间未经药物治疗。患者自诉泡沫尿较前减少，尿量可，无其他不适。结合患者血尿化验结果，考虑存在自发缓解可能，与患方沟通后暂不加用激素/免疫抑制剂治疗，嘱肾内科门诊随诊。

案 2.

患者，黄某，男，61 岁，因“双下肢水肿半年，加剧伴颜面水肿 10 天”入院。查体：体温 36.6℃；脉搏 78 次 /min；呼吸 18 次 /min；血压 141/89mmHg；意识清，精神可，皮肤巩膜无黄染，颜面部轻度水肿，两肺呼吸音清，双下肺未闻及明显啰音，心律齐，未闻及明显病理性杂音。腹平软，全腹无压痛，肝脾肋下未及，移动性浊音阴性，双下肢中度凹陷性水肿，无压痛，四肢肌力、肌张力正常，病理征未引出。

入院后辅助检查：2018 年 12 月 21 日生化筛查常规：白蛋白 17.7g/L，总蛋白 38g/L，肌酐 86μmol/L。尿常规（URT）：尿蛋白（干化学）+++；24 小时尿蛋白定量 6245mg/24h。尿微量白蛋白 6280.00mg/L，尿免疫球蛋白 IgG 343.00mg/L，尿 α_1- 微量蛋白 112mg/L。

入院后排除禁忌证，于 2018 年 12 月 24 日超声引导下行右肾穿刺活检术（肾组织自动枪穿刺活检术），术中以 16G 活检右肾下极，共穿 2 针，得淡红色组织 2 条，长度 10mm。术程顺利，术后病理提示“肾小球微小病变”。

术后 1 周，生化筛查常规：白蛋白 22.1g/L，总蛋白 46.6g/L，肌酐 84μmol/l。尿常规（URT）：尿蛋白（干化学）+++；24 小时尿蛋白定量 1783mg/24h。

术后 2 周，生化筛查常规：白蛋白 21.3g/L，总蛋白 47.6g/L，肌酐 75μmol/L。尿常规（URT）：尿蛋白（干化学）+++；尿微量白蛋白 2600.00mg/L，尿免疫球蛋白 IgG 117.00mg/L，尿 α_1- 微量蛋白 58.3mg/L；24 小时尿蛋白定量 3991mg/24h。患者诉水肿较前缓解，血化验检查仍提示肾病综合征水平。在患方知情同意下加用口服甲泼尼龙片 48mg、日 1 次治疗，后多次复查提示临床完全缓解。

第一案，未经药物治疗，活检之后指标持续好转，诸项指标仍然在持续观察中。

第二案，活检之后的治疗方案未经改变而指标有即时好转现象。当然对于久病重度患者一次活检不可能持续好转。

设想：如果在B超下以钝针松解肾周围的筋膜和韧带脂肪等结缔组织，兼用钝针刺激按摩肾脏包膜（不要刺破内脏包膜），一周一次或两次，会有什么样的结果呢？

笔者临床刺激肾包膜的体会：

一则，仿西医穿刺入路，患者俯卧，从十二肋与脊柱所形成的区域，脊柱旁开2~3寸，视患者体格，一般垂直刺入3~4cm即可；

二则，从肾之募穴入针，患者侧蜷卧，沿十一与十二肋间隙入针，与肋骨平行向脊柱方向刺入。手法一定要轻柔，止息守神，感受针下的每一个层次，以及患者反馈的针感。用针要细软而钝，刺中肾包膜时，针下手感如扎到板栗一般，圆滑而有韧性，患者多无痛感，只有微胀沿腰脊扩散，针感可传至同侧髂后上棘、腹股沟，以及小腹，久留针有些患者可传至下肢与后背，切记不可大幅度提插，可以极小幅度震颤刺激肾脏包膜。

附（一）：刺肾包膜与刺脉视频（2段）

患者女，主诉肩颈胸腰皆痛多年，夜尿约10次，西医检查，无脊柱、脊髓等病变。

［初诊］双关上脉郁动，刺膈膜（太阳神经丛）。左尺脉不足甚，刺肾包膜，针后诸症消，当夜尿正常，睡前两次，凌晨五点多一次。

刺肾包膜，取0.25mm×125mm针灸针，于十一肋游离端下方痛处入针，沿十一、十二肋间隙，紧贴肋骨前缘深入，针下几乎无阻力感，针入约6cm，针下如触及板栗感，似乎咕噜咕噜蠕动滑动感，此为肾脏下缘，针微微震颤，患者说，针感传至平时腰脊胀痛处，持针微旋，待针下落空感出现，针可继续入 3cm 左右，并小幅度摩擦肾包膜，留针至针感结束，出针。见视频 7。

［注］因就诊条件所限，视频中患者取坐位，实际当以侧卧蜷身为最佳。

［再诊］次日来诊，下腰及两髋关节仍有少许胀痛。双关上脉郁动好转，双关脉浮鼓。于脐上至胸骨下段寻腹脉结痛处入针，针入后针感上传至肩背，下至小腹及腰骶部。按五行通关法，当取内关，查左右内关穴，见右侧内关陷而松软，以毫针刺之。左右关脉相比，右关脉大于左关脉，故施刺脉泻法于右关部。见视频 8。

视频 7
刺肾包膜

视频 8
刺腹脉解结引气

进一步推测：肺、胰腺、肝、心包、肾这些实质的脏器包膜，被钝器刺激按摩之后是否对本部脏腑的疾病和功能恢复有积极的影响[①]？

① 至本书即将成稿之时，笔者在肾内科观察多例肾穿刺患者：一则，观察肾穿刺前后的脉象变化；二则，观察穿刺后的生化指标的变化。多数患者在穿刺之后，脉象明显转为平和，生化指标亦有明显改善。肾病伴有高血压的患者，血压情况也会得到改善。尤其肾病初期，体质较好患者，穿刺之后改善更为明显。

胃、大小肠、子宫、膀胱等脏器，根据针灸腹部穴位的针刺深度及很多前辈的临床使用经验和笔者的自身体会，这些脏器的包膜是不可避免地被长针募刺所覆盖和触及。

"腠"者，是三焦通会元真之处，为血气所注；"理"者，是皮肤脏腑之纹理也。（《金匮要略》卷上第一）

腠即是类似现代医学之筋膜（结缔组织），如一张致密的立体网状系统，是人体所有器官的框架，骨骼、血管、神经、肌肉、内脏，都由筋膜框架包裹固定支撑，其中充斥气血而成；理，不但是皮肤的纹路，也是脏腑的纹理，即内脏包膜系统，属于理的范畴。可知内脏的包膜与皮肤同，属"表"。

临床长针刺腹部穴位时不可避免地刺到腹部器官的包膜，比如胃肠、子宫、膀胱的外壁，因为内脏本身具有躲避的自我保护机制，针尖速度较慢刺激到其外壁时，便在腹中蠕动以逃避针刺。内脏被刺激之后的逃避反应，恰恰是内脏筋膜张力发生改变的契机，迫使张力由紊乱状态趋向正常，即：邪气散，气血以和。正如《灵枢·终始》言"一刺则阳邪出，再刺则阴邪出，三刺则谷气至"。

中医的手法按摩、牵拉膈肌，称之为"翻瓦片"，治疗肝胆疾病和消化道、呼吸系统、循环系统的疾病，主要原因是改善了内脏之间筋膜的张力，调整了胸腔（上焦）、腹腔（中下焦）压力或气血能量的分布。筋膜是卫气之所行，内脏之筋膜更是气之大会，三焦通会元真之处。此治疗方法也有力证明了脏腑筋膜、内脏包膜的重要性。

但是在没有认知内脏包膜可以刺之前，也无法明白：事实上很多腹部针刺有效的原因是刺激到内脏包膜，或者内脏筋膜募集之处——募穴，正如：

治寒热深专者，刺大脏，迫脏刺背，背俞也。刺之迫脏，藏脏会，腹中寒热去而止。（《素问·长刺节论》）

临床刺内脏包膜的体会:

1. 脉指征——浮动而鼓,于1~3菽时,可以刺对应脏腑的包膜;

2. 腹部触诊,寻找内脏筋膜之间的结节、高张力点,尤其是大网膜、小网膜、腹壁后膜,以及内脏的韧带,如子宫悬韧带、肠系膜韧带、耻骨膀胱韧带、肝脏的镰状韧带、正中脐韧带等这些主要的框架;内脏和内脏之间的间隙——“取独”之动、坚、痛处;等等。皆是刺“独”之处(腹部触诊法参见“三四、遍诊法之病灶触诊”篇)。

[临床医案]

案1.

初次刻意刺内脏包膜是因为一个胆囊炎的患者,在藏族聚居区,跟随学习藏医的老师去牧民区巡诊,晚9点左右到一个牧民家。一个女性患者约40岁,蜷缩左侧半躺卧,患者与老师交流病情,听到“青巴……”,藏语“肝”的意思。根据患者体位、描述,我大概知道可能是胆囊结石,或者是胆囊炎,老师给她吃药,然后在腿部和肘部放血,效果不佳。便示意我说:胆囊炎,针灸可以吗?那时我心里是犯嘀咕,没有把握,但因为离县医院8小时左右的车程,也没有更好的办法,逼上梁山姑且一试吧。

查体:左关浮弦急动数兼有陈瘀脉,在患者的背部T_{7-8-9}棘突旁有明显的压痛,在最痛处用0.6mm×60mm的圆利针刺入后针感传到右肋下,滞针之后小幅度震颤,约3分钟患者说疼痛减轻很多,出针后患者可以面朝上半卧。按压胆囊点疼痛明显,以胆囊点作为治疗靶点,以圆利针从右下向上刺入,滞针回拔轻轻抖动,胆囊点痛感减轻。患者在深呼吸时还有疼痛,描述在肋骨弓的后方。因为天色已晚,在病家吃饭留宿,再观察。

大概两小时，患者疼痛部位还有一半症状未减。吃饭的时候我一直在思考着肋骨弓后的疼痛，是否需要刺胆囊壁。于是我示意患者再针一次，取 0.25mm×75mm 的毫针，距离胆囊体表投影点下方 3cm 左右入针，刺向胆囊的位置，力极弱、极慢，根据患者的呼吸节律缓缓入针，针入 5~6cm 时，患者有胀感传至胸骨剑突下，此时我知道大概是刺在肝脏下缘，微回拔，再略向下调整针的方向，在反复调整的时候患者告知疼痛大部分消失。因此，至今我无法确认当时是刺激肝包膜，还是胆囊壁治愈的。

这是第一次有意识地刺激内脏包膜，故当时情景和细节非常清晰。

案 2.

患者男，30 余，抑郁，胸闷，善叹息。因特殊工种，需潜水作业，怀疑幽闭综合征。西医体检指标超乎常人的好。

查体：唯左寸见寸上脉，且浮动明显。此患者用药当用吐法，先与瓜蒂散一剂吐之。次日来诊，寸上脉滑动减轻，自诉胸闷好转，寸上脉有浮于 1~3 菽之象。于其膻中附近寻灰色白点挑痧出数十根白丝样羊毛痧，再取 0.12mm×40mm 的毫针于胸骨左外侧缘第 4 肋间隙缓缓刺入，速度极缓，待针下传来微微震颤感之时，再下约 2~3mm，感觉震颤感会转变为有节律的弹击感，此时患者告知心前区如蚂蚁在爬行于皮肤之痒状，且伴有如沐阳光的温暖感，瞬间如有冰消，留针之后这个感觉上行至咽部，半小时后出针，症皆消。

第一次扎心脏包膜是在笔者自己身上验证的。

笔者在写完本篇时，再一次刺了自己的心脏包膜，细节如下：0.12mm×40mm 的毫针，于胸骨左旁第 3 肋间隙刺入，当针体全部刺入（笔者体厚）时感觉心前区有气旋转感，先到后肩再到喉部，再到肚脐左下方。针后喉部痒温暖，有点兴奋感，持续约四个小时。

刺心包时的细节及手感：体表定位之后揣穴，在心脏体表投影的肋骨 3—4 隙与胸骨左外缘之间多能找到明显压痛点，针刺入之后，针下行 1cm 左右需调整方向，稍微倾斜针体，令针尖指向中轴线缓缓刺入。

（1）初针下有轻微搏动感时患者无针感，此时医者必须针、手、心守神合一；

（2）再微推 3~5mm 可以感觉到剧烈搏动；

（3）感受剧烈搏动之后，再微推 2~3mm 时，针尖多能触及心包，因心包的致密性很强，此时针下传来的感觉，非常类似行走在雪地上的感觉，仿佛手指可以“听到”针体传来的“滋滋”作响声，随着心脏的收缩和扩张，时有时无；

（4）此时切记不可以再深刺，否则针感反而消失，或出现刺痛、心烦等现象。临床观察，针感需时有时无，似有似无，如阵阵蚁行感最妙。此时患者的针感多出现在左前胸，有的放射到肩胛，有心绞痛的患者，多能感受到后背椎体前缘的疼痛，胸闷的患者多能豁然开朗，莫名地开心兴奋。

心包刺法入路之二：剑突和肋骨之夹角处，寻压痛处入针，针体与腹壁约 30 度角，沿胸骨体纵向，需随患者的呼吸适时调整角度，令针稍偏向左，一般 4~5cm 即可感受到搏动，再依前法，随呼吸，微进微推，每次呼吸入针勿超 3mm 则安全，待针下有如同“滋滋”作响感，则已达治疗目的。其脉多寸脉无力，而关脉郁动相对有力或实大。笔者观察冠状动脉慢血流多是此脉，依脉症刺之效佳。

注意：①如果患者的针感太强，则微退 1~2mm，若针下无阵阵“滋滋”作响感，微进 1~2mm；②尽量使用极细的金属盘丝柄的毫针，塑料针柄的毫针指下感觉明显差很多，不利于控制针刺的深度。

针刺的深度恰好控制在：心脏扩张时，心包撞击到针尖，心脏收缩时，心包离开针尖，此时患者的针感最佳。为防止针被心脏的搏动弹回，在心脏收缩的瞬间，可重复做微微滞针的手法，利用针体与软组织的“锚定”确保针刺深度的有效性，刺其他大动脉时，如主动脉弓、腹主动脉等皆可以滞针“锚定”针体。

刺心包的脉象：①结代脉；②左寸口寸上脉浮动甚，或寸虚轻而关实。

笔者临床经验：脉结代者，多为络满经虚，因此，凡结代脉的患者，先在心前区寻瘀络刺血，兼募刺腹部肚脐之上的脉坚动痛处，再刺心包，效果极佳。临床多例医案，大部分针入10分钟左右，结代脉见明显好转。同时需兼顾神门、曲泽、太溪脉动之左右若一的比较，补不足，损有余。

附（二）：刺心包与刺脉视频（5段）

患者男，72岁，因胸闷夜不能寐，伴有晕厥，去医院诊疗，确诊为冠心病，西医治疗近一个月，仍有胸闷不得卧、晚饭后晕厥一到两次等症。

依诊疗一体，脉平为期为旨。

［初诊］脉结代而涩。刺脐上脉动处，以及心包，针入胸闷即止，当晚可以安睡。次日上午，仍唯有胸闷。下午针刺，当晚即停西药。

刺脐上动脉：因患者体格瘦弱，选取粗0.3mm、长125mm的针灸针。患者脉象较弱，故令患者吸气吞于腹中，再入针。针入8cm左右，针感先传至胸骨前，再微微入内，针感传至鼻尖，此时患者胸闷消。见视频9。

视频9
冠心病治疗刺腹脉

刺心包(膏膜),取针粗0.16mm、长40mm,在胸骨左外侧缘第三肋间隙寻得压痛点,针紧贴胸骨骨面垂直刺入2~3cm时,针下可感受到滋滋作响之搏动冲击感,此时患者说有难受、心烦状,此为针刺激心包太过,需微微退出3~5mm,暗劲持针,令针下在心脏舒张时有滋滋作响状,心脏收缩时无感觉为妙。患者告知,针感如虫行呈片状辐射至右心区、右颈部及整个后背,此时胸闷症状完全消失。暗劲持针,针感下传至脐部长针处,上下往复片刻,待患者症状全无,针感削弱时,即出针。见视频10。

视频10

冠心病治疗刺心包

[再诊]结代与涩脉消失,针后停服西药,当天晚上无胸闷,可安然入睡,晕厥未作,次日上午略有胸闷。

于心前区寻微络刺血,以遍诊法,遵左右若一之旨,调之人迎、太渊脉口。

查体左右人迎不能若一,右人迎力不足,补之经隧,针沿颈动脉血流方向入针,针下触及搏动时,压平针体,指摩经隧。见视频11。

左太渊不及,左寸部略沉,补之经隧。见视频12。

视频11

冠心病治疗补人迎经隧

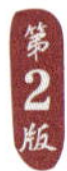

视频 12
冠心病治疗补左太渊寸部

寸口脉，双上关上脉（桡骨粗隆）郁动，刺膈膜，取0.25mm × 125mm长针，于胸骨下缘入针，沿肝脏上缘、膈肌下缘，针刺入5~6cm，可感受到明显的主动脉搏动感，针感向上、向下辐射。此时针下阻力较大，切记不可用力突破，需要持针，左右微微摆动，待针从主动脉管旁边滑过，此时针下顿时通畅，微微推入，因主动脉的搏动，甚至手下可感受到针被吸入状。针感围绕胸腰段辐射至下腹、两髋关节，留针，待针感消失后起针。见视频13。

视频 13
冠心病治疗刺膈膜

共刺两次，诸症消，应患者家属要求，予以汤药，善后。一周后随访，无不适，患者偶有感觉到针感在心前区及肩胛上侧走窜，胸闷晕厥皆无。

［注］视频拍摄期间，因故未能在诊室操作。又，刺膈膜，患者当取半卧位为最佳。限于条件，只能以书桌为"治疗床"，未能尽合要求，敬请读者理解。

恩师黄龙祥先生在研究古典针灸刺法的时候，一直在自己身上试针，笔者深为恩师知行合一的精神所感。此后凡颈动脉的刺法、腹主动脉的刺法、肝脏包膜的刺法、腹部深刺等等，但凡可以自己操作的针法都在自己身上实践之后再用于临床。己所不欲，勿施于人；知行合一，须真知而躬行。

先贤许希刺心包案例：

《宋史·许希传》：许希，开封人。以医为业，补翰林医学。景祐元年，仁宗不豫，侍医数进药，不效，人心忧恐。冀国大长公主荐希，希诊曰："针心下包络之间，可亟愈。"左右争以为不可，诸黄门祈以身试，试之，无所害。遂以针进，而帝疾愈。命为翰林医官，赐绯衣、银鱼及器币。希拜谢已，又西向拜，帝问其故，对曰："扁鹊，臣师也。今者非臣之功，殆臣师之赐，安敢忘师乎？"乃请以所得金兴扁鹊庙。帝为筑庙于城西隅，封灵应侯。其后庙益完，学医者归趋之，因立太医局于其旁。希至殿中省尚药奉御，卒。著《神应针经要诀》行于世。录其子宗道至内殿崇班。

天下无常胜将军，即便算无遗漏，也有马失前蹄之时。

今录笔者一则刺心包危重案的失误，用以自警：

患者，男，初诊时81岁，年轻时为骑兵，身有弹孔数处，几经生死，战功赫赫，然其性格洒脱乐天，爱好写词作曲。患有心脏病多年，依他自己描述时刻处于濒死感，每个生日和春节必然是医生陪他度过，经十余年不变。

初诊其脉，脉来三五次必有一停，停后脉能自出，但出而不畅，此为危症。老先生儿子与我是多年好友，不然此类高危病脉，断然不可为其施治。

诚如孟子所言：挟泰山以超北海，语人曰：我不能也！

然而耐不住好友再三请求，我又不得不为。

依结代脉治则，刺心包、刺络放血、刺腹脉等等。如此每周2次，治疗半年后，脉从三五次必停，转为三五十次一停，自述夜可安卧，从治疗开始一直向好的方向发展。治疗一年左右，脉转五十次以上才有一停，可恢复正常生活。且期间没有接受任何其他治疗，接近两年没有急救过。

在我们都认为可以治愈的时候，我与患者共同犯了一个错误。

时值2021年农历三月，诊其脉沉略虚而缓，脉搏50~60次一停，按照补法与之足三里和少府，刺心包未留针，刺巨阙针响至胸且留针，针后即安然入睡。以为爬山劳累，所以我没有打搅，任其休息。约一个小时，患者忽然出现胸闷气短无法呼吸，诊其脉，双太渊脉无，遂处于轻度昏迷状态。口中喃喃地对他老伴说：就算是死，也不要叫救护车，不然惊吓到其他患者，还会影响医生的声誉。我测量其收缩压降为80mmHg，舒张压50mmHg。伴刺激不应的中度昏迷，随即打通120，去最近医院救治。并随至医院，经B超检查无心包积液（排除心包内出血），我悬着的心才放下。医院最终结论是迷走神经紊乱导致心率和血压骤降。但其心电图一反常态的正常，心律不齐消失，血检心肌酶正常。经过三四个小时急救，患者神志恢复，形如常人。与我聊天后，我才明白，他早上没有吃早餐，吃陕西老家的糖醋蒜一碗，遂觉胃脘烧灼不适，中午也没有吃饭。以为不消化，所以去爬山帮助消化，爬山之后，顺道过来针灸。一来二去，他的事情一点不耽误，把身边的人吓得魂飞魄散。

事后分析：

1. 留针时间太长，以至于迷走神经功能紊乱。

2. 患者饿腹来针灸，胃中谷气不足，当时可能低血糖。

3. 巨阙留针时，因熟睡，他老伴为其盖上衣服，衣服压着针，导致针刺过深，并随着呼吸对膈膜反复过量刺激，也是迷走神经紊乱主要原因之一。

4. 经曰“已劳勿刺，已刺勿劳”。因常常来针灸，形成来了便针的习惯，没有仔细问诊。

5. 留针时间以脉变缓和最佳。笔者曾治疗心脏病患者发现，针入后在其脉缓和，自觉最畅快最舒服的时机出针最佳。“脉和、快然”则出针。

欣慰的是，时至今日，老人家仍然健在，过去三年多只抢救过一次（因为遛狗），心率 30~50 次可见一停，后一年他来针灸从不躺下，只是坐在凳子上针，离我最近的凳子，随时观测，并嘱咐其必须吃饭，不能劳累。再后来，只吃药调理，不再针灸。

今年中秋去看望他，他说：“六十不劝酒，七十不留宿，八十不留饭，九十不留坐。我现在坐在诊所都可能给你们带来麻烦，更不能来针灸了！”

《四部医典》中关于针刺手法，以及刺五脏六腑时的身体反馈：

藏医**刺内脏手法为——横扭**，针体螺旋扭转，如蛇行状。（藏医刺脏腑术，多是用于脏腑穿刺，引流脓血积液等。其入针手法，以及刺脏腑时的器官躲避现象，与刺中脏腑时人体产生的各种症状，等等，经验非常宝贵，募刺法可以此为鉴。）

——穿刺心包积液，针尖如遇推动感者，为针达心包之征，此时令患者鼓气，面部用凉水喷激，继续进针一指。但针受推动不一定是接近心包，接近命脉亦会出现抽拉感，两者必须鉴别。

——针达肺脏时，则鼻孔张开，并有轻微咳嗽。（笔者观察，深刺天突时针刺激气管亦有咳嗽感。临床肺包膜可刺，针刺壁层和脏层胸膜疗效已然确切，患者有气上冲咽喉的感觉。安全与否在于“目的性针刺”和“误刺”的区别。）

——针达肝脾两脏，则恶心欲吐，口流清水。

——针达肾脏，则肾脏疼痛，肾脉有断离之感。

——脏器临针，犹如毒蛇袭窠，雏鸟围绕母亲旋转般地扭动，但肝脾肾脏则无此追赶现象。

——腑器临针，犹如风吹围帘般地逃窜，缓慢施针，则会逐步逃避；施针过急，势必无机逃避而刺入腑内。

刺穿胃表稍有坚硬感，这时必须注意，以免刺入肝脏。如刺入胃中，则针无阻而动荡前进，刺入大小肠则针自然移动前进，进入肠内后则有恶心呕吐，疼痛如杖击。

藏医刺内脏时，对针工刺手的要求——犹如雕鸮白天遇人，如同乌鸦盯着有人看守的肉。这个场景我切身观察过多次，藏族聚居区有一种牦牛肉的做法，把肉切薄片，放在晒热的石板上烘晒成干。此时必须有人守着，不然乌鸦立刻过来叼走。如果有人在一旁看护，不远处的乌鸦，一直盯着肉，但又不得不防守着人，想走近几步过来吃肉，看到人又不得不退几步，瞻前顾后，小心翼翼，进进退退，反反复复。

五四、刺积

喘而坚，诊曰有积气在中，时害于食，名曰心痹……积气在胸中，喘而虚，名曰肺痹……积气在心下支肤，名曰肝痹……积气在腹中，为厥气，名曰厥疝……积气在小腹与阴，名曰肾痹。

（《素问·五脏生成》）

寸口脉沉而横，曰胁下有积。（《素问·平人气象论》）

血气稽留不得行，故宿昔而成积矣。（《素问·举痛论》）

病在少腹有积，刺皮骺以下，至少腹而止。（《素问·长刺节论》）

——王冰注曰：皮骺，谓脐下同身寸之五寸横约纹。

大积大聚，其可犯也，衰其大半而止。（《素问·六元正纪大论》）

——积可犯，即是积可刺之意。

（邪气）留而不去，传舍于肠胃之外，募原之间，留着于脉。稽留而不去，息而成积，或著孙脉，或著络脉，或著经脉，或著输脉，或

著于伏冲之脉，或著于膂筋，或著于肠胃之募原……著于伏冲之脉者，揣之应手而动。（《灵枢·百病始生》）

——积，根于脏腑筋膜之大会，也积于伏冲之脉。

积之始生，得寒乃生，厥乃成积也。（《灵枢·百病始生》）

——阴寒成形，为积。

积者，脏病也，终不移。（《金匮要略》卷中第十一）

[刺积相关的脉法]

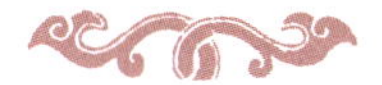

左手脉横，癥在左；右手脉横，癥在右。（《脉经》卷八第十二）

诸积大法，脉来细而附骨者，乃积也。寸口，积在胸中；微出寸口，积在喉中。关上，积在脐傍；上关上，积在心下；微下关，积在少腹。尺中，积在气冲。脉出左，积在左；脉出右，积在右；脉两出，积在中央。（《金匮要略》卷中第十一）

尺内两傍，则季胁也，尺外以候肾，尺里以候腹，中附上，左外以候肝，内以候膈；右外以候胃，内以候脾。上附上，右外以候肺，内以候胸中；左外以候心，内以候膻中。前以候前，后以候后。上竟上者，胸喉中事也；下竟下者，少腹腰股膝胫足中事也。

（《素问·脉要精微论》）

《灵枢·卫气失常》篇，关于"积"脉及诊刺法：

——黄帝曰：卫气之留于腹中，蓄积不行，苑蕴不得常所，使人支胁胃中满，喘呼逆息者，何以去之？

——伯高曰：其气积于胸中者，上取之；积于腹中者，下取之；上下皆满者，傍取之。

——黄帝曰：取之奈何？

——伯高对曰：积于上（者），泻人迎、天突、喉中；积于下者，泻三里与气街；上下皆满者，上下取之，与季胁之下一寸；重者，鸡足取之。诊视其脉大而弦急，及绝不至者，及腹皮急甚者，不可刺也。（此处断句方式恐有误，临床常见**"郁积"之脉力大而弦急**者可刺，郁积多以泻法。脉绝无力者，虚不可泻，故不刺。）

以左右脉大小定病侧，两侧同大小相等者病在中——任冲之脉"异动"寻之；两侧相同部位郁动而鼓，则"积"在正中线上。

脉之"郁动、紧疾、力大（相对较大）"为"积"之所居，在左刺左，在右刺右，左右相等刺在中；在上刺上，在下刺下，上下皆满则上下皆刺之。

"积"脉多为：①沉细附骨，压之不断——鼓脉；②陈瘀脉；③冲脉病，其脉沉牢。

笔者临床多以"鼓"脉定"积"，两侧同（大小沉浮），定病在冲任，且多动 12 菽，与筋平；刺之以神经干、神级丛、大动脉壁为主。

［临床应用经验］

1. 寸口脉和星状神经节、太阳神经丛、奇神经节的对应：

若见单侧寸上脉（上竟上者）弦动鼓脉或陈瘀脉之时，取对应侧的星状神经节或者人迎动脉刺之多能立效，且寸上脉随之缓和，甚至有些患者寸上脉渐渐消失；若两侧的寸上脉皆郁动而鼓（陈瘀脉同之），刺天突下方之主动脉弓。

双侧关前一分处皆动（寸脉之下，关脉之上），若此处见郁动而鼓或者陈瘀脉，此时刺太阳神经丛多有效；此时也应当同时检查伏冲之脉之"异动"，有即刺之。

同理，奇神经节一般"动"于双侧的尺部脉，见鼓或陈瘀，可以刺之。

脉之细附骨，或者陈瘀脉，多是身体有陈旧伤或有隐疾，且此类患者初期处于压抑焦虑的状态，自主神经紊乱，即交感神经兴奋，副交感神经抑制。

此脉，以儿童，与有过外伤史的或有慢性病的老年人比较，可以非常容易体会到“冲和、静、清”与“躁、浊、陈瘀、刚动鼓”之间的区别。

小孩：天真，随性，体柔，筋膜有弹性；

老人：多虑，拘谨，身枯，气血滞涩。

临床观察，凡是有“积”的患者，其病症容易受精神心理状态影响而加剧，病症表现多种多样。如小叶增生、抑郁症、胃脘胀满胃痛、小便不利、肠易激综合征、痛经等，都容易受情绪的影响，直接诱发相关症状。

2. 刺星状神经节之手法细节：

左手沿颈动脉内侧和气管之间，轻轻按至 C_{6-7} 前结节，然后右手持针刺至前结节骨面之后，千万不可做提插手法，左手微微松开，离开骨面 5~7mm，针尖略抬离骨面极微小距离，以针可以在骨面上滑动即可。然后双手配合，尤其是左手的中指和食指尤为重要，做左右滑动，其节律与颈动脉动同步最佳，目的是让针尖尽量刺激星状神经节的鞘膜，医生左手活动的力量，部分来源于患者的颈动脉搏动，这样容易与脉动同步，且力度也非常轻柔。此时多数患者会出现很多不可言喻的针感，但绝不是麻电感，如果出现麻电感，说明定位有误。

多数患者有蚁行感，或者感觉到有血流在体内流淌，且多数能走到病灶处，如后脑、面部、肩背，尤其是胸膈内脏。笔者自刺此处（左侧星状神经节）有一种痒麻的感觉，沿着迷走神经的路线向膈肌流淌，且散落在膈肌上。

刺星状神经节对情志类疾病的效果极佳。这类患者多表现为苦闷、厌世、缺少愉悦感、冷漠等，大多数伴有心慌心悸或胃脘不适等症，多数患者以自己语言的描述是：喜欢叹气，气吸不到肚子里，即使深呼吸亦觉得憋闷。凡此类患者，脉能相应者，刺之后多能豁然开朗。笔者依脉刺之，治疗多例产后抑郁症的患者。但见脉合，不论症状，即可刺之。

3. 刺太阳神经节之脉与手法细节：

笔者临床上，见寸部与关部之间（关前一分）郁动而鼓或者陈瘀脉时，刺太阳神经丛。

入针技巧：一定要在肝的上缘，在剑突的骨性末端入针，如果太下，容易伤及肝脏，因为刺此者多为粗针长针，并非刺包膜时所用的极细毫针。针刺入后不要提插，而是左右小幅度的轻柔摆动，更容易刺激到太阳神经丛或者迷走神经，同时也防止暴力直刺时刺伤内脏。针刺入遇到阻力时不可以强行突破，需微回针，针尖略向上调整（微调），同时微微做左右摆动，待无阻力、无痛感时再慢慢入针，向下探入至脊柱前缘骨性物时，可以轻轻震颤，极小幅度探刺，微微旋推滞针则气感更佳——“切而转之，其气乃行”（《灵枢·官能》）。

其针感，患者的描述：如太阳照射，温暖散开；或如烟花爆开时的感觉，可以传至后胸段，可下传至小腹；或如泉涌般的热流在病灶处窜行。

笔者临床用之颇多，尤其用于肝胆、胃脘部病症，以及腰痛、肩背头痛等的不适。但凡见其脉，不论症状皆可刺之。

4. 奇神经节刺法（曾经的设想）及刺骶正中动脉：

其脉双尺部沉鼓或陈瘀者，可刺奇神经节及骶正中动脉。

几个神经节的刺法，唯有奇神经节最难，笔者临床遇到两例需要刺此处的患者。一位女患者，国内知名医院工作，其主要症状是：外阴、直肠异常疼痛，因为工作便利，吃了很多消炎药，微微有效，但是需要不停地更换用药及其配伍；做过很多极端的治疗方法，从神经干阻滞甚至到神经根部分切断。来诊时腰部千疮百孔（患者瘢痕体质）。查其脉：陈瘀脉于尺部。积于下部，寻小腹有异常搏动，刺之痛减三到五分，但不过几天再作，因为影响工作，不得不继续服用大量抗生素。此患者治疗效果不佳，笔者自认为是无效，后经过半年苦思冥想，觉得需要刺奇神经节，当时治疗有过这样的判断，但因部位特殊，又无把握能够刺激到奇神经节，故未作治疗。

在治此患者之前，有一男，50 多岁，也是同样症状，脉尺沉而弦之鼓脉。患者主要症状是会阴酸胀痛难忍，每次小便加剧，只要小便稍有一点黄，痛感即无法忍受，也是需要服用大量抗生素才有效。西医检查各项指标都在正常范围，排除感染、局部肿瘤占位压痛、脊管内肿瘤、结石，只是会阴痛觉过度敏感。笔者当时尝试刺其奇神经节，告败。从那时，刺奇神经节便是笔者心中过不去的“梗”。

后请教麻醉科的朋友，告知奇神经节刺法：腹部抱枕，跪位，髋关节略前后交错，便于操作，触及臀裂下缘，标记正中线，针从尾椎骨下方约 1cm（胖者 2cm）刺入，尽可能贴尾椎骨前缘推进，每推进 2~3cm 就折弯一些，刺入 5~6cm，可触及神经节。把针尽量拗成弧形，如月牙状，便于刺到奇神经节。此刺法和刺眼球后脂肪垫一样，需要把针捋弯如月牙。这是很多针工不传之密。

后拜访一位擅长治疗前列腺的老先生，其治疗前列腺有两针，一是从中极上方押出刺道，长针直刺前列腺包膜，此是募刺；另一针像极刺奇神经节的刺法和体位。

笔者临床常用针刺前列腺包膜入路：从坐骨结节与尾椎骨凹陷中入针，刺向耻骨联合部，针先直刺，绕过直肠后略调整刺向耻骨联合（刺中直肠有大便急迫感，此时略退针，绕开直肠，再入针 3~5cm 时，可调整针体向耻骨联合方向），针芒触及前列腺时，针下有紧弹致密感，即时多有针感至外阴部。女子子宫脱垂，子宫前、后偏倾或下垂时，亦可取此入路，效佳。

关于骶正中动脉的刺法：在肚脐下方一寸左右，此处多能直接按压至骶骨前骨面，可有压痛，或触及轻微搏动，押刺道较为容易，临床治疗盆腔及腰骶部痛，甚至髋关节痛皆有效，笔者临床有效案例很多。（此处脉动可触及者，多是产后腹直肌分裂，或虚弱之人其脐部以下腹直肌松软。腹部坚实者很难摸到此处脉动。）

至成稿期笔者一直在尝试用22.5cm长针，从骶正中动脉较为容易压出刺道处入针，避开内脏，将至腹壁后膜，随即压弯针体沿尾骨前缘刺向奇神经节，一针透两体，患者痛苦较少，整个过程要求守神——徐旋而微推，随其气而用之巧。

透刺技巧：针由刺道刺入之后，如果提前压弯针体向奇神经节处刺，此时仍然可能触及降结肠，患者痛，痛感多传至肛门；如果太迟压弯，向下刺，此时针尖与骶骨的空间不够，针刺入骨面无法下行，即无法刺中神经节。

［临床医案］

患者女，60岁，骑电动车摔倒后，膝关节术后，每天早晨双髋关节和大腿内侧痛，需要翻身俯卧半小时才可以减轻，然后方可起身。其双侧尺脉沉细鼓，由骶正中动脉刺道入针，在肠道后方，转向下刺向奇神经节，患者自述有针感如虫行至会阴部（此人体型较瘦小，易操作）。

另一患者，女，29岁，习惯性流产（亦是较瘦身形），每次经期腹痛，平时有黄水样分泌物，无异味，同上法治之，两次愈。自述针感为阵发性疼痛伴有急迫烧灼样疼痛，走于直肠与会阴之间。她对针感的描述，与上文女患者描述几乎一致。

附：刺奇神经节与刺脉视频（2段）

患者男，确诊椎管狭窄，间歇性跛行，行走则欲小便（排除前列腺病、肾病等），且小便出不来，每天24小时有尿意，双侧髋关节疼痛剧烈（排除股骨头坏死），几不能行。

[初诊]六部脉沉弦紧，尤以双尺为甚。

刺奇神经节，取0.35mm×225mm针（患者肥胖），于脐下3~4寸处寻一深部高张力痛点，针感初传至会阴，留针时传至两侧髋关节，约2小时针感渐无，出针。见视频14。

[再诊]次日来诊，可适当干活，诸症减轻多半。

查体：左右太渊不一，泻右侧太渊，补左侧太渊。右太冲脉盛（太冲脉明显大于太溪、跗阳），按刺脉法泻之。双尺脉与寸关比较，仍有沉紧之象，但较前次相比，缓和许多。髋关节疼痛明显好转，只有左臀部有胀痛感，小便困难（尿不出），步行或劳作时尿意加剧现象亦明显好转。于脐下2寸左右寻深部膜原结痛处，以长针解之，针感如前。见视频15。

视频14
刺奇神经节

视频15
刺膜原

五五、刺积、刺腹脉、刺蛟蛔之体悟——募刺法

关于刺积、刺蛟蛔、刺腹脉，前面单个总结，最终殊途同归于——募刺。

恩师说，此三者时延千年，乃不同时代对同一种病机之刺法。

邪痹于皮、筋、分肉、脉、骨，皆称之为“结”，当邪气藏于腹之时称之为“积”。

募刺——（邪气）留而不去（息而成积），传舍于胃肠之外，募原之间，留着于脉，或着孙脉，或着经脉，或着输脉，或着于伏冲之脉，或着于胃肠之募原，揣之应手而动。

经曰：腹中有虫瘕及蛟蛔，皆不可以小针（《灵枢·厥病》）。故知募刺者，小针所不能及也，如图19所示：

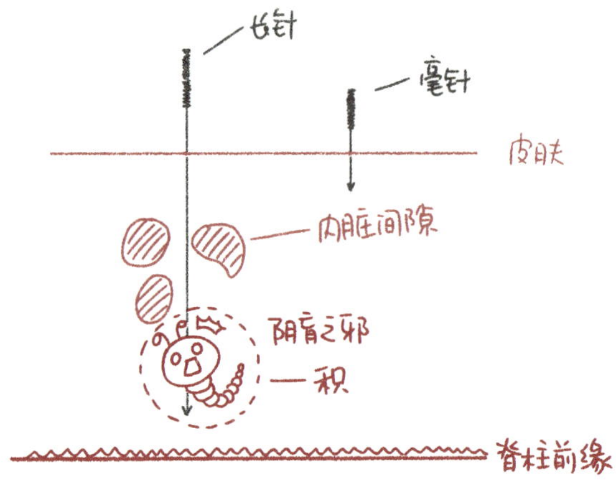

图19　长针募刺刺道及解结示意图

刺腹脉：

著于伏冲之脉者，揣之应手而动。（《灵枢·百病始生》）

刺积：

大积大聚，其可犯也，衰其大半而止。（《素问·六元正纪大论》）

有新积痛可移者，易已也；积不痛，难已也。　（《灵枢·卫气》）

"积"可犯之，即以刺之；腹中"积"可刺之明证。

刺蛟蛔：

以手聚按而坚持之，无令得移，以大针刺之，久持之，虫不动，乃出针。　（《灵枢·厥病》）

刺以迫脏：

治寒热深专者，刺大脏，迫脏刺背，背俞也。刺之迫脏，脏会，腹中寒热去而止。　（《素问·长刺节论》）

《金匮要略》《难经》分别有相应的病脉详述。

笔者临床中，依《黄帝内经》《金匮要略》《难经》《脉经》中所记载的脉法，协同寻求"积"之部位与深浅，脉诊结合揣穴，尤其是体会腹部是否柔如棉而有生气，是否有异常搏动，是否可以触及膜原（脏腑筋膜汇集处）结节点，脏腑之间、脏腑与韧带是否有粘连。

募刺时，以押手食指、中指、无名指三指探寻，以定其确切之处，以三指或拇指固定，刺手持针快速入针。入针后，押手配合刺手，令针轻微螺旋扭转前行，给脏腑以充足的躲避时间，避免误伤脏腑。藏医刺内脏手法为——横扭，针体螺旋扭转，如蛇行状。

若是将刺之处，位于腹壁后部，需要绵柔用力持续按压，确保针尖不要刺到内脏，如果针尖触及内脏可能诱发剧痛不适，此时应微微回针，押手微微晃动或震颤，待针下无阻力、无痛感时再继续入针，刺入"积"点。

若"积"点位于脏腑之间，更需要左右手的协同，针必须刺入脏腑之间的空隙——胃肠之外、募原之间。以押手探于"积"之平面，左右地移动，分开刺道，尽量暴露"积"点，刺手持针微微用力，其力度须保持：针遇到阻力即止，无阻力可进的状态为最巧。同时刺手体会针下之层次，而明于心。

同时需要根据"积"之深度与走向，来调整患者的体位，大部分情况下以仰卧位为主，或侧卧位，同时还可以调整患者的身体上下蜷曲的角度，或胸膝位蜷曲、或后伸、或站立位、或半卧位等，所有姿势的调节只有一个目的——尽量暴露刺道，增大针体与脏腑之间的接触面。针体与脏腑的接触面越大，则气血引行的功效越大。利用脏腑自身的气血运动、呼吸时腹内压的变化、腹部脉动的力辐射与撞击，使内脏自主调节“积”的瘀滞。

针刺入“积点”之后，患者多有气至病所的针感，很多患者针感传导部位和不适的性质，和发病时的体感一致，甚至有的出现逐个病灶一一呈现针感，甚至是已经痊愈的病灶。有的患者描述：这个感觉和我发病时的疼痛感、不适感一致（此处可作为最佳留针点，留针至痛感消失后，可再微微进退行针，感受针下涩滞感，以确定出针或继续上一操作）。

大部分患者会形容：有气窜不通的隐痛或刺痛感，待有气明显穿过之后即消失。有一位患者说，就像静坐，初期觉得痛，突然有“通”的感觉，即进入不痛的状态。过一会又可能进入下一个由痛到不痛的状态。有些患者会有节律性疼痛，有些是持续性疼痛。

笔者临床观察：针入之后，没有痛感（针感）走窜的效果差；在痛感（针感）未消失之前出针，效果也差。

对医者守神的要求极为严苛。曾经有几位患者，都是在笔者急着临时外出的时候过来，本不应予以针刺，此时笔者心中焦急，更别谈“止息守神”了，按脉诊寻“积”刺之，留针一小时左右待回来取针，患者皆告知，无气感，病灶处未见好转。遂不出针微微提针至皮下，“止息守神”，随患者的呼吸，左右手协同缓缓刺入，针感如期而至，留针而效。由此更加注重“守神”在募刺时的体会。在针刺之前应告知患者针刺的目的、气感将到达何处为妙、以何种气感最佳（一般以等同于病发时的不适感为最佳）。针刺的时候，医者以“守神”为要，体会针刺当下的体感，而患者需随时告知针刺的气感，医患之间的配合显得尤为重要。

在时间允许的条件下，一定要等到不痛（针感消失）的时候出针。

刺“积”勿忘“引”，“积”为太过，需“引”至不足之处。

恩师言：在整理古人早期的针刺经验中发现，腹部正中线即任脉的穴位针刺深度明显深于其他部位，且远远大于后人的针刺深度。由此可知，“刺积”一法在传承的过程中渐渐被遗忘。

传至现代，更是把腹中的募原结筋、包块，甚至是脉动点，皆列为针刺的禁区。然而这些部位恰恰是施用古典针刺——募刺法，最鲜活、最灵动的部分。尤其是“脉刺”法，几乎贯穿古典针灸的每一个细节。最为传神的“刺动脉”法被列为禁刺，就像一个手脚健全的人被告知：再也不可以用脚走路一般。以至于诊脉→刺脉→脉平，如此朴实直接的刺法，渐渐凋零。

后世医家，论“积”刺“积”细则：

——《太平圣惠方》卷四十九云：“夫痃癖者，本因邪冷之气积聚而生也。痃者，在腹内近脐左右，各有一条筋脉急痛，大者如臂，次者如指，因气而成，如弦之状，名曰痃气也。癖者，侧在两肋间，有时而僻，故曰癖也。夫痃之与癖，名号虽殊，针石汤圆主疗无别。”后世医家又别立“痞块”一名。

——《金针赋》：留气之诀，痃癖癥瘕，刺七分，用纯阳，然后乃直插针，气来深刺，提针再停。

——《针灸聚英》：痃癖气块病初遭，时时发热病煎熬，手中在为流注法，腹间气块渐渐消。

——《针灸问对》：留气法，用针之时，先进七分之中，行纯阳之数，若得气，便深入伸提之，却退至原处。又得气，依前法。可治痃癖癥瘕之病。

——《医学入门》：治痃癖癥瘕气块，先针入七分，行老阳数，气行便深入一寸，微伸提之，却退至原处，又得气，依前法再施，名日留气法。

后世诸多论述，对“积”的共同认知为：由寒邪入里，出于脏腑之外，膜原之间，形成“块或条索样硬结伴有筋脉拘急作痛”的特征，即“邪气”导致系膜张力病变，进而改变了脏腑固有“大小，高下，坚脆，端正偏倾”！

后世医家募刺案例：

——《辽史·迭里特传》：会帝患心痛，召迭里特视之。迭里特曰：膏肓有瘀血如弹丸，然药不能及，必针后而愈。帝从之，呕出瘀血，痛止。

（此处“心痛”当如《伤寒论》所述之“心下痛”，即胃脘部，故刺之“呕出瘀血”。笔者临床，有一例医案与本文所言一致，刺之“呕出瘀血”而症消。患者双关“郁动”，刺在胃管，约上脘至巨阙之间，避开肝入针，针后口中流清水，隐约欲吐，速出针，吐出黏液合暗紫色血块一枚，随之痛愈。）

——《医学纲目·积块癥瘕》卷二十五：癥瘕积块，先于块上针之，甚者又于块首一针，块尾一针，立应。针讫，灸之。又，三里灸之。

（此处为刺腹部较大积块，用两针同刺的方法。临床募刺时可以效仿，以两针刺入某处，入针之后双手各持一针，一手略向下，一手略向上动如豆许，则针下的针响与单针相比更显著一些，此手法只限于泻法时。）

——《针灸大成》卷九：戊辰岁，吏部观政李邃麓公，胃旁一痞块如覆杯，形体羸瘦，药勿愈。予视之曰：既有形于内，岂药力所能除，必针灸可消，详取块中。用以盘针之法，更灸食仓、中脘穴而愈。

两则医案提及，脏腑之外，膏肓之中的“积”，非药物所能及，以针直刺病所可速效。

尚有多则医案记录，以针直刺治疗肠痈，下利脓血而愈。

针刺治疗肠痈下脓血而愈与针刺胃管呕血而愈，以此判断应当针刺入病灶，脓血进入胃肠或吐或下利而愈。可知古人在刺“腑”之时，有刺穿其壁的可能性。

《四部医典》所言：

——刺穿胃表稍有坚硬感，这时必须注意，以免刺入肝脏（此处与华佗对徐氏所说“误矣，针刺未及胃管，误中肝脏”一致。由此说明：刺胃壁与刺肝的手感容易混淆，临床需依据解剖位置，以及针响，针下触感反馈等多重信息综合判断，不可操之过急，切忌伤及“脏器”，误刺之“危也”）。

——如刺入胃中，则针无阻而动荡前进，刺入大小肠则针自然移动前进，进入肠内后则有恶心呕吐，疼痛如杖击……

上文皆为胃、肠壁层穿透后之针下触觉反馈及针响，与古之医案所述针后“呕血”“下利脓血”等吻合。

腑器是否可以刺穿，何时需要刺穿，尚有待参考古人医案及临床验证。

笔者临床针刺呕血一例，针刺脐下见子宫非经期出血三例，其症状改善是否大于未出血者，无法验证。

刺脏腑之前，需告知患者尽量排空胃肠及膀胱等。如此容易押出刺道，且不易伤及脏腑。尽量采取刺脏腑间隙之法。

募刺愈病之机：

——针直刺邪气稽留之病所，祛其邪气，令膜系张力恢复正常，膏肓之间隙无邪气痹阻，脏腑恢复固有空间结构，故能血气畅行，邪祛正安。

刺法行“纯阳老阳之数”，针芒反复进退揩摩系膜，予以“阳”而散寒。笔者临床以针刺分间补泻的方式，移植至募刺法，亦多见效。（“分间补泻”详见本书“四五、脉刺、分刺与迎随补泻”，此不赘述。）

“刺积”遵循《灵枢》“刺某守某”原则，针入“积块”之后，针刺进退揩摩膜原之时：退不能出于“积”外，进也不能贯穿透出“积”外，视“积”之大小，针尖在“积”内进退如豆许。（某些特殊积块，针入之后，反复揩刺之时，积块随针体上下联动，不能有效揩摩其内部。此时可取另一针，刺同一“积”处，一针上行，另一针略用力向下，此起彼伏，效能如期。）

《灵枢》关于脏腑固有空间结构之论述：

——《灵枢·本脏》言：“五脏者，固有小大、高下、坚脆、端正、偏倾者……”此言五脏有相对稳定的空间结构——“固有空间结构”。一旦有邪气深传稽留为“积”，其固有的空间结构和形态则被邪气所坏，进入“病态结构”，其症状可经“膜”系传导，本于五脏而传于体表与四末，“心偏倾则操持不一”。简而言之，心脏歪斜则“操持不一”，操为动态，持为静态，即为心脏的动静不稳定，脉三五不齐。肺偏倾，胸偏痛；肝偏倾，则胁下痛；肾下移，则腰及尾骶部痛，难以俯仰；心大则忧伤；心下则少言；肺高则肩息……

然而五脏六腑之间的固有空间又相互影响，故经言“心系急则肺举”“心系急则气道约”“肝举而胆横”。

笔者临床刺验：

笔者曾经治疗一例20多年顽固性腰痛，最终脉诊左尺脉内移潜藏太过，以“肾下移”，刺其左肾包膜辅以阴谷一次效，巩固三五次愈，至今四年余未复发。

曾治女性产后三年一直头晕，B超确诊为游离肾，刺肾包膜，两次即愈。

一女产后漏尿，每四十分钟一次，不分昼夜，双尺脉沉浊涩，募刺脐下松陷无力处辅以太渊脉弱一侧而愈。

一男右腰臀部疼半年，反复正骨及针刀等诸多治疗不效，反见左尺脉内移而沉细紧，由左京门入针刺肾包膜而愈。

一女，藏族，右后背肩胛痛，兼有胸闷心慌，其脉右寸浮滑疾甚，查其右缺盆中，于肺韧带止点处压痛甚，应为“肺上而大”，刺之顿消。

一男，藏族，反复觉背部第 9 至 10 胸椎附件处皮肤灼热痛，查体时见肝胆背俞穴有反复刺血的痕迹，然病未见减轻，故知病不在此。查其脉双关内移而弦紧急不虚，内移为在阴分，关部对应膈至脐部，查体在上脘穴右侧近肋骨处压痛，能触到肝下缘较硬，考虑为“肝脆而下”，于此处沿肝外膜与肋骨间隙之间入针，针响至背部痛处而愈。

募刺在临床使用机会非常多，所效案例多不胜数，尤其对整体脉质调整、脉道倾斜的调整非常有效，关于**内脏固有空间的“高下、端正、偏倾”和脉道的潜藏外露与内外移行的关系**，非我一人之言，古今脉案诸多，此不一一陈述。

脏腑高、下变化时：多见脉道呈现陡然的起伏，一般以陡降为“下”，陡起为“上”。

脉道内外移行主脏腑偏倾，亦主邪气的阴阳分野，故迫脏刺有从背俞穴（阳分）、从募穴（阴分）两部针刺入路。似乎巧合，实则冥冥。

笔者所体悟之募刺不过是经典针灸中的只言片语；不过是古典针灸刺脉法的冰山一角。难以想象，曾经在它盛开之时是何等璀璨夺目，令人神往，令人赞叹。

募刺之要——“五脏三系、心意呼吸”。

扁鹊曰：人有五脏、九窍、十二节，皆朝与气，气之大会处膏、膈、肓也。五脏有三系，三系有一统，心意及呼吸。

募刺之刺道：膏膜（纵隔空隙），膈膜，肓膜（腹部之大隙），此所谓“三系”。五脏有三系，故刺三系可以调五脏血气与其“固有结构”。

募刺之心要，“心意与呼吸”：

——于医者而言，呼吸之间是为“止息”，止息守神则“眼耳鼻舌身”五感能与“心意”互通，即“（身）手之触觉”与“眼耳”之“视听觉”能融合。

——病家心意与呼吸合，则身心合一，血气内敛，制心一处，感受针响，利于导引血气。

针在膜系中进退之时亦须与其呼吸相合，呼吸与血气出入相依，故针有迎随补泻。刺道之开合亦因其呼吸而变，故刺手应随刺道开合而进退或微调针刺方向。

“五脏三系，心意呼吸”——募刺之密，宛如千年迷暗，一朝朗月当空，明了无漏！

五六、针刺“引”气

笔者初期没有关注到“引气”，也没有留意《黄帝内经》有关“引气”的深意，更没有神会。

一次与恩师外出，途中向师父谈及两则医案：

案 1.

患者男，46 岁，慢性乙肝，肝硬化，消化道出血。其脉六部细弦急，左关浮动。先刺右期门 2 寸，再取长针刺其肚脐左侧之动坚痛处。患者告知针感：有气像雷达扫描一样，从长针处一圈一圈在腹中旋转，同时主要射向肝区右期门处，两针之间来回流窜不息。

案 2.

患者女，53 岁，乳腺炎，胆囊炎发作，伴有下腹痛。依据脉，刺其期门，以及肚脐左侧动坚痛处，针感也是走于期门和肚脐左侧，且气感与两针之间有往返流通。

师父说：你无意识所做出的，正是《黄帝内经》中记载的针刺引气。自此笔者才在“引”字上下功夫体悟。

上热下寒，视其虚脉而陷之于经络者取之，气下乃止，此所谓引而下之者也。（《灵枢·刺节真邪》）

血实宜决之，气虚宜掣引之。（《素问·阴阳应象大论》）

凡候此者，下虚则厥，下盛则热；上虚则眩，上盛则热痛，故石（实）者绝而止之，虚者引而起之。（《灵枢·卫气》）

此处描述标本上下不相应时，则"实者绝而止之，虚者引而起之"。标本不相应，把"实"太过之处，引向"虚"不足之处。近气不失，远气乃至，行补之时，远气乃来至此集为引，为补。

所谓调阴阳，就是"引"，引太过之处的气血至不足之处。一气周流，出入升降，才有阴阳二气交感。因此，所谓调阴阳，即是"引"一气的出入升降。"引"出入升降，各司其职则无"太过""不及"，周身脉动才能上下相应，左右若一。如此可谓之——平人。

是故工之用针也，知气之所在，而守其门户，明于调气，补泻所在……补必用方，外引其皮，令当其门，左引其枢，右推其肤，微旋而徐推之，必端以正，安以静，坚心无懈，欲微以留，气下而疾出之，推其皮，盖其外门，真气乃存。用针之要，无忘其神。（《灵枢·官能》）

此处描述，针刺引气的手法细节——微旋徐推之，勿忘守神，气下而疾出之，待"实"处气下，则出针。

周身上下之气口脉动之处，气街皆是冲脉所外显，冲脉动气之源头。

凡脉动"异常"，一则是邪入气血，故曰是动则病；二者，经隧受阻，统称为"结"。

脉内为"营"，气血在脉管内的运动形态，由脉管内的阴阳是否平衡决定。为何临床有时取"独动"之脉刺之，效果不佳？此时应该考虑经络循行之处的经隧，当细查经隧是否有"结"未解，若有当先解结，再调阴阳。

经隧之不畅处为"结"，腹部筋膜大会不畅者为"积"，正所谓"新积痛可移者，易已也；积不痛，难已也”（《灵枢·卫气》）。寒热入腹久也，即为“积”。

刺腹脉法引气，刺腹中之积聚：

整体脉象弦急者，当知肝为邪，取之肚脐左侧“动、坚、痛”阳性点刺之，配合肝经的募穴、原穴、标本气口刺之“引气”；

整体脉象短滞涩者，得知肺为邪，取动于肚脐右侧“痛、坚、动”之阳性点长针刺之，兼配合肺经的募穴、原穴等刺之“引气”；

整体脉洪散大之时，心邪来犯，取肚脐上方的“动、坚、痛”阳性点刺之，兼取心经或者心包经的穴位刺之“引气”；

整体脉缓濡之时，脾邪来犯，此时异动常位于中脘附近，寻及“动、坚、痛”阳性点刺之，兼取脾经之经络穴位刺之“引气”（亦可刺神阙）；

整体脉象为沉紧浊之时，知此为肾邪之脉，此时多于肚脐下方之处寻得“动、痛、坚”阳性点，刺之后，肚脐周围的其他点多能消失，此时还应取肾经的穴位协同治疗“引气”。

伏冲之脉气之海也，其气通过筋膜，被各脏腑的筋膜大会处——募穴所吸收。若某一募穴因为筋膜（三焦通汇元真之处）的不畅，不能吸收伏冲之脉传递过来的能量（元气），必然导致本脏腑的气血不足，多表现为原穴脉动不足，或左右不能若一，即“动”。同时伏冲之脉没有传递出去的能量在腹部相应部位形成“坚、动、痛”的郁积。如巨阙不能吸收伏冲之脉的动能，则心之脉口神门“动”，同时冲脉的能量郁积在肚脐的上方，形成郁积。余皆仿此。

腹部是脏腑筋膜之大会之处，影响全身气血运行。故刺腹脉，是调平一身气口的基础，尤其对于久病之人，因为邪气由皮毛入孙络—络—经—腑—脏（为积）。病程久，邪气多积于脏腑之外的膜原，即所谓病入膏肓。

关于大针刺腹脉的古典医案有过记载，《难经》更是详细描述可刺之处的状态“坚、痛、动”，以及病症。临床多能于腹部寻得此“太过”

之处，可刺之，把“太过”之处脉动，引向“不足”之处，就是《黄帝内经》针刺引气的精髓。

[临床医案]

案 1.

男，68 岁，走步不稳，足有踩棉花感，自诉走路时的感觉像在船上行走。其脉涩，涩乃肺脉之邪，于肚脐右侧寻一点刺之，自诉针感传至心脏，再于右中府穴至云门穴区域揣穴，毫针刺之，以引气至。同时引导患者：待腹中走窜感行至右肺上部时告知，可以出针。出针时，长针出后开其门，小针出后按其针孔。留针约 40 分钟，患者说腹中针感传至云门附近，再留针约半小时，待其针感自然消失出针。出针后患者走路好转很多，大呼中医神奇，兴奋地在诊所楼梯上下来回跑了几趟。来时需要他人搀扶，针后可以独自一人上下楼，动作敏捷很多。此患者只治疗两次，回家吃藏药调理。在本书成稿之前遇到他女婿，询问老人家病情，他说针后一直保持良好状态，可以在厨房做饭，做家务。笔者当时嘱咐，每天爬行锻炼，患者并未坚持。

案 2.

女，33 岁，因其好友自杀后伤心过度来诊。脉浮大数，依据脉知其为心邪。以大针微旋微推刺肚脐上方，再针巨阙穴，针感传至心脏，一次愈。

案 3.

一女，因其丈夫手术，她日夜陪护，操劳担心过度引发心悸不安。同上法治疗，一次愈。

案 4.

一印度商人，男，53 岁，心脏病，其私人医生告诉他，他的心脏只可以用 5 年，准备心脏移植。查体：其脉结代而缓涩无力甚。初次取肺经、脾经之结络刺血；再取中脘、太渊、太白针刺。第二次，取肚脐之右阳性点刺之，兼取左侧云门。如此依据五脏脉刺腹脉引气，经过6次治疗，脉结代愈，回孟买再次检查，心电图正常。

[刺腹脉引气的具体细节及图示]
（参见图20）

1. 先解结，再引阴阳的原则。不解经隧的结节，气血不能畅行，"引"之难效。当应用刺腹脉和四肢相应经络穴位时，必须关注循行的经隧是否有结节，有结当先解结，后调阴阳。

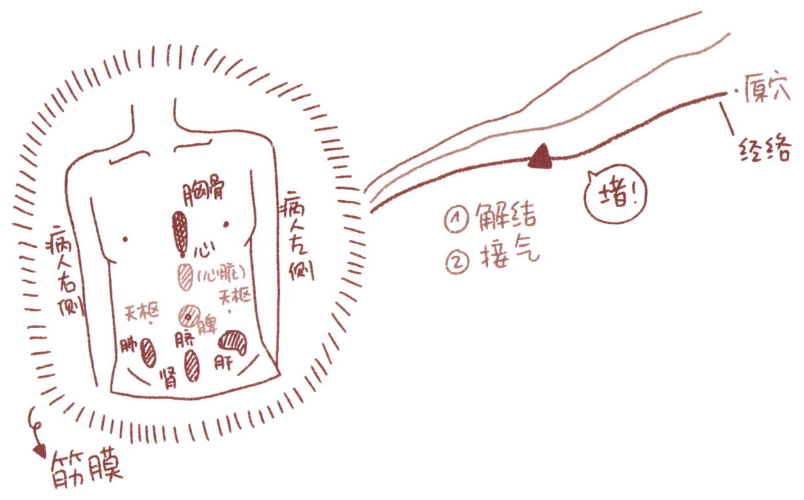

图20 刺膜原追气解结引气示意图

视频16
解结、引气（上实下虚）

2. 取不足之处，以毫针刺之。或原穴，或募穴，须以循经揣穴而定。

3. 长针刺腹脉（恩师黄龙祥先生于《中国古典针灸学大纲》一书中以募刺名之），以五脏邪脉定病位，刺腹脉和对应脏腑的募穴。（经曰：正指直刺，无针左右。腹部为阴，其脏腑间隙名为肓，故吾原笔记曾以阴肓正刺为名。）腹部的坚痛动处，是气血郁结所致，以长针刺之，以毫针刺相应的募穴或者相应的经络原穴、郄穴、络穴等，都需揣穴而定。

长针刺积，追"太过"，毫针引气至"不足"。笔者常用长针为0.25mm × 120mm、0.3mm ×（145~175）mm、0.35mm × 225mm 等，视患者体态选用。毫针需要极细，笔者常用 0.12mm 或者 0.14mm，刺之时需要虚静守神入针，指摩动脉壁（近气不失，远气乃来）；刺长针时更需要守神，徐旋微推，刺于脉动之处，微微旋转滞针，令其气散，目的就是令"太过"之气走向"不及"之处。

《灵枢》中关于胸腹募刺与四末分刺脉刺，"引气"之宜忌：

但凡治法，必有其宜忌。当察色按脉，先别阴阳虚实，引太过至不足。

《灵枢·九针十二原》：

——五脏之气，已绝于内，而用针者反实其外，是谓重竭。重竭必死，其死也静。治之者辄反其气，取腋与膺。（五脏之气，已绝于内，而用针者反补其外，引气向外，此为误治；补腹与膺，为正治。）

——五脏之气，已绝于外，而用针者反实其内，是谓逆厥。逆厥则必死，其死也躁。治之者反取四末。（五脏之气，已绝于外，用针者反补其内，引气入里，是误治；补四末，为正治。）

"绝"为虚之极，脉必无力，无力者必补之，即"引气"所至之处。

"内"与脉之沉部相应；"外"与脉之浮部相应。

"绝于内"即"内绝"则不能收敛,绝为无力虚极,脉之沉部空而脉势散大,故知"绝于内"之脉为"浮散而无力";

"绝于外"即"外绝"则不能宣发,绝为无力虚极,脉之浮部缺且脉体细脉势收敛,故知"绝于外"之脉为"沉细而无力"。

"浮而无力",为"入"不足,需引气入里,当以补法,募刺"腹与膺"即"胸腹部"(笔者依据临床推测"腋"当为"腹"之误)。

"沉而无力",为"出"不足,需引气外出,当补四末分间或脉口。

同理,若浮而有力,可泻其四末之分间或脉口;沉而有力,可泻胸腹之募原。

在综合使用募刺、分刺的时候,应该考虑各自的补泻。

——若脉沉实有力而紧弹,此为肾邪甚,沉实需引里部胸腹之气向四末运行。刺此者,当需寻四末分间之不足处,如太溪附近的松软处,补之;寻脐下之坚痛泻之。

——若脉沉而紧弹无力,则取脐下松陷募刺,以补法;寻四末阳经合穴补之,多在足三里。余皆仿此。

《小针解》言"脉口气内绝不至"。脉浮无力之时,不可取阳经之合,本为阳气不收,再引气入阳,以致浮散更甚则危。笔者临床观察脉浮无力,取阴经之合穴效佳;脉沉无力,可取阳经之合。

从阳引阴,从阴引阳:表里为阴阳,上下为阴阳,胸腹与四末亦为阴阳。

于寸口脉而言不外乎:浮沉,寸尺,内外,虚实。

故知,脏腑募刺"引气"与四末分刺、脉刺"引气"之宜忌,皆当依脉之"虚、实""浮散、沉敛"而定!

依遍诊法,见四末的脉口有"独动"之时,需解决本脉输经隧的"结",还要"向心性"逐一左右对比,以确定"结"之区段。

同时在胸腹部,应详细查体"腹主动脉、主动脉弓、人迎动脉",若有异常搏动的现象，当刺之。尤其经多次脉刺四末的脉口，而治疗效果不稳定或不能持续保持平衡状态之时，应该仔细查腹主动脉、主动脉弓及人迎动脉。

四末脉“动”，而脉刺之不效者，当查此胸腹三大“气街”，此三处可视为四末脉口的中枢——擒贼先擒王！

（针家应“针刺”与“导引”并重，“导引”是以调整、体式、呼吸、意念等方法，导引血气趋于平衡。血气不和较为严重，无法自行恢复时，才通过针刺解结，引阴阳之法，调整血气。）

针刺的真正目的就是——“引”，如人迎气口脉的阴阳互引；寸口脉的寸关尺、浮中沉的上下表里阴阳互引，胸腹与四末互引；标本脉法的上下阴阳互引；乃至刺周身脉口独动，“刺”之真相——即“引”太过之处，趋向不足之处。

五七、募刺之知、行

脉刺，刺动（静）脉——冲脉气之海，凡周身气口脉动，皆出于冲脉；

分刺，刺分肉之间（不可伤肉）——卫者，循皮肤之中，分肉之间，熏于肓膜，散于胸腹；

胸腹之“空”又称为“膏肓”，凡曰“病入膏肓”皆是病入于“胃肠之外”募原之间，为“积”；

膜原：三焦通会元真之处，胃肠之外即为膜原，即腹部内脏之间隙——“空”；

三焦通会元真之处，即“肓”之原，五脏六腑之气大会之处；

冲脉为“气”之源头，肾间动气；

原穴，是内外天人合一的气口穴道，故经曰：阳气受之于四末；

募穴，即脏腑“包膜”相对集中之处。“募”，募集之意，笔者认为是“募集”冲脉辐射搏动所传导出来的“气”，募集之后入于脏腑，行于十二经。另一部分直接通过“膜筋”——脉管之外的筋膜运行。“经脉”内为营气，外为卫气。

幕当为膜，亦幕覆也。膜筋，十二经筋及十二筋之外裹膜分肉者，名膜筋也。（《黄帝内经太素》卷五）

可知冲脉、膏肓、三焦－膜原与四肢的原穴存在两条能量循环途径，相互影响，如环无端。恩师已于《中国古典针灸学大纲》中有详解。尤其是体表筋膜与脏腑筋膜的直接传导途径，可以完美地诠释《伤寒论》的表里传变：表证如何导致里部的下利呕吐等现象——表部筋膜被寒气所滞，里部膜原的气血无法外达，能量过度淤积，必由肠胃排之，故有吐利之症。

募刺法，以长针刺入“募原”“膏肓”之中，刺气之大会之处，以去其“积”。笔者在未明恩师“募刺法”之前，分别以“刺腹脉”“迫脏刺法”“刺积”等刺法名之。

募刺，善治“久病”，久病皆积于募原，膏肓之间。

如：刺巨阙穴之后的太阳神经丛；中脘下方的小肠系膜；肚脐左侧的肠系膜韧带；等等。凡此皆是五脏六腑包膜大会之处，刺之除陈旧之疾，刺在结筋处，且结筋多位于腹膜后壁，脊柱之前缘的附着点附近。

诊动气，以知积聚之所在；诊脏腑之募穴，知病在何脏；察脏腑之募，隐痛或微凸以别痈疽。

［募刺之细节］

患者仰卧（或依据所刺部位改变体位，如刺巨阙穴可半卧，令肝下移，以充分畅通刺道），左手为押手，令内脏分开，通畅刺道；右手引针，快速破皮，缓缓入针，刺入结点。押手、刺手的配合极为关键，押手触及结节点，待针刺入结节点之后，渐渐松开押手。刺胃肠之间空隙时，以左手轻柔推动内脏，改变刺道方向，右手微推入。针体与膜原的接触面越大，其针刺效果越好。

针刺过程中必须观察患者的呼吸，感受内脏的上下起伏运动，医者必须虚静守神。针不离手，手不离针。

募刺之脉：

笔者常用寸口脉异动部位确定募刺的部位。

——异动于寸部脉，取天突（纵隔空间）；异动于关部脉，取巨阙，中脘、下脘、天枢，膈膜、肓俞；异动于尺部脉，取关元、石门、阴交。

——募刺之刺道——膏膜、膈膜、肓膜三系，可分别与寸、关、尺三部对应。凡见某一部“郁动”或“弹躁”或“紧疾”者，则取其相应部阳性反应之“系”行募刺。

《灵枢》关于“脏腑膜胀”之脉法，亦可供募刺参考。

——《灵枢·胀论》黄帝曰：“脉之应于寸口，如何而胀？岐伯曰：其脉大坚以涩者，胀也。黄帝曰：何以知脏腑之胀也？岐伯曰：阴为脏，阳为腑。”

此篇言脏腑外之包膜，为邪气所注时，引发与脏腑相关联的体表症状。原文又明确指出，脏腑包膜的邪气稽留，其寸口脉“大坚以涩”，“阴为脏，阳为腑”——脉大为阳，故大坚为腑胀；脉涩为阴，故脉坚涩为脏胀；“坚”为邪气所留，当与邪气至时“紧而疾”吻合，故“坚”当为紧疾。由此可知：**六腑包膜胀——脉紧疾大；五脏包膜胀——脉紧疾涩**。（《伤寒论·平脉法》以浮部候经络，中部候腑，沉部候脏。《四部医典》又以呼气候腑，吸气候脏。与胀脉的大、坚、涩，相辅助合参，以精准定腑胀与脏胀。）

募刺之刺道处，又以揣寻“积”点或“陷空”为准，并非固定点。

脉的虚实与配穴：

——如脉有力太过，取相应的络穴、背俞穴；不足，取之原穴、募穴。

——若脉弦急有力，刺之肚脐左侧的脉动、坚痛处，兼取肝之络穴，或者背俞穴泻之。

——若脉浮弦而无力，取之肚脐左之脉动，兼肝之募穴或原穴补之。

——脾邪脉缓而无力，取之中脘及脾之原穴；缓而任按，取之公孙，或脾俞穴。余皆仿此。具体以揣穴而定。

——单独的“独大”“独弱”等又可以配合五输穴的生克补泻平之。

“引气”或“气至病所”之时，可以运用“接气”的方法，把针感引至不足之处或病所。

[追气－引气－接气之细节]

简示：0→1→2→3

“0”点为追气的入针处，“3”为病所或不足之处。针入0点之后，若气感未能直接传至3，只能传到1处或2处，此时应在1处、2处寻结节点刺之。笔者观察：1处、2处多为要穴，如募穴、合穴、下合穴、郄穴等，多为关节处穴位，或主要脉口处。取1、2之目的，即是引“0”太过之气，导向“3”不足之处。多数患者能一针“气至病所”，如有未至，寻经取脉口或结节点刺之“接气”，患者多能感受到气感一阵阵地冲击病灶，待此气感消失后出针，治疗效果最佳。（详细手法，可参考后世**“飞经走气”**之法，此不赘述。）

临床治疗多例，不管是疼痛还是内脏疾病多能见效，尤其是病程长、缠绵不断的疾病。因病程久，都积于募原、膏肓之中。“病入膏肓”似乎是“无药可救”的代词，然募刺正是刺膏肓处。

募刺“引气－接气”用于治疗心肺、男女科、胃肠、疼痛等病症，屡试不爽。

“膜”之畅通与否，直接影响脏腑与十二经脉之间的气血运行。如触及有“结节”“结筋”等高张力点或异常搏动点即可刺之。

如《黄帝内经》之蛟蛔，《难经》脐上下左右的搏动坚痛等，皆是按之令不移动，再引针正刺。

扁鹊学派的初期善“脉刺”，后期用之“分刺”，至华佗时期才见到“募刺”之医案记载。

募刺，刺肓膜之时，针感以横向传导多见；刺中腹主动脉时，多以纵向传导为主。奇经八脉中只有带脉横向，后期笔者依据藏医三脉七轮理论，临床时经常引用，如：

膻中至陶道为经过心脏之横向脉，心胸头面部之疾用之多效；

天突、人迎、天窗等在颈部横行传导，用之解头面心胸腹之疾；

中脘至胸腰段，亦可视之为一带脉；

余皆仿此。

“空”，中医称之“膏肓”，藏医称之为“轮”，“空”是气血冲击化合之地——凡刺皆应与脉全息相应。

现代西方的徒手治疗，亦非常注重“空”腔的应用——对颅腔、锁腔、胸腔、腹腔、盆腔的压力、动力、频率进行调整，治疗很多疾病。笔者发现一个非常有趣的现象：近代西方徒手治疗的思维渐渐转向古典中医的整体观辨证思维。比如颅骶椎手法以左右脉的如一、上下脉的相应，来作为诊断和治疗的手段和目的，和古典针灸诊疗一体的上下相应、左右若一的思维，几乎完全一致。

“募刺”似乎更像是“脉刺”“分刺”的融合。募刺和与之相应的经络四关处的原穴、合穴、脉口等配合，针刺“追气－引气－接气”，此正是“脉刺”“募刺”“分刺”立体结合，古典针刺的经典诊治思维本应当如此。

［临床医案］

女，46岁，右手麻、不自主抖动，头晕，胸闷气短，心前区痛，后头痛，极易受惊吓。一年前做过颈椎间盘摘除手术，发生上述症状之后，经过一系列治疗无效，无奈找中医一试。

查体：整体脉缓甚无力，双关郁动，左神门脉动明显小于常态亦小于右侧，人迎大于寸口。

按理当刺任脉中段之异动点“追气”，把此处之积，“引”太过之气向左神门不足之处。①先取0.16mm×40mm毫针，补左神门之经隧；②脉缓无力，脾邪，细毫针取募穴章门，揣穴见右章门压痛，故刺之；③再取0.35mm×140mm长针，于中脘略下方寻“动痛坚”处刺之；④长针募刺时气感传至右极泉，再刺右极泉接气，气感至右手。

针后，关部郁动转为平缓，左右神门脉平；患者自感手麻去大半。后巩固两次，诸症皆愈。

临床“追气－引气－接气”的医案非常多，此案“引气”却是由一个“太过”处中脘，“引气”趋向三处：第一处，左神门的脉动不足之处经隧补之；第二处，是脾之募穴，右章门；第三处，是自行针感走向，右腋下极泉脉动处，刺之“接气”后气至病所。

笔者认为，针感自行传至右极泉穴，与刺右章门有关；此“引气－接气”通道为：中脘“积”→右章门→右极泉→气至病所（右手麻，抖）。

另一条：中脘“积”→左神门，当是冲脉－三焦－膜原与四肢原穴之间的“引”气。

思考：两条募刺“引气”通道，哪一条才是本次治愈的关键？

五八、古典针灸临床体悟

依据古典针灸针刺之原则，诊断之“独”处，即是治疗点。初期，以刺血为主，后期渐由刺血改为对血管壁的刺激，即刺脉论治之体系建立。故知古人刺脉：一则刺动静脉出血；二则以毫针刺动静脉的血管壁或者血管鞘膜以调气，气至脉平则愈，此乃血脉论导向的诊法刺法。如调神、调气，都是对脉之坚凸、虚陷进行补泻，在针刺的过程中，非常注重针与经隧（动静脉管的鞘膜）之间的相互作用，针体与经隧、血管壁的充分接触与否，直接影响调气调神的结果，因此，刺脉法非常注重对医者守神的要求。

在临床反复实证古典针刺法之后，可得出如下之论——诊脉→刺脉→平脉，此法是血脉论的精髓——诊疗一体。诊疗思维简单清晰，一切以“脉”为中心，“脉”为经络气血的通道。早期的经络体系，皆以脉口名经络，如足厥阴特指太冲脉动，足阳明特指趺阳脉动处，手太阴特指太渊脉动，手少阴特指神门脉动。由气口所治之病处，逐渐结合上下相应的“动”点，形成一个线性结构。在十二经如环无端的思想建立之后，渐渐形成了网状结构，治疗也从诊脉－刺脉，渐渐转向刺气穴（分肉，肉肓）以调谷气。

现在看来，从血脉论转向经络论，使治疗的靶点脱离了“刺脉”的禁锢，本来是一次飞跃，从单纯的“脉管”刺法，转向刺“肓”；从“纵向”刺脉，步入脉刺、分刺相结合，“纵横”交错的治疗。但是在过度衍化之后，我们渐渐忘记了根本：血脉论——诊脉－刺脉。

从马王堆足臂十一脉，到手少阴心经的完善，形成十二经的手足上下，三阴三阳脉的表里耦合。其中可以看到太多对血脉论的完善，似乎在构建一个完美的，手足阴阳表里一一对应的经络体系。但是其中一定不乏完美主义的修饰和填补，进而在代代传承之中，因为追求“完美”渐渐掩盖了“真实”的光芒——脉口，诊之刺之。血脉论似乎更接近古人对人体的认知，天人合一的思想，因此，血脉论亦更接近经络的本意——以天地之间的山河大地，泾川潮汐，树木之根结本末等，取类比象，描述联系人体内外上下的经络。当十二经如环无端的经络体系建立之后，便无起止、终始、根结、标本、上下左右之分。故刺脉法之上下相应、左右若一、是“动”则病、知标本者可以无惑于天下等等众多朴实自信的诊法、刺法渐渐失去神韵。

然而“疑惑生，始有悟”，也许“残缺”才是真实的，但十二经如环无端的完美建立，以致后世医家，不敢对他产生“疑惑”。十二经循行“线”的固定，不但固化了人体经络的“象”，更禁锢了医者的“心”，令后世针刺无法回归古典针灸。就此而言，以一叶障目、不见泰山说之，毫不为过。

笔者临床使用体会，十二经体系气穴论之诊治体系之分刺法，远远不如刺脉法那般纯粹自然。十二经如环无端之论，令三部九候、标本脉法、遍诊法等诊脉－刺脉－平脉之朴实思维渐渐被遗忘。如《难经》扁鹊学派早期的阴阳脉法以手足为根枝，于脉口候气，气（邪气）至而刺之，则脉必有变化，转缓和。其后期渐有“分刺”法，通过阴阳经五输五行生克的判断之后，再对五输穴“分肉、肉肓”的刺激“引”谷气至而平脉。因此，恩师黄龙祥先生说：扁鹊针法之衍化，乃是血脉论过渡至经络论的活化石。

仔细分析“脉刺”和“分刺”的方法：脉刺，取“独动”随其虚实即刺之→脉平；分刺，凭寸口脉定阴阳虚实→取穴→三刺，悬阳，引谷气至→脉平。

由此可以看出,脉刺法更直接,而分刺法则需要医者的主观思维分析,被“自以为是”干预得太多,故见到“真实”的难度更大。

在古典针灸之思维中,决定“经络线”走行方向的是:脉口“动”部,脉“动”时所呈现的疾病部位,以及刺此“动”处所能治疗的部位。此三部的连接才是“经络线”的根本。后世常言“离经不离穴”,但似乎忘了“气口”“脉口”才是决定经络循行线的根本!

后世至今应用最多的是气穴刺法和五体刺法,其中虽有刺“脉”出血,但已遗失“脉刺”之神韵。但不可否认的是,九针之中,除毫针之外的其他针法亦有其临床意义,五体刺法从早期的刺脉法,转向刺皮、刺分肉、刺筋、刺骨。

随着对西医肌筋膜链解剖的理解深入;神经—血管—体液—免疫等大循环之构建;以及筋膜学理论的完善;利用颅脑的非严密性刺颅骨,以骨膜传导治疗神经系统疾病;西方医学对“腹脑”为第二大脑的肯定等,我们似乎对古典针刺的理论更加不屑一顾。笔者曾多次听到长期工作于临床一线的针灸医生说:脉诊无用;中医针推理论与运动神经解剖相比相差甚远;等等。所以在针刺的时候围绕着症状,把神经敏化、体液压力波、筋膜张力结节点、骨减压等五体之刺法用到极致,这些确实拓宽了针灸的视野。但对于“凡将用针,必先诊脉”如此宝贵的金玉之言,视而不见。

[笔者临床灸刺的思路]

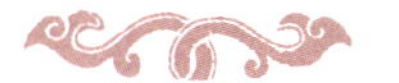

1. 先别阴阳:凡将用针,必先诊脉——根据扁鹊阴阳脉法、人迎气口脉、独取寸口脉法确立病经,引阴阳升降;依据标本脉动、周身气口的比对进一步验证取“独”;若有矛盾,需结合气口九道脉,查奇经八脉是否有邪气“动”。

2. 先解结，再调阴阳：解结是为引阴阳升降建立一个通畅的经络通道，如果标本之间有横加之结络与结筋，若不先解之便用毫针引气，则事倍功半；需先确定有病之经，再解此经络上标本之间的结络或结筋，以引阴阳。

3. 解结的时候要根据《难经》的菽位脉和《中藏经》五痹脉的方法，确定病结所在的层次。否则不但不能精准解结，反有徒伤气血之虞。根据病脉之深浅，确定五体刺法之一，刺之解结。

4. 依据寸口尺肤的寒热比较，选择或艾灸、或刺血的阴阳补泻。尺肤热，刺血浮络，寒则灸浮络。寸口热，刺血阴经，寒则灸阴经。

5. 在人迎气口阴阳升降的指导下"分刺"，选择五输穴，结合《难经》的五输穴生克补泻平寸口脉之法。整合五门十变阴阳经络互克化合之法：阳木克阴土；阳土克阴水；阳水克阴火；阳火克阴金；阳金克阴木；等等。

6. 诸阳之会于头面，诸阴之会在腹；注意天部络穴、地部络穴、原穴、募穴、背俞穴、下合穴等重要穴位的应用，以及四气街，全身脉口的比较；以"上下相应，左右若一，脉静平和""脉平为期"作为治疗方向。

古典针灸是刺形解结与调神并重的体系。笔者研习之体会：做到刺形与调神如一很难。在研究五体刺法时，侧重皮脉筋肉骨解结——刺形；在研习刺气口引阴阳时，又偏重调神。吾时常顾此失彼，盖因心中有"刺形"与"调神"的分别，因此在面对患者之时，总会不自觉地选择内心"喜好"的刺法。故录于此以自省：不能自觉之时，已失守神之心！

针言：

古之脉法庞杂，针法广博，诊脉和针刺无法做到绝对的统一，不同诊刺体系之间更不可能"无缝衔接"。况且每个人的身心感知不一样，甚至同一只手的不同手指，或指腹触于脉管的角度，以及患者的情绪和体位，诊察时间长短，等等，都会对诊察结果产生或多或少的影响（**因此古人要求，平旦或静息后诊脉**），所以无法遵从或既定：某一种脉，必须针某处。

脉诊与针刺绝非“法式检押”地生搬硬套，笔者也无法给出“如何诊而如何刺”这般笃定的体系，即便是有，无非是给出另一个“套路”，相对于原本繁杂的体系，也是“N 与 N+1”的关系而已，仍然无法达到心中所预期那般完整的“公理定律”。

虽庞杂广博，但并非全无痕迹可循，从《内经》《难经》《脉经》等诸多脉诊针刺之记载中，可明晰其共通之处：

①查“独”是第一要务。

——即首要选出最需要解决的关键点，遍诊法或独取寸口法皆然。

②查独之后，必须判断“虚实”。

——总以脉沉取之有力、无力，作为“虚、实”之根本。实则泻之，虚则补之，至于以手法配合呼吸以补泻；或是配穴以五行的生克补泻或募、背俞穴等，需结合进一步查体决定，遵循“少涉”的原则——以最少的针，最少的血气耗损，取得最佳效果，作为取某穴的前提。

需补之处，必然是“凹陷、不足、松软”等体现，针入之后必以“无力、少阻力”，作为刺道，令其转为“有力、阻力大者”作为针刺目标；需泻之处，必然“有力、突兀、坚实”等，针入之后与“有力”之处针锋相对，令之松解，缓和。

③脉道的内外移行，作为阴阳之分野。

——依气口九道脉分确定经络（经络阴阳分）；躯体前部为阴分（内侧动），躯体后部为阳分（外侧动）；脏腑之端正、偏倾；以上种种，皆可鉴于脉道移行与查体一一甄别。

——比如右关内侧躁动，可知其邪稽留在膈膜至脐部之右侧，于此部位查体，同时关内移又首要与脾经相关，故再进一步查脾经。依据脉的虚实，侧重于查“结硬”点还是“松陷”部，并刺激脾经阳性点后，再按压腹部，观察其邪气郁积之“痛坚动”是否减轻（病应双向性原则）。再以查体验证脉诊，审查脉诊与病应是否相合。若“病应与脉合，刺之不殆”，详见本书“三三、循‘病应’刺之”；若脉诊与病应不合，则进一步查体，并调整诊察思路，查体与诊脉，相互验证，互为纠错——“察色按脉·循经查体·病应病症”，三者合参，不可偏废。

④寸尺作为纵向，上下之分，气机升降之分。

——联合遍诊法，依上候上部气血，下候下部气血。依所查虚实，行补泻。

——寸尺各有其浮沉为常态，对于同一人而言，虽浮沉不同，但最大脉动处的脉力与脉形相差不大。如临床见寸尺的力度与形态，大小明显有别，以及其浮沉与常态亦不符，可知气机的升降因某部邪气稽留而失衡。可谓之：寸尺不平，不相应。

——气机之升降失和，寸尺不平之时，查看“关”脉是否郁动极为主要。因膈膜邪气稽留，导致气上下失衡者，临床很常见。

——寸不足补上部，尺不足补下部；寸实尺弱，则先补下后泻上；尺实寸虚，先补上后泻下。同时注重横行之络，以及“关部”脉“动”，膈膜有郁先解之，解之后上下相引。（于气机上下升降，“肩井、百会”与“足三里、涌泉”尤为重要，古人针刺医案及针灸歌赋中不乏记载。）

——《素问》遗篇《刺法论》：郁滞所致气机升降失衡专有刺法。

——郁而不升，即“寸＜尺”时，取相应五脏的本经本穴；

——郁而不降，即“尺＜寸”时，取克我者之阴阳表里经，取克我之阴经的"井穴",取克我之阳经的"合穴"。

——关尺不平时,其"郁动"在何部,则以与之相对应部位经络为"病经、脏"。以寸关尺出现的"郁动点"定位,再与气口九道脉合参定病经,或依《脉经》通三关脉法定脏及经。临床可合以脉症,取其最佳者。(郁动为邪气稽留,正邪相争之象,依《刺法论》予以泻法。故其脉寸尺不平且不虚之时用之。若寸尺不平而脉弱之时,可以依:寸应上部,尺应下部,何处不足则寻其相应的上下脉口及分间不足处补之。)

例,寸尺失衡,郁动在"尺内",则定肾经为病经:

若寸 < 尺,此为不升,取"肾经"五行为"水",不升之时取本经本穴,故取肾经水穴——阴谷;

若寸 > 尺,此为不降,取克我者之阴井阳合。"我为水",故取"土",脾、胃表里二经。取克我之阴经的"井穴",脾经之井"隐白";取克我之阳经的合,胃经之合穴足三里。

⑤浮、沉作为表里之分,气机出入之分;脉道之"潜藏、外露"与脏腑之固有之"高、下"亦有参考价值。实则泻之,虚则补之,《难经》从阳引阴,从阴引阳。特殊穴位各具出入之性,也可作为针刺引血气出入之门户。

亦可参考本书"五六、针刺'引'气"篇刺胸腹、四末的宜忌

——"浮散而无力",为"入"不足,需引气入里,当以补法,募刺"胸腹部"及阴之合。

——"沉细而无力",为"出"不足,需引气外出,当补四末分间或脉口。

——若浮而有力,可泻其四末之分间或脉口,或兼补胸腹;

——沉而有力,可泻胸腹之募原,或兼补之四末。(皆遵从先补后泻的原则)

⑥躁静作为邪气、谷气之分，邪气来时泻之，谷气来时补之。泻邪气，补正气。躁动所在之处，则是邪气所在之处。

⑦缓急作为寒热之分，决定灸或刺。

综上所述：首先依据"上下相应，左右若一"遍诊周身取独，有"独动"者，则依其虚实，各施补泻平之；遍诊法无"独"时，则依独取寸口法"查独"。

"独取寸口"首重整体脉质、脉形，如五脏邪脉、三阴三阳脉等皆侧重整体脉质；再查"虚、实"及"**郁动、躁动**"所处何部；最后查寸关尺三部平与不平（具体诊刺，依本篇①—⑦所述）。

以平寸口脉为例，笔者临床思辨过程如下：

——若五脏邪气盛时，寸口脉的整体脉形脉质，若见如下之一，可定"脏"，再结合"郁动、躁动的所在寸口之部位合参气口九道脉定病经，并循经查体复核"。（若寸口脉未见整体脉形脉质改变，可依《脉经·平三关阴阳二十四气脉》、《难经》（五输穴与五行补泻相关内容）、《素问·刺法论》等所录诸法诊刺之，此不赘述。）**心邪盛**——浮洪散大甚为心邪，脉如钩，来盛去衰；**肺邪盛**——短滞涩；**脾邪盛**——缓濡而敦，脉体短粗，而脉起伏较小，脉来缓濡，**敦，敦实，短厚而粗**；**肝邪盛**——弦长急，脉位多居沉部，弦长满指，略细而躁为急；**肾邪盛**——沉紧甚者如弹石或沉浊（浊脉为肾有邪，不能封藏故）

定"经、脏"后，再审查寸口脉各部的"③内外移行之分野"，"⑤浮沉之出入"，"②虚实之补泻"，"④寸、尺、关郁之升降"，经循经查体符合之后，选择其中**阳性特征最强，即与"脉诊、病应与病症"吻合度最高**的作为下一步诊刺平脉之手眼处。遵从千年不变之铁律——"**补不足，损有余**"，补泻各得其所宜而刺之。（三阴三阳脉与标本审查、遍诊法补泻平脉，此不赘述。详见刺脉法与标本脉法等。）

"补不足，损有余"：无论分刺、脉刺皆先补不足之"脉口、分间"，**行**

补法之后，需诊察“虚”处是否转为充实。若“虚”未充实，需继续行补法，无问其数（呼吸之数即留针及手法之时间长短）。补“虚”已实，再于“实”处行泻法。

补法成功后，将于“实”处行泻法之前，需对原本“实”之脉口或分间再次诊察。若已由“实”转“平缓”则不必刺以泻之。若仍有“实”象，方可再于“实”处行泻法。笔者临床观察，部分患者在“补虚”之后，其原本呈现“实”的部位，已转为“平”，此时不必再泻之。

针刺平脉的最大意义：在不误治的同时，以最少的针量，最小幅度的气血调动，完成“平脉”——“上工少涉，脉平为期”！

五九、止息、守神

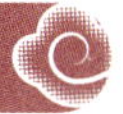

［针法、脉法、剑法，其理如一］

笔者关于守神的初期体验，来自南传上座部佛教观呼吸法，通过不断练习，渐渐对于呼吸有所感悟，呼气末，吸气前，非呼非吸时称之为“息”，若能不通过主观意识憋气，能够在此长时间停止，此即“安那般那”修法，翻译成汉语称之为“止息”。

曾有一位修行丹道的师长与我谈及关于呼吸之体会时，他说：吸气时，先天死，后天生；呼气时，心下移，肾上移，有水火既济之势，故先天生，后天死。所以呼与吸之间，暗藏造化——止息。

“止息”“胎息”之“息”字，由“自”“心”而成，这难道是巧合？还是华夏祖先对于“息”之状态早有体会？

曾受教于一位大德，他说：大修行人必学禅参悟，用道家功夫，敦儒家品行。

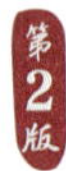

若能持禅心、道骨、儒风，如能至此，守神即是常态，能持否？

止息守神，恬淡虚无，守静笃；万物不能扰其心，不求静而自静。

老子曰："致虚极，守静笃，万物并作，吾以观其复。"

[诊脉之守神]

诊脉之时，需止息静候，心住于当下，令脉之强弱、滑涩、紧弦等指下体感，于心中如实呈现。身心合一，脉应于指下，当即亦明于心，千万不要去做从指感—到象—再到文字的转换处理。

脉者以"象"喻也，关于脉象，古人有太多描述，如病蚕，如黏沙，如虾游，如雀啄，如长竿，如革，如漂棉，等等，古人用文字去描述一种"象"，去比喻指下的感觉。

大多针工在体会脉感之时，容易落入文字所描述的文字象中，而恰恰忘记体会文字背后的真相——如实如是的体感。

[针刺之守神]

用针之时，止息守神，然庖丁之言，更能切中用针之要义——官知止而神欲行。左手押开刺道，右手持针，针入之后，随患者呼吸，以及刺道自然形态，随其气而用巧，以待谷气至。

切记：医者不可有所求，如求气至病所，求谷气至，求邪气出。但可以于针之前告诉患者，并引导患者，比如提前告知患者说，针后有气感传到你病痛处的时候，告诉我。

正如《三国志》记载华佗治病如下：凡下针言当引某许，若至语人，病者言已到，应便拔针，病亦行瘥。如此，患者自己心到则神到，神到则气血到，而患者自身之导引远远超过医生。

我曾经治疗过很多禅修功夫很好的出家人，他们在针刺时，常常问："医生，你扎我的时候要痛还是不要痛？"初期我无法理解，后来慢慢明白，正如上述，禅定功夫深，虽然感受痛楚不会减少，但是"心"可以不为痛所动，其引气血之效果反而不好。

明白其中道理之后，每次于针灸之前，我都会提前告诉他们：这针刺入，将有某种气感传到某处，届时请告诉我。效果多能如期而至。

针刺之要，一言而终：医者止息守神，患者自我导引。

针刺时患者的身心状态也很重要，针刺之前的查体，医生通过反复地触诊将刺之处，以一问一答的形式与患者交流，除了精准的诊断，还有另一主要作用——以**寻、扪、撸、弹、切、按诸般手法进行局部刺激，导引其神，至将刺处，神至则气血至。**（"神至"，即精神内守的状态，意念感受患处，故气血能行至患处。神不至，针药无功！）

气血至才能诊察正邪来往，邪气至的紧疾感，谷气至的缓和感。如此"捉气"，方可掌握针刺时机，恰到好处，针刺之时才能调其神，故能气至而效，祛邪补正，如汤沃雪。

留针之时，要让患者意守针感，尤其是行补法处的针感。尽量不要念头繁杂、或为身外事所扰。保持心里平静，呼吸匀称绵长，意守针响！

[剑道之守神]

剑道也如针道，看重虚静守神，凡一切由术入道之智慧莫不如此。谨节录日本东海寺泽庵宗彭论剑道之《不动智神妙录》，以供参阅。

1. 无明烦恼住地

无明者，晦暗不明；住地者，迟滞之境。

心为尘所滞，即称住地，止之意；止，心为尘所取。

就剑法而言，于眼剑来之刹那，若心有以剑攻防之意，则心为彼剑所滞，身心失念，即被斩杀，此称心有所住。

修行初始，心易受身形而紧绷，若心住于剑，则为剑所滞；若心欲抢先机，则为欲抢先机所滞。

以要言之，若心有住，则失其念，佛法称此迟滞之心为无明住地烦恼。

若心有住，生种种分别，于分别中，心生黏滞，虽形能动，不能自在。

初习剑时，无招无势，心亦无所住，若见剑来，亦不分别，心无所住，随机而应。

习剑日久，得种种知见，或持剑之法，或心之置所，于临敌手时，惊觉不自由。

渐学渐参访，积聚见地心要，于身形剑法，皆回向初学无有知见时，回归本心，剑法如是。

2. 心之置所

心若置彼身，则为彼身所取；若置彼剑，则为彼剑所取；若置我剑，则为我剑所取；若置戒备，则为戒备所取。

若心置丹田而弃绝余事，则心为弃绝余事所取，不能自在。

或问：若心置丹田，不能得自在，心应置何处？

答曰：心不应有住，若心住于此，则心失于彼。

若心无有住，舍分别思，身心皆脱落，则全体在用，能遍于十方。

故无有一处，是心所住，此为修行之要。

3. 本心妄心

本心者，无住之心，全体在用；妄心者，有住之心。本心若有所住，即是妄心。若失本心，不能全用，故不失本心，是事为大。

本心如水，妄心如冰，水洗万物，冰则不能。冰水非异，若冰溶解，则具妙用。

心若有住，如水结冰，不能自在。去住心，即为自在。

以上为禅与剑之节要，与针－脉守神之意殊途同归。

[太极之守神]

笔者节录葛栋华先生的手记《太极心要》述之：

……太极之劲，有意即僵，无意则滞，入无二禅境收发浑然之力才是真；

……安住——任意识自然生灭，作“如是”观，可明了意识之来去，在无有内外分别之观照下，意识随生随灭，气血则无滞碍，型无固常，太极遂入。

一切援术入道的归处即是——安住。

故借圣贤之言，以用心参悟。

最后引《楞严经》所说：“虽有多闻，若不修行，与不闻等。如人说食，终不能饱。”

六〇、针经指月

“指月”引子：

——佛告阿难，汝等尚以缘心听法，此法亦缘，非得法性。

如人以手，指月示人。彼人因指，当应看月。若复观指以为月体，此人岂唯亡失月轮，亦亡其指。

何以故？以所标指为明月故。岂唯亡指，亦复不识明之与暗。

何以故？即以指体为月明性，明暗二性，无所了故。汝亦如是。

——《楞严经》

笔者曾经问恩师这样的问题：

一种脉法是否只能对应与之相应的某一种针法？古人又是在何种状态下构建这样的诊治体系的？比如：《难经》的菽分层次是否只能与五体刺法自洽；《难经》的独取寸口五行生克的脉法，就对应五行补泻的针法；《难经》五脏邪脉是否只对应腹脉相应部位刺法；《扁鹊阴阳脉法》三阴三阳是否与手足一体根支的脉动对应；《内经》的人迎气口脉，就是为了调整上下相应，分刺引谷气以调和阴阳；《内经》的寸脉和尺肤是否寒热相称，以确定阴阳灸刺的使用？

恩师给我这样的回答——

如果诸"诊疗一体自洽"之法，所出之"心"皆不同"心"，那么这样的理论便不能通过逻辑的检验。在扁鹊建立的诊法体系中，每一种诊法都有共通的对应关系，因此能构建出融合肤诊、色诊、血脉诊、经脉诊于一体的"标本诊法"，后来的三部九候也继承这个传统。也正因此，才能自信地说出"善调尺者，不待于寸；善调脉者，不待于色"。

自此笔者常常自问，众多针法，其"所出之心"究竟是什么？

笔者想通过多个"诊疗一体"的研究，去追溯古典针灸的源头——"所出之心"。

深习古典针刺可得如下："诊脉"→"刺脉"→"脉平"（邪气出，谷气至，则脉平），诊断之"独"处，即是治疗点。

凡以上之诊疗体系，见"异动"之脉，如左右不等，上下不能相应，或"躁""静"不一，其名为"独"，以灸刺等法，解结"引"阴阳，平独处，脉平则愈。

笔者在临床中实践观察：扁鹊阴阳脉法与血脉论之标本脉口的诊疗"自洽"性最高；人迎气口脉法与取气穴、三刺、悬阳，"引"阴阳上下相应的自洽性高;《难经》五行脉法→五输穴的五行生克补泻;《难经》菽分脉、五痹脉的结合→五体刺法;寸口脉之"左右同出者"与"鼓"郁动→与刺积;寸口脉之五脏邪脉→刺腹脉坚痛动之"母体";遍诊法→调整上下相应,左右若一的应用;等等。凡诊断与治疗可以相互验证,且吻合度较高者,可以称之为诊疗"自洽"。也只有"诊疗"一体自洽的体系,才能"反观－内视"指向其"所出之心",回归本源。

换句话说,凡诊疗一体自洽的体系,必是同一个源头,同一个"心"所出。

若只是单纯地执着于某一个自洽体系之中,很难见得"所出之心"。因为某一个治疗自洽的体系,只是"指月"之手指,而非"月"。然而笔者是希望通过多个"手指",多个角度的指引,真正明白"月"之真源。

笔者曾非常执着地深究人迎气口脉,并反复临床验证,人迎气口脉大部分情况,临床的吻合度很高。但是在《黄帝内经》叙述中,又存有很多疑问,或许是因为古今文字语境上的差异,关于"人迎气口"脉的描述有太多费解之处,笔者用十余年时间,未能跳出来。在明"指月"之理后,才渐渐释然。

恩师一直说:等你自己想明白了,我再告诉你答案(此答案我也等了多年了)。

十余年想探明"人迎气口"脉的前世今生,却无心插柳,渐明"脉刺"真意,也许这正是恩师没有直接告知我"答案"的恩赐。

恩师常言:

1. 关于这个问题,你应该读哪几本书;
2. 等你自己明白了,我再告诉你答案;
3. 读完某书,自己体悟,应该对你会有所启发。

回首入古典针灸之门,无不受益于此。

“诊脉”→“刺独”→“脉平”——针术毕也。

各种诊脉法，如：扁鹊阴阳脉法、气口九道脉法、三部九候法、标本脉法、人迎气口脉法、独取寸口、五痹脉，以及分别与之对应的募刺、脉刺、分刺等各种刺法，每一种“诊疗一体”的体系终不是那个“所出之心”，只不过是“心”的映射。古人必然是洞见“源头”——明了“心”，才能任意映射出多种自洽的诊疗体系。

所谓“诊疗一体”只不过是“手指”而已，并非“月亮”。若想见到月亮，却也离不开“手指”的指引。然而盯着“手指”看，既不得“手指”真意，也终究不能见“月”。

说食不饱，若想明了“所出之心”“所指之月”，须——正本清源，知行合一。

针言：

以《难经》与《脉经》卷六为“指”，尝试解“月”。

《难经・六十八难》曰：“五脏六腑，各有井荥俞经合，皆何所主？然，经言所出为井，所流为荥，所注为俞，所行为经，所入为合。井主心下满，荥主身热，俞主体重节痛，经主喘咳寒热，合主逆气而泄。此五脏六腑井荥俞经合所主病也。”

此文言：五输穴与病症一一对应法。但是临床如何使用？身热取何经之“荥穴”？发热恶寒咳嗽取何经“经穴”？……不知病经所起，更不知补泻。

《难经・七十四难》曰：“经言春刺井，夏刺荥，季夏刺俞，秋刺经，冬刺合者……”

此文言：五输穴与四时一一对应，然而与《难经・六十八难》面临同样的疑问——取何经？如何补泻？带着疑问，反复揣摩。

如何解读古人用意，只能“以古人之心为心”，于其他处揣度其“规则”，掌握同一时代其他医者的“形式逻辑”，以相同“形式逻辑”重新解读《难经》的疑惑。

《脉经》卷六其文冗长繁杂，所含诸病脉症治法极多，如不反复研读，无法找到其潜在规则，以及其诊疗思维。笔者节录如下：

肝病，其色青……其脉弦长……春当刺大敦，夏刺行间，冬刺曲泉，皆补之；季夏刺太冲，秋刺中封，皆泻之。

心病，其色赤……其脉实大而数……春当刺中冲，夏刺劳宫，季夏刺大陵，皆补之；秋刺间使，冬刺曲泽，皆泻之。

脾病，其色黄……其脉微缓而长……春当刺隐白，冬刺阴陵泉，皆泻之；夏刺大都，季夏刺公孙，秋刺商丘，皆补之。

肺病，其色白……其脉微迟……春当刺少商，夏刺鱼际，皆泻之；季夏刺太渊，秋刺经渠，冬刺尺泽，皆补之。

肾病，其色黑……其脉沉滑而迟……春当刺涌泉，秋刺复溜，冬刺阴谷，皆补之；夏刺然谷，季夏刺太溪，皆泻之。

《脉经》卷六四时和五输穴一一对应取穴，和《难经・七十四难》吻合（其疑问已解）。

其潜藏的“形式逻辑”为——首先依察色按脉来定病经，定病经后取病经五输穴，又依据针刺当下五时令“春・夏・季夏・秋・冬”与“井・荥・输・经・合”对应的原则，拟定穴位；拟定穴位之后，再依据所定五输穴的五行属性，与病经的五行属性关系，而决定其补泻，五行属性“相同及相生”则补之，“相克”则泻之。

以肝、肾为例解：

——若色青而脉弦长，为肝病，取肝经的五输穴，肝为木，当依据“五时”对应“五输穴”而拟定的穴位的五行属性为“木，火，水”者，木与木“同”，水“生”木，木“生”火，皆用补法。由此可得出——病经与穴位五行关系**“相同与相生”者，则补之**；当所取穴位属性为“土，金”，木"克"土,金"克"木,与本经属性木**"相克"者,则泻之**。

如患者色青脉弦长,若时值"秋","当取中封",中封为金,金"克"木,则泻之中封;若时值"冬","当取曲泉",曲泉为水,水"生"木,则补之曲泉。

——若脉沉滑而迟,为肾病,取肾经的五输穴,肾为水,若取穴之五行为"土,火"者为克,此时泻之;若取穴之五行属性为"水,金,木"时,则补之。余皆仿此!

此为古人潜在的"形式逻辑",如果不明,则无法解读《难经·七十四难》,更不知《难经六十八难》的应用场景。

依据《脉经》卷六重新解读《难经·六十八难》,则疑问迎刃而解。

由此形式逻辑,推及《难经·六十八难》可如此用于临床:察色按脉定病经,依当下患者的"主诉症状"定病经的穴位,拟定穴位之后,再依据所拟定穴位的五行和病经的五行之间的关系确定补泻——属性"相同及相生"则补之;属性"相克"则泻之!

《难经·六十八难》使用场景当如下:以患者咳嗽为例,若其脉沉滑迟或沉紧石,可知病在肾经,取肾经五输穴。已知症状与五输穴对应关系知:咳嗽时取"经",取肾经之"经穴"——复溜。复溜五行为"金",病经肾的属性"水",其五行关系为"生",故当补之。余皆仿此,一隅三反。

古人针刺逻辑缜密如斯,如此环环相扣,在通读《脉经》原文,意识流中带着《难经》的疑问苦思冥想,其最终答案还是如经所言那般:能合色脉,可以万全……惟其察色按脉而不偏废,然后察病机,断之寒热……色合五行,脉合阴阳……治病万全之功,苟非合于色脉者,莫之能也。

以往研习《内经》《难经》之时,不知与上段文字有过多少次"相遇",对于"色脉"二字已然并不陌生,但为何遇到经文不解之处时,不能以之为用。其主因是不曾“起疑”，所以即便答案完全呈现于眼前，内心也不会有任何触动。因为没有切身体验，答案只是答案而已，并不能“为我所用”。

因于“疑问”的苦思冥想，时刻使之置于前一念消失、下一念未起之间酝酿，不经意间地“灵光一现”。也许此“灵光”可称之为“月”——“不思不得，思至极处，不思而得”！

没有“起疑”而生的“苦思冥想”，便没有“灵光一现”的“慧然独悟”，而《内经》又言“慧然独悟，口弗能言”。奈何“口弗能言”又非得以“言”言之，从头到尾又是个“葛藤禅”——言之凿凿，似是而非！

本篇名为《针经指月》，以佛经为引，以实修者的典故为终。

米拉日巴尊者给心子的最后甚深窍诀——米拉日巴与其弟子冈波巴最后一次相见时，米拉日巴说道：“我有一个极为甚深的口诀还没有传给你。”

冈波巴心想：“这就怪了，我追随米拉日巴修行多年，我从未感觉到有任何东西是我还没有接受过的。”此时的冈波巴早已是一位知名的成就者，因此他一直在猜想着：“最后的法教会是什么？”

然后，米拉日巴突然拉起他的棉袍，他的臀部全部显露在冈波巴的眼前，“摸摸看！”他接着说道。

冈波巴伸手摸过去，感觉到米拉日巴结满茧的臀部，硬得就像牦牛的牛角一般，而这些来自他多年的打坐禅定修行。

米拉日巴紧接着对冈波巴说：“你虽然拥有我全部的法教，但若你想真正等同于我，那么你的屁股就得像我的一样！像我一般精进！”

这是他对心子最后的法教——任何开悟，都离不开勇猛精进的心与行！

初版后记

读到恩师黄龙祥先生的《中国古典针灸学大纲》初稿之时，我非常激动，因为关于古典针灸有太多疑问，所以这本书我期盼得太久太久。拿到初稿时，从中午到次日凌晨，一口气读完，然后又精读数遍，每读一遍，都好像见到似曾相识的自己！

读完初稿，令我开心的是——我回归的方向没有错。于是我非常兴奋地把心得体悟的笔记发给恩师，只是想让恩师知道，经过恩师这些年的传道解惑，我在临床把理论一一验证，且不约而同，找到了同一个方向。不同的是，恩师站在高处，一览众山小。而我是通过临床效案，如婴儿学步般，步步维艰回归《针经》，恍兮惚兮似乎渐渐明白"所出之心"。

在恩师决定让我独立出书以呈现《针经知行录》之时，心中诚惶诚恐。第一，在写本书电子稿之前，我从来都不会用电脑，因此打字对于我来说就是一个挑战。第二，如何录入电子版？因为《针经》笔记都是信手拈来的涂鸦之作，且很多体悟都是前后补注互参，需要重新整合。第三，本书只是我个人诊脉灸刺的感悟，旨在自勉回归古人守静笃以治神之心。

幸得恩师的鼓励，我才能不避艰难坚持下来。这本笔记能以现在的样子呈现，非常感恩师母黄幼民教授多次校对排版，恩师多次审核。恩师与师母的付出，点点滴滴铭记于心，结草衔环，难报师恩！亦感谢我妻子章慧兰的支持，为了不让我分心，以弱小之躯操持家里家外的一切，每每想放弃之时，看到她的信任与坚持，对我来说也是不可或缺的鼓励！

还原古人针灸的场景，探之究竟，是我的初心。故而求证《内经》《难经》《中藏经》所言脉法与针法的契合度，在实践中反复检验以求其真。但是限于本人根性平庸，难得古人之心，因此体悟定有错谬之处。

因此终章以“指月”为喻，以示《针经知行录》只是分享个人实践古典针灸的心得体会，望读者勿以指为月。本书只是您通往古典针灸道路上的基石，愿您以经典为师，渐入古典针灸之兰室。如果对您有些许帮助，是诸位恩师的功德；若其中有谬误，皆因本人资质愚钝，错解师意，我一人之过！在探索《针经》的道路上，解惑传道的恩师黄龙祥先生，于我而言，他犹如眼睛一般珍贵无比，一直为我指明方向，让我学会独立独行，参悟古人的智慧，渐入古典针灸的兰台密室！启蒙恩师方中先生教会我行走，在他的帮助下，我像一个蹒跚学步的婴儿，颤颤巍巍走上探寻针经之路！还有如心一般珍贵的大德恩师让雄多吉，一直指引我体悟“心”为何物，恩师每次悉心叮咛：第一，不要有分别；第二，不要有所求；第三，一切“如是”观。点滴教言皆深入心髓，时刻自省，终生难忘！

谁言寸草心，报得三春晖，唯用杏林之道，以正知行，但愿有朝一日揽得明“月”以报师恩！

陈晓辉

己亥年冬月十七

敬 启

尊敬的读者朋友：

人民卫生出版社中医双创编辑工作室（人卫杏华）致力于出版助力读者医道精进的原创图书，这里是学者的立言平台，是读者的精神家园，也是编辑挥汗如雨的地方。为旱作润，为饥作浆，为弱作助，为暗作光，是我们的出版使命，服务读者是我们义不容辞的责任，读者服务工作永远在路上。

为使本书出版后能发挥更大的价值，也为创造作者 - 编者 - 读者沟通交流的和谐环境，我们依托人民卫生出版社强大的网络服务能力，为本书读者设置了专属的二维码，缘此而入，我们可以共同开启新的学术之旅，其中：

读者可以分享作者讲座视频、作者答疑；

可以展开针对某个知识点的广泛讨论；

可以得到最新的勘误信息；

等等。

我们还可以结合读者更深层次的需要，开发新的栏目。

由是，读者在购买本书的同时，可以获得相应的增值服务。

附：中医双创编辑工作室征稿暨读者服务邮箱

fuwuduzhe5978@163.com